神理療養強健術

柄澤照覚

大教正　柄澤照覺著

神理療養強健術　上

東京神誠館藏版

神理療養強健術（上卷）

目次

目次終

神道之教訓

皇極

神靈之一言

天律《あまつおきて》者《は》神德《かみのめぐみ》

國律《くにつおきて》者《は》皇德《すめらめぐみ》

天《てん》は《は》、萬物《まんぶつ》の元精《げんせい》にして大本《おほもと》の父也《ちちなり》

地《ち》は、萬象《はんしやう》の根原《こんげん》にして化成《くわせい》の母也《ははなり》

神祇《しんき》は天地《てんち》の靈《たましひ》にして是《これ》を造化《ぞうくわ》の神《かみ》と謂《い》ふ也《なり》、神《かみ》は萬物《まんぶつ》を化生《くわせい》し保育《ほいく》するに律《おきて》を以《もつ》てす、是《これ》を天《てん》の法律《はふりつ》と謂《い》ふ、萬物斯《まんぶつこ》の、天《てん》の法律《はふりつ》に從《したが》へば榮《さか》え、違反《ゐはん》すれば滅《ほろ》ぶ是《こ》れ恰《あたか》も地《ち》に國法《こくはふ》の存《ぞん》するが如《ごと》し、政府《せいふ》は治《をさ》むるに仁慈《じんじ》を以《もつ》てし、律《りつ》するに法《はふ》を以《もつ》てし國家《こくか》の安寧秩序《あんねいちつじよ》を保《たも》つ

故《ゆゑ》に萬民國法《まんみんこくはふ》に順《したが》へば、泰く、違反《ゐはん》すれば沒《ほろ》ぶ、此天國《このてんごく》の兩律《ふたつのおきて》は皇極神道《くわうきよくしんだう》の大義《たいぎ》なれば、宜《よろ》しく省鑑《しやうかん》し以《もつ》て日本《にほん》神《かみ》の位《くらゐ》に到達《たうたつ》することを務《つと》め正教《まことのみち》を守《まも》り行《おこな》ふべし

昭和二年六月

神誠教會本院長

大教正　柄澤照覺

高産霊神

天御中主神

神産霊神

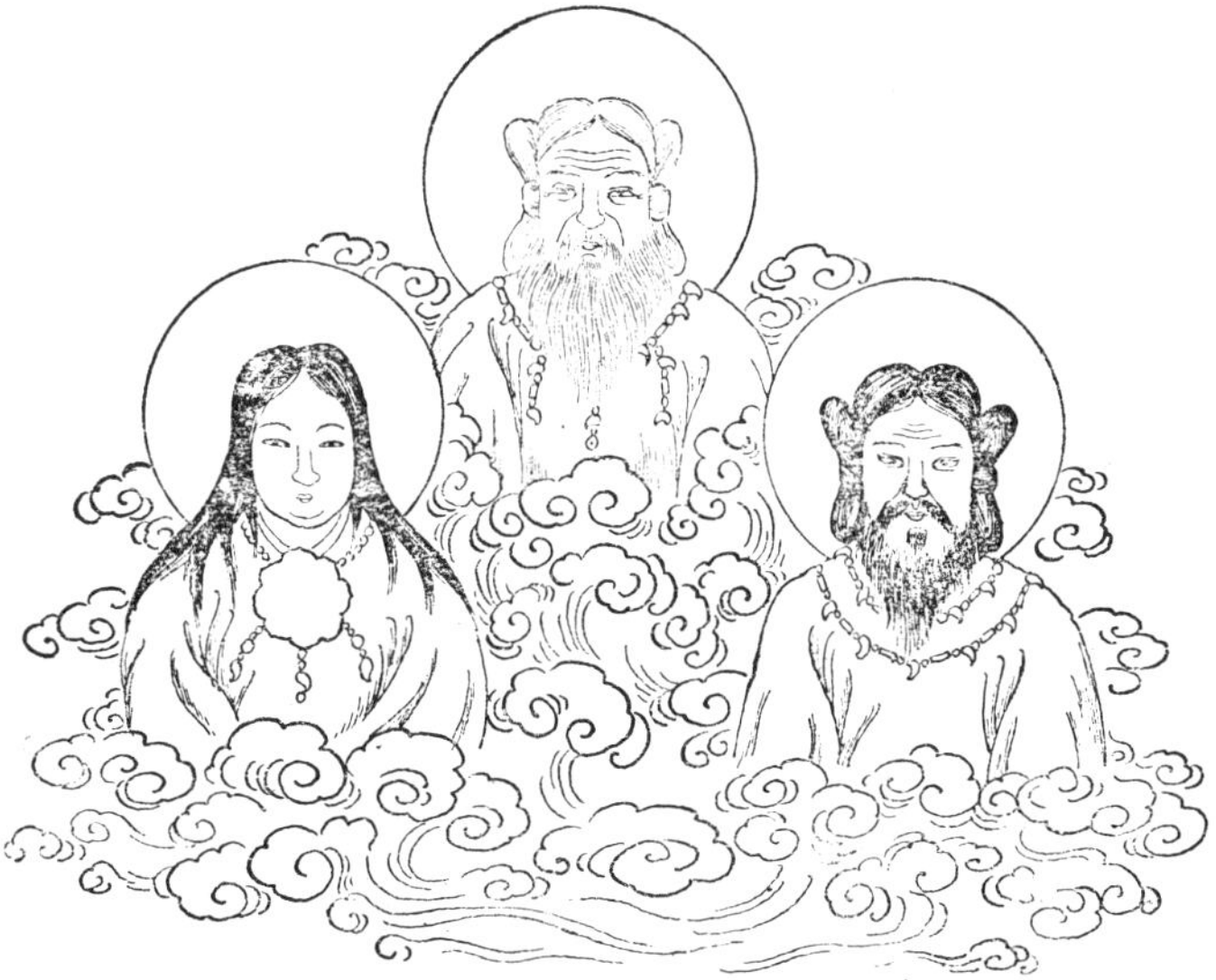

造化の三神

紀記二典の意を接ずるに天御中主神は宇宙の大源にして萬有の根元也、天地に先ちて獨り成りませる神なれば絶對唯一也、高産靈神は萬物の形體を結成する元神にして、神産靈神は精神的活力を有する靈神也、左れば絶對大極の天御中主神は天地萬有の本体にして、高産靈神、神産靈神は、物心二元の發動、身心兩者の大元也、故に之を造化の三神と稱す、三郎一にして一神の體と相ゝ用ゝの假別に過ぎざれば合して宇宙唯一の大靈也、左れば人々之を尊信する時は自然に靈力感應して神變不思議の功德を享くべき也

伊佐那岐神

天祖天照皇大神

伊佐那美神

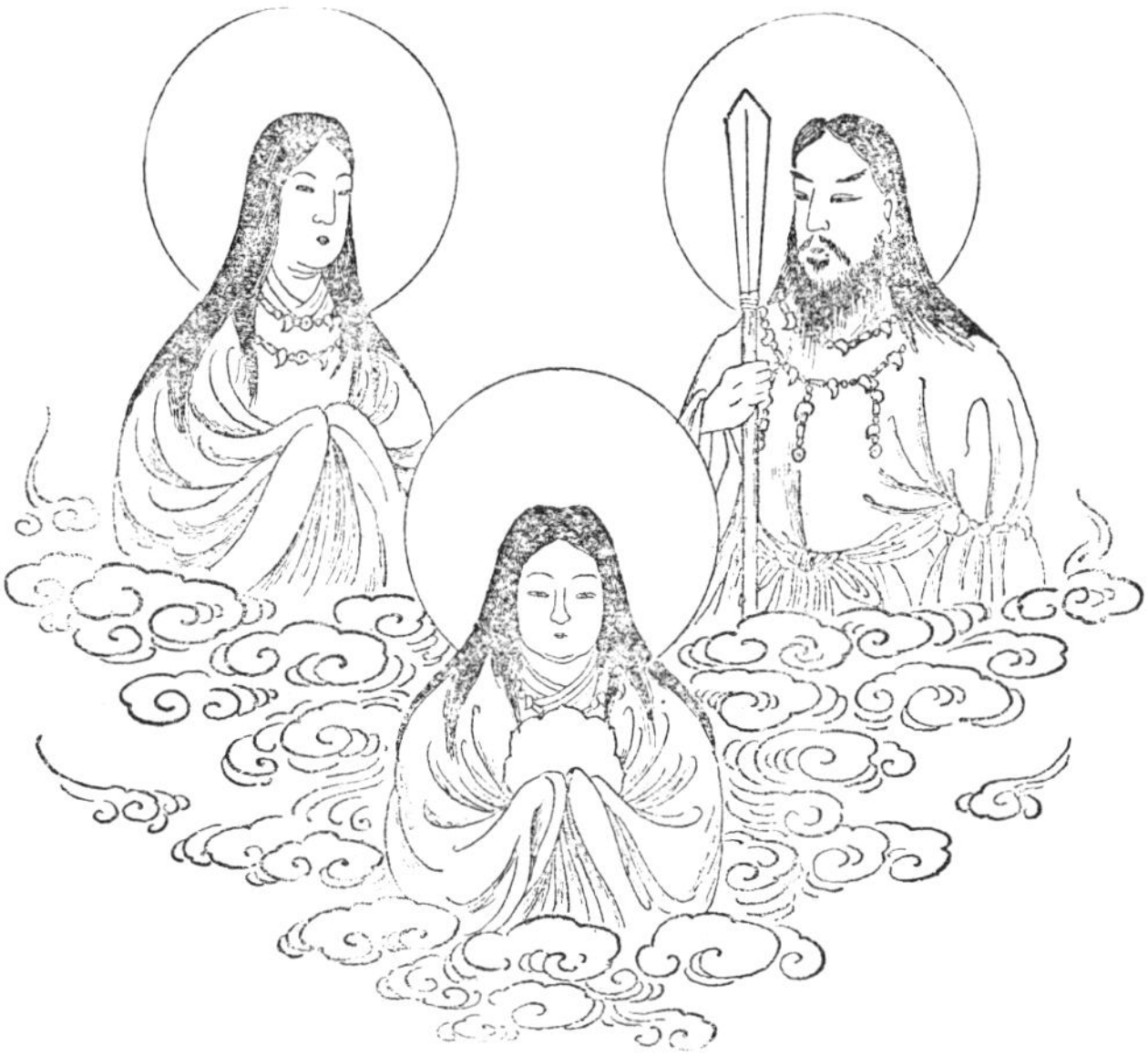

國民道德の三神

伊佐那岐神、伊佐那美神は耦生男女の二神にして御夫婦也、人類の始祖たると同時に其最貴子、天照皇大神は賢くも我が皇室の御先祖にして伊勢神宮之れ也、男は右に、女は左に、男は先に女は後に夫唱婦和の、倫道を開き給ひ共に協力同心して、大日本建國の基礎を定め大和民族の高祖として又人神の創主として唯一無上の尊神也、伏て惟みるに、諸再兩神在りて、吾人は此の世に出生することを得、國家を此れに依て成立せるものなれば吾人は日夕此を尊信崇敬し、御神德の加護に依り子孫繁榮人道の完成を希はざるべからず

國民生活の本尊稲荷五社大神

保食命

大宮姫命

倉魂稲命

大己貴命

太田命

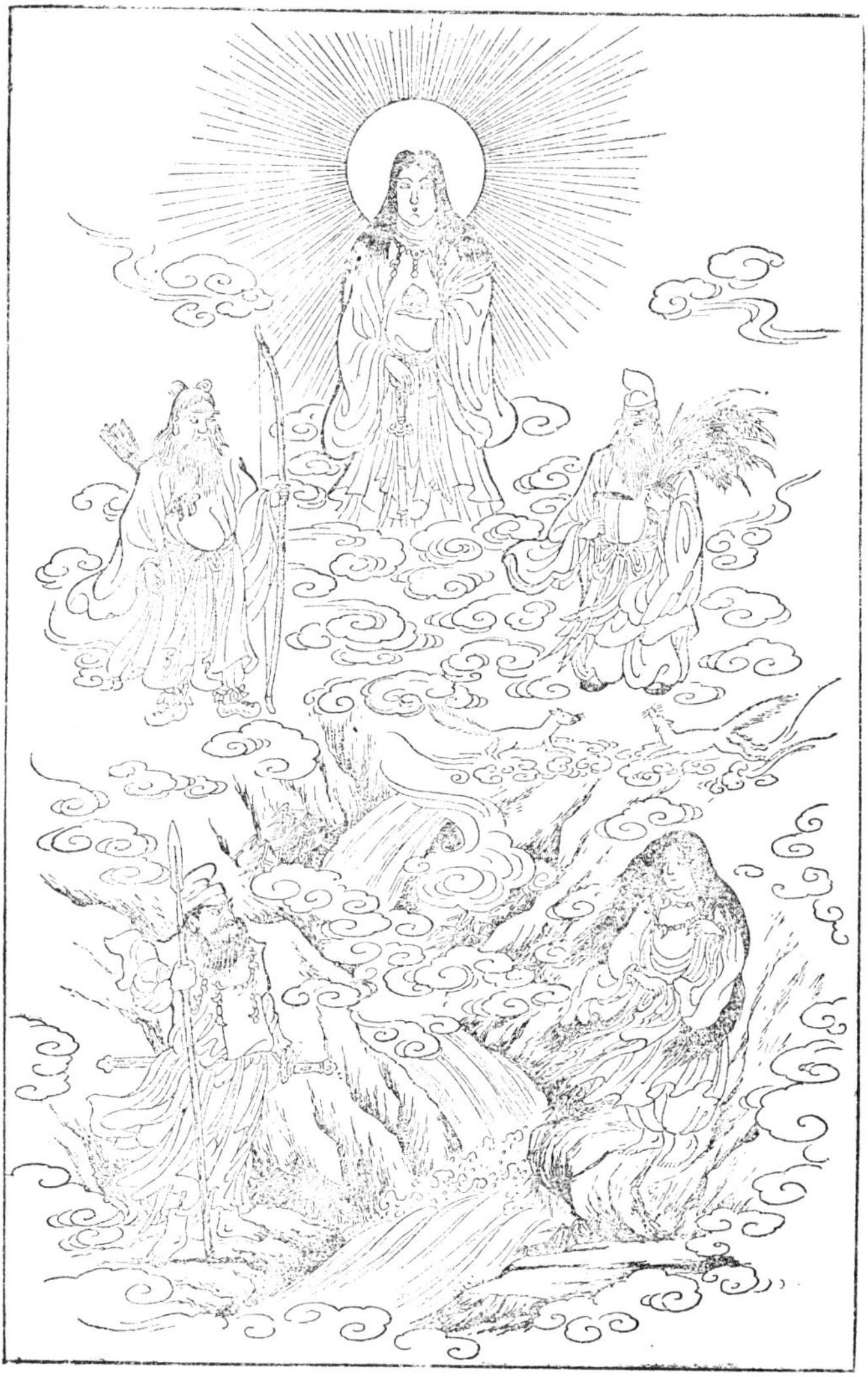

豊受稲荷大神は、五柱の御同座にして、第一倉稲魂神は伊勢の外宮、京都伏見稲荷山御鎮座也、五穀衣食等の主宰神なり、第二大己貴命は出雲大社御鎮座にて經國忠愛を主とする醫藥の祖神勇武仁德の神也、第三太田神は天孫降臨の際先導となり土木及旅行海路安全の守護神とす第四大宮姫神は天鈿女神にて天祖岩戸隱の際慰めて之を出し奉り、天孫降臨の際は太田神を説破して共に建國の基を開き其他技藝壽命漁利等を司どり、第五保食神は豊受稲荷大神の分身にして吉凶禍福勝負等を主宰し給ふ此五柱の神は衣食住生活上の主神、壽命福德の守護神なれば何人も朝夕尊信信仰すべきもの也

第《だい》一章《しやう》 神理療養《しんりりやうよう》の根源《こんげん》

第《だい》一節《せつ》 神《かみ》と人《ひと》

本然《ほんぜん》の健康《けんこう》を保《たも》ち、人間《にんげん》として當然《たうぜん》受《う》け得《え》らるべき百歳前後《さいぜんご》の天壽《てんじゆ》を全《まつと》ふするには何人《なんびと》も神理《しんり》に遵《しが》ふて自然《しせん》の攝養《せつよう》を怠《をこた》つてはならぬが、然《しか》らば神理療養《しんりりうりやう》といふのは如何《いか》なるものであるかといふに、神理《しんり》とは自然《しぜん》の眞理《しんり》であり、神明《しんめい》の指令《しれい》する所《ところ》の法則《ほふそく》である、左《さ》れば神理療養《しんりりよりやう》の根底《こんてい》を究《きわ》めやうとするには、先《ま》づ第《だい》一に神《かみ》とは如何《いか》なるものであるかといふことを、能《よ》く〳〵覺知《かくち》し体認《たいはん》せねばならぬ、而《しか》してそれから次《つぎ》に其《そ》の神《かみ》と吾《ご》人々間《じんにんげん》との關係《くわんけい》を分明《ぶんめい》にして、一方《はう》には信念《しんねん》の確立《かくりつ》を求《もと》め、又《また》一方《ほう》には保健全壽《ほけんぜんじゆ》の基礎《きそ》を安定《あんてい》せねばならぬのであります

神《かみ》とは何《なん》であるかと云《い》ふことは、宗教家《そうきうか》の解釋《かいしやく》すべき唯一《ゆう》の問題《もんだい》であると同時《こうじ》に『神《かみ》は宗教《そうきやう》の中心《ちうしん》であるが、宗教《そうきよ》の教派《きつは》宗派《そうは》の異《こと》なるに從《した》ひて、古來《こらい》其《そ》の解釋《かいしやく》は區々《くく》に亘《わた》り、最《もつと》も古《ふる》き問題《もんだい》であると倶《とも》に、今《いま》も尚《な》ほ新《あた》らしき問題《もんだい》であつて、一方《はう》より見《み》れば大哲學《だいてつがく》も大宗教《だいそうきやう》も容易《ようい》に解決《かいけつ》する

ことの出來《でき》ない、千古《せんこ》の疑問《ぎもん》であり難問《なんもん》であるが、又《また》一方《ほう》より見《み》れば、苟《いやし》くも瘋癲白痴《はくち》か、小兒《しようじ》でない限《かぎ》りは、何人《なんびと》も自分《じぶん》に覺知《かくぢ》し、直觀《ちよくかん》し得《う》る所《ところ》の、最《もつと》も手近《てぢか》い事實《じじつ》であるのであります、則《すなわ》ち何人《なんびと》も少《すこ》しく注意《ちうい》して、宇宙《うちう》の有樣《ありさま》を觀《み》たり、又能《またよ》く心《こころ》を鎭《しづ》めて天地《てんち》人事《じんじ》の出來事《しつらいごと》を考《かんが》ふればそこに一つの不可思議《ふかしぎ》なる神秘力《しんぴりやく》の存在《そんざい》するといふことが明《あき》らかに承知《しようち》さるるのでありませう仰《あを》いで日月星辰《にちげつせいしん》の象《しやう》を觀《み》、伏《ふ》して山川草木《さんせんさうもく》の狀《じう》を察《さつ》し、人間社會《にんげんしやくわい》の出來事《できごと》より禽獸昆虫《きんじうこんちう》の有樣《ありさま》を考《かんが》へ、雲霧風雨《うんむふうう》の變《へん》を察《さつ》すれば、自然《しぜん》の中《うち》に法則《はふそく》があり、轉變《てんぺん》の間《あひだ》に定規《ていき》があつて、天地万物《てんちまんぶつ》は悉《ことごと》く一つの偉大《ゐだい》なる力《ちから》に支配《しはい》せられて居《を》るといふことが、分明《ぶんめい》に諒解《りようかい》さるゝのであります、吾人《ごじん》は斯《かく》の天地万有《てんちまんゆう》を主宰《しゆさう》し支配《しはい》する所《ところ》の偉大《ゐだい》なる神秘力《しんぴりよき》を指《さ》して、神《かみ》と云《い》ふのであります、神《かみ》にも種々《しゆ〴〵》ありますが、此《こ》れは根本《こんほん》の神《かみ》である、宇宙萬有《うちうまんゆう》の本体《はんたい》であつて、又宇宙萬有《またうちうまんゆつ》を支配《しはい》する所《ところ》の最高最尊唯一《さいかうさいそんゆう》絶對《ぜつたい》の神《かみ》であります、所謂無限《いはゆるむげん》の大靈《たいれい》であります、宇宙《うちう》の大精神《だいせいしん》であります、神道《しんだう》で天之御中主神《あめのみなかねしのかみ》とか、造化《ざうくわ》の神《かみ》とかいひ、儒敎《じゆきよ》で天《てん》とか上帝《しようてい》とか云《い》ひ、佛敎《ぶつきよ》で法身《はふみ》如來《によらい》とか眞如《しんによ》とかいひ、耶蘇敎《きそきよ》でゴット唯一《ゆう》全智《ぜんち》全能《ぜんのう》の神《かみ》と云《い》ひ、哲學《てつがく》で絶對《でつたい》とか實在《じつざい》とかいふのは、皆《みな》此《こ》の根本《こんぽん》の神《かみ》を指《さ》して云《い》つて居《ゐ》るのであつて、其《そ》の見方《みかた》や説明《せつめい》の方法《はうはふ》は、多少《たせう》の相異《さうい》がありますけれども、詮《せん》ずる所《ところ》は其《そ》の意義《いぎ》は同《どう》一であります

一切《さい》の萬有《まんゆう》は此《こ》の根本《こんぽん》の神《かみ》、則《すなは》ち自然《しぜん》の大勢力《たいせいりよく》、云《い》ひ換《か》ふれば宇宙《うちう》の大靈《たいれい》の分化《ぶんくわ》であります、吾人人類《ごじんじんるゐ》も無論《むろん》此《こ》の神《かみ》の分靈分身《ぶんれいぶんみ》として生出《うみた》したものである、則《すなは》ち神《かみ》が實体《じつたい》であれば、吾々《われわれ》は其《そ》の影相《けいさう》である、又神《またかみ》が親《おや》であれば、吾々《われわれ》は其《そ》の子《こ》である、神《かみ》が主《しゆ》であれば吾々《われわれ》は臣《しん》であり従《じう》である、神《かみ》が治者《ぢしや》であれば吾々《われわれ》は被治者《ひぢしや》であります、そこで吾々《われわれ》は神《かみ》の命令《めいれい》に遵《したが》ひ、自然《しぜん》の法則《はふそく》に順《したが》ひて人生《じんせい》の役目《やくめ》を果《はた》さねばならぬ、此《こ》の人生《じんせい》の役目《やくめ》を立派《りつぱ》に果《はた》せば、吾人《ごじん》は死《し》して再《ふたゝ》び元の本《ほん》体《たい》たる神《ろみ》に還元《かんげん》することが出來《でき》るのである、此《こ》れが則《すなは》ち高天原《たかあまはら》往《ゆ》きとか、淨土往生《じやうごおはじよ》とか、極樂參《ごくらくまゐ》りとか、天國生活《てんごくせいかつ》とかいふのである、又同《またおな》じ人間《にんげん》としての役目《やくめ》をするにも、廣《ひろ》く社會《しやくわい》の爲《た》めになるとか、多《おほ》くの人《ひと》の手本《てほん》になるやうなことを爲《し》たのは、其《そ》れ丈《だけ》の特別《とくべつ》の報酬《はうしう》を受《う》けて、生神《いきかみ》とか生佛《いきほとけ》とか尊《たつと》ばれ、又神《またかみ》に祀《まつ》らるるやうなことになるのである、此《こ》れが人《ひと》の中《なか》の神佛《しんぶつ》である、釋迦《しやか》も孔子《こうし》も、基督《きりすと》も、天滿宮《てんまんぐう》も、八幡宮《まんぐう》も、楠公《なんこう》も皆此《みなこ》れである、夫《そ》れから又人《またひと》と生《うま》れながら、人《ひと》

としての役目《やくめ》を果《は》たすことの出來《でき》ないものは、本体《ほんたい》たる神《かみ》に還元《くわんげん》することが出來《でき》ずして、再《さい》三人《ひと》や其《そ》の他《た》の動物《どうぶつ》に生《う》まれ更《とは》りて苦《くる》しむやうなことになるのである、更《さら》に又世《またよ》の爲《た》め人《ひと》の爲《た》めに害《がい》になる事《こと》を働《はたら》いたものは、人《ひと》が此《こ》の世《よ》で罪《つみ》を犯《をか》して、監獄《かんごく》に入《はい》ると同《をな》じく、死後《しご》にも一定《てい》の窮屈《きうくつ》な場所《ばしよ》に凝縮《きようしよく》して居《を》らねばならぬ、大靈《たいれい》に還元同化《くわんげんどうくわ》して自由自在《じゆうじざい》に動《うご》くことが出來《でき》ず、罪惡《ざいあく》の陰鬱《ゐんうつ》なる凝集力《きようしうりよく》の爲《た》めに縛《しば》られて不自在《ふじさい》であるから、之《こ》れを地獄《ちごく》とか黃泉《こうせん》とか夜見《やけん》とかいつたのであります

神《かみ》は吾人《ごじん》の本体《ほんたい》であつて、又吾人《またごじん》を支配《しはい》するものである、而《しか》して日々夜々《ひゞよゝ》の吾人《ごじん》の行動《かうどう》を自然《しぜん》に監照《かんせう》して、或《あるひ》は即時《そくじ》に、或《あるひ》は一定《てい》の期間後《きかんご》に、賞罰《せうはつ》を降《くだ》し、それで以《もつ》て人間《にんげん》一生《しよう》の間《あいだ》に、成《な》るべく善惡《ぜんあく》の差引勘定《さしひきかんじよう》の出來《でき》るやうに、自然《しぜん》と仕組《しく》まれてあるのでありますが、併《しか》し間《あひだ》には最善《さいせん》のものもあり、又最惡《またさいあく》のものもあるから、愈々《いよ〳〵》の總勘定《さうかんじよう》則《すなは》ち最後《さいご》の決算《けつさん》は、死《し》と同時《どうじ》に勵行《れいかう》せられ神佛《しんぶつ》の位《くらゐ》に登《のほ》るものもあり、天國極樂行《てんごくごくらくゆき》もあり、地獄行《ぢごくゆき》もあり、再《ふた》び人間《にんげん》や他《た》の動物《どうぶつ》に生《う》まれ出《い》づるといふのもあつて、それ〴〵精算法《せいさんはふ》が確定《かくてい》するのであります

神明《しんめい》を諒認《りようにん》し、神理《しんり》療養《りようやう》を決行《けつかう》して、本然《ほんぜん》の健康《けんこう》を保《たも》ち、天然《てんねん》の壽命《じゆめう》を全《まつた》ふするのは、善《ぜん》の尤《もつと》も大《だい》なるものであるから、特別《とくべつ》の罪惡《ざいあく》を犯《をか》さない限《かぎ》りは、必《かなら》ずや神明《しんめい》の本体《ほんたい》に還元《くわんげん》して、自在《じざい》の死後《しご》生活《せいくわつ》を營《いとな》み、所謂《いはゆる》天堂《てんだう》極樂《ごくらく》の往生《おうじやう》を遂《と》ぐるものでありますが、之《こ》れに反《はん》して不斷《ふだん》病弱《びやうじやく》であり、又《また》天壽《てんじゆ》を全《まつた》ふすることが出來《でき》ずして、早《はや》く死《し》ぬるやうなものは、特別《とくべつ》に罪惡《ざいあく》を犯《をか》さぬでも、病弱《びやうじやく》早死《はやじに》そのものが、既《すで》に一つの罪惡《ざいあく》であつて、何《なに》か特種《とくしゆ》の善《よ》い事《こと》を爲《せ》ない限《かぎ》りは、神《かみ》の本体《ほんたい》に還元《くわんげん》して、死後《しご》の安定《あんてい》を得《う》ることが六ヶ敷《しい》のでありますから、何人《なにびと》も此《こ》の理義《りぎ》を能《よ》く辨《わき》まへて神理《しんり》療養《りようやう》を心掛《こゝろが》け健康《けんかう》長壽《ちやうじゆ》に注意《ちうい》せねばならぬのであります

第《だい》二節《せつ》　靈《れい》と肉《にく》

何人《なにびと》でも極《きは》めて常識的《じやうしきてき》に、又《また》至《いた》つて淡白《たんぱく》に考《かんか》ふれば吾人《ごじん》は心《こゝろ》と体《らだ》、則《すなは》ち精神《せいしん》と身体《しんたい》、又《また》ば靈《れい》と肉《にく》といふ二つのものが相寄《あひよ》つて出來《でき》て居《ゐ》ることが分《わ》かるのであるが、此《こ》の心《こゝろ》と身《み》、靈《れい》と肉《にく》との關係《くわんけい》に就《つい》ては、古來《こらい》よりいろ〳〵の六ヶ敷《しき》議論《ぎろん》があつて、大學者《だいがくしや》、大宗教《だいしうきよ》の立派《りつぱ》な説《せつ》にも、一方《はう》よ

り見《み》れば矢張《やつぱ》り欠点《けつてん》があつて、甲論乙駁互《かうろんおつばくたがひ》に　《しのぎ》を削《けづ》つて、今日《こんにち》に至《いた》るも未《いま》だ一致《ち》の解決《かいけつ》を見《み》ることの出來《でき》ない難問《なんもん》であります、則《すなは》ち或《あ》るものは靈《れい》と肉《にく》とを全然別物《ぜんぜんべつもの》らしく二元說《げんぜつ》を唱《とな》へ、又或《またあ》るものは靈《れい》が主《しゆ》で肉《にく》が從《じう》であつて、肉《にく》は靈《れい》の働《はたら》く形式《けいしき》であると云《い》ひ、又《また》あるものは肉《にく》が主《しゆ》で心《こゝろ》は肉《にく》の生理的《せいりてき》理化學的發動《りくわがくてきはつどう》の上《うへ》に起《おこ》る作用《さよう》に過《す》ぎぬのであると云《い》ひ、又《また》あるものは靈《れい》と肉《にく》とは二にして一、一物《もつ》の表裏《へうり》であるとか、形式《けいしき》と勢力《せいりよく》とであるとか云《へ》ふて、要領《えうりやう》を得《ゐ》たやうな、得《ゐ》ぬやうな六ケ數議論《しきぎろん》をして居《を》るものもあるのであります、併《しか》し此《こ》んな問題《もんだい》は、議論《ぎろん》をすれば際限《さいげん》はない、決《けつ》つして一定《てい》する譯《わけ》のものではないから、それよりは自分《じぶん》〱に之《こ》れと信《しん》ずる所《ところ》を決定《けつてい》して、それに從《したが》ふて一切《さい》を處理《しより》して行《ゆ》くのが、尤《もつ》も捷徑《はやみち》であり、又尤《またもつと》も便利《べんり》なるばかりでなく、それが一番賢明《はんけんめい》なやり方《かた》であるのであります

吾人《ごじん》が死《し》ぬれば心《こゝろ》のはたらきは無《な》くなるが、肉体《にくたい》は明白《めいはく》に殘《のこ》つて居《ゐ》る、又夢《またゆめ》の時《とき》は、肉体《にくたい》は休止《きうし》して居《ゐ》るが心《こゝろ》のはたらきは、確《たし》かに存在《ぞんざい》して居《ゐ》る、そこで心《こゝろ》と肉体《にくたい》と二つのものが寄《よ》り合《あ》ふて吾人《ごじん》の存在《ぞんざい》が成《な》り立《た》つて居《を》ると決定《けつてい》することは、別《べつ》に不都合《ふつがふ》はない、而《しか》して又肉体《またにくたい》には肉体丈《にくたいだけ》の

はたらきも無《ない》ではないけれども、吾人《ごじん》が日常《にちじやう》行《おこな》ふ所《ところ》の簡易《かんゐ》なる動作《どうさく》より、進《すゝ》んで高尚難重《かうしやうなんじう》なる進退《しんたい》に至《いた》るまで、先《ま》づ心《こゝろ》で考《かんが》へ思《おも》ひ決心《けつしん》して、而《しか》して後《のち》に肉体《にくたい》の活動《くわつどう》が現《あら》はれて來《く》るといふのが普通《ふつう》一般《はん》の有様《ありさま》である、左《さ》れば心《こゝろ》の方《はう》が根本《こんほん》であり、主《しゆ》であつて、肉体《にくたい》の方《はう》が從《じう》であると考《かんが》ふるのが當然《たうぜん》であらねばならぬ、則《すなは》ち靈主肉從《れいしゆにくじう》、心本身末《しんほんみまつ》といふのが、實際《じつさい》を穿《うが》ちたる觀方《みかた》とするのが妥當《だたう》であります

併《しか》しながら靈《れい》と肉《にく》、心身《しんしん》は密着不離《みつちやくふり》　体《たい》を爲《な》してこそ、始《はじ》めて動物《どうぶつ》として、將又人間《はたまたにんげん》としての動作《どうさく》を全《まつた》ふし、其《そ》の存在《ぞんざい》を意義《いぎ》あらしむるものでありますから、よし主從本末《しゆじうはんまつ》の別《べつ》はあるとしても、兩者《れうじや》の關係《くわんけい》は、世間《せけん》の主從《しゆじう》、君臣《くんしん》、父子《ふし》、夫婦《ふうふ》以上《いじやう》に親密《みつせつ》なるものであつて、心《こゝろ》が悦《よろこ》へば身《しん》体《した》も快活《くわいくわつ》になり、身体《しんたい》が痛《いた》めば心《こゝろ》も亦憂《またうれ》ひ、心《こゝろ》が苦《くる》しめば肉体《にくたい》も亦自《またみづか》ら不活潑《ふくわつはつ》になるといふ工《ぐ》合《あい》に、互《たがい》に影《かげ》の形《かた》に添《そ》ふが如《ごと》く、相追隨《あひつゐずゐ》して離《はな》れぬものであります

然《しか》るに世《よ》の中《なか》には、靈《れい》が主《しゆ》であり肉《にく》が從《じう》であるといふのに固執《こしつ》して、極端《きよくたん》なる精神主義《せいしんしゆぎ》に走《はし》り肉体《にくたい》を無視《むし》して、酷《ひど》い禁欲主義《きんよくしゆぎ》を行《おこな》ふたり、或《あるひ》は又心《またこゝろ》さへ立派《りつぱ》であればそれで能事《のうじ》畢《おは》れりとして

形式《けいしき》を忌《いや》み嫌《きら》ふものがあるが、之《こ》れは一方《はう》に捉《とら》はれて、心身《しん〱》が不離《ふり》の關係《くわんけい》であることを諒解《りようかい》せぬ偏見《へんけん》から來《き》たるものであるから、吾人《ごじん》は固《もと》より此等《これら》の不完全《ふくわんぜん》なる精神主義《せいしんしゆぎ》に墮《だ》してはならぬのであります

夫《そ》れから又此《またこ》の極端《きよくたん》なる精神主義《せいしんしゆぎ》に反《はん》して、物質萬能主義《ぶつしつまんのうしゆぎ》、肉体尊重主義《にくたいそんじゆうしゆぎ》を高調《かうちよう》して、肉慾的《にくよくてき》の生活《せいくわつ》を追求《ついきう》し、病氣《びやうき》の如《ごと》きでも、純然《じゆんぜん》たる肉体的《にくたいてき》のものであるから、肉体《にくたい》の治療《ぢりよう》さへすれば、それで充分《じゆうぶん》であると固執《こしつ》するものがある、此《こ》れは今日《こんにち》の未熟《みじゆく》なる科學者《くわがくしや》や、無信念《むしんねん》の青壯年《せいさうねん》や、徹底《てつてい》せぬ醫者等《いしやとう》に多《おほ》いのであります、此《こ》の主義《しゆぎ》は丁度《てうど》前《まへ》のと正反對《しやうはんたい》であるが、其《そ》の結果《けつくわ》は双方共《さうはうとも》同一《どう》に歸着《きちやく》するものであつて、精神的片輪《せいしんてきかたわ》か、肉体的不具《にくたいてきふぐ》か、どちらにしても不完全《ふくわんぜん》なる片輪《かたわ》に了《をわ》るものであります

眞《しん》の健康《けんかう》は心身相俟《しん〱あひまた》ねばならぬ、心《こゝろ》も丈夫《じようぶ》、身《み》も丈夫《じようぶ》でなければ、眞《しん》の健全《けんぜん》とは云《い》はれぬ、心身共《しんとも》に强健《きようけん》でなければ、決《け》つして天壽《てんじゆ》を全《まつと》ふすることは出來《でき》ぬ、よし假《か》りに一二の例外《れいぐわい》はありとしても、それは片輪的《かたわてき》の生存《せいぞん》である、眞《しん》の意義《いぎ》に於《お》ける天壽《てんじゆ》とも、完全《くわんぜん》なる壽命《じゆめう》とも云《い》ふことは

出來《でき》ぬのであります、左《さ》れば心身共《しんしんとも》に相待《あひま》ちて健全《けんぜん》であるやうに心掛《こゝろが》けねばならぬ、勿論双力《もちろんさうはう》の間《あひだ》には、時宜《じき》に依《よ》りては前後《ぜんご》を要《えう》することもあるけれども、一方《はう》の極端《きよくたん》に偏《へん》せぬ限《かぎ》りは、兩々相《れう〳〵あひ》頼《たよ》り、相補《あひおぎな》ふて、而《しか》かも一方《はう》に偏《へん》するよりは、尤《もつと》も迅速《じんぞく》に尤《もつと》も完全《くわんぜん》に、尤《もつと》も確實《かくじつ》に、其《そ》の效果《こうくわ》を收《をさ》め得《ゑ》るものであるのであります

第《だい》三節《せつ》　人《ひと》と外界《げかい》

世《よ》の中《なか》には獨立獨行《どくりつどくかう》とか、獨立自尊《どくりつじそん》とか、我《われ》は我《われ》たりとか云《い》つて大《おほい》に力味《りきみ》で居《ゐ》るものがある、勿論《もちろん》それは立志修養《りつししゆやう》の上《うへ》にも、處世上《しよせいじやう》にも、極《きは》めて肝要《かんえう》の事《こと》である、決《け》して、人《ひと》に依頼《いらい》してはならぬ、人《ひと》が惡《わる》い事《こと》をしても、我《われ》は毅然《こんぜん》として其《そ》の渦中《くわちう》に入《はい》つてはならぬ、又人《またひと》が何《なん》と批難《ひなん》しても我《われ》は伏仰天地《ふくきやうてんち》に恥《は》ぢざる行動《かうどう》を執《と》つて、泰然《たいぜん》とし超然《てうぜん》として居《を》らねばならぬのは當然《たうぜん》の事《こと》であるが、それはそれとして事實吾人《じじつごじん》は決《けつ》して孤立獨存《こりつどくぞん》すべきものではない、自分一人《じぶんひとり》の存在《そんざい》と云《い》ふことは、如何《いか》にしても考《かんが》ふることが出來《でき》ないのであります

自分一人《じぶんひとり》を中心《ちうしん》とすれば、其《そ》の周圍《しうゐ》には父母祖先《ふほそせん》があり、妻子《さいし》があり、或《あるひ》は又婢僕《またひぼく》があつて、所謂家系家庭《いはゆるかけいかてい》といふものが形造《かたちづく》られて居《ゐ》る、更《さら》に部落郷黨郡國《ぶらくごうさうぐんこく》より世界《せかい》、太陽系《たいやうけい》といふ工合《ぐあひ》に、無限《むげん》の外界《げかい》があり、社會人類禽獸虫魚《しやくわいじんるゐきんじゆちうぎよ》、山川草木《さんせんさうもく》といふ各種《かくしゆ》の事物《じぶつ》が、自分《じぶん》の周圍《しうゐ》に羅列《られつ》して居《ゐ》る、自分《じぶん》の起居《きうきよ》する所《ところ》は一間《けん》四方《はう》にも足《た》らぬとしても、起居《きうきよ》するには家屋《かをく》がなくてはならぬ、家《いへ》を建《た》てるには土地《とち》がなくてはならぬ、一坪《つぼ》の土地《とち》も地球全体《ちきうぜんたい》がなくては存在《ぞんざい》せぬ、地球《ちきう》は亦太陽《またたいやう》系《けい》がなくては成《な》り立《た》たぬ、又吾人《またごじん》が一枚《まへ》の衣服《いふく》を着《き》るにも、棉もなくてはならぬ、蠶《まゆ》も必要《ひつえう》である、從《したが》つて桑《くは》もなくてはならぬ、工女《こうぢう》も入用《にふよう》、織女《おりおんな》も入用《にふよう》、染屋《そめや》も入用《にふうよ》、呉服屋《ごふくや》も入用《にふよう》、又《また》一度《ど》の飲食《いんしよく》をするにも、農夫《のうふ》、酒屋《さかや》、醤油屋《しよゆうや》、味噌屋《みそや》、漁師《ぎよし》、魚屋《さかなや》、鳥屋《とりや》、肉屋《にくや》、料理者《れうりしや》といふやうに無際限《むさいげん》に關係《くわんけい》が擴《ひろ》がつていつて、結局吾人一人《けつきよくごじんひとり》が生存《せいぞん》するには、空間的《くうかんてき》には宇宙《うちう》十方《はう》の事物《じぶつ》と交渉《かうせつ》を要《えう》し、時間的《じかんてき》には無限《むげん》の過去《くわいこ》と無限《むげん》の未來《みらい》にまで關連《くわんれん》を有《ゆう》するものであると云《い》ふことは、須《す》毫《がう》も疑《うたが》ひのない事實《じじつ》であります

そこで自分《じぶん》を中心《ちうしん》とし、主《しゆ》として考《かんが》ふれば、宇宙萬有則《うちうまんゆうすなは》ち萬事《まんじ》万物《まんぶつ》は、悉《ことごと》く吾《われ》を生存《せいぞん》せしむ

る爲《た》めのものといふことになり、唯我獨尊《たゞわがどくそん》で、天地萬物《てんちまんぶつ》は我《われ》の從屬《じゆうぞく》となる譯《わけ》であるが、又《また》一方《はう》より見《み》れば、宇宙万有《うちうまんゆう》は互《たがひ》に相關連《あひくわんれん》して居《を》つて、切《き》つても切《き》れぬ一つの大《だい》なる網《あみ》の如《ごと》きものであつて、吾人《ごじん》は其《そ》の一つの小《ちい》さな網《あみ》の目《め》に當《あた》るものであるといふことになるのであります、左《さ》れば萬《まん》物《ぶつ》一体《たい》とか四海同胞《かいごうはう》とかいふことも、大《おほい》に理由《りゆう》あり、意義《いぎ》あることであつて、我儘勝手《わがまゝかつて》をして此《こ》の連鎖《れんさ》を破壞《はくわい》してはいけぬ、博愛同情《はくあいごうにやう》を以《もつ》て、此《こ》の關係《くわんけい》を圓滑《ゑんつ》ならしめねばならぬといふ、共存《きよぞん》共榮《きよえ》の社會道德《しやくわいだうとく》も亦此《またこれ》から發程《はつてい》するのであります

宇宙《うちう》に對《たい》しては、渺《れう》たる吾人《ごじん》一箇《か》の存在《ぞんざい》も、斯《か》くの如《ごと》く、天地萬物《てんちまんぶつ》の一切《さい》と相關連《あひくわんれん》して居《ゐ》ることを諒解《りようかい》すれば、吾人《ごじん》は此《こ》の萬有對峙《まんゆうたいじ》の中《うち》に在《あ》つて、本然《ほんぜん》の健康《けんかう》を保《たも》ち、天壽《てんじゆ》を全《まつた》ふするには、どうしても此等萬有《これらまんゆう》、則《すなは》ち外界《げかい》との接觸《せつしよく》を巧妙《こうめう》にし、其《そ》の關連《くわんれん》を圓滑《ゑんこつ》にしなければならぬことは今更云《いまさらい》ふまでもない所《ところ》であります、例《たと》へば食物《しよくぶつ》の適度《てきど》、衣服住所《いふくじゆしよ》の淸潔《せいけつ》、家庭《かてい》の圓滿《ゑんまん》、鄕黨《ごうとう》の平《へい》和《わ》、國家社會《こくかしやくわい》の安泰《あんたい》、人類《じんるゐ》の幸樂《こうらく》より、更《さら》に動物《どうぶつ》の愛護《あいご》、植物《しよくぶつ》の撫養《ぶやう》に至《いた》るまで、總《すべ》て一視《し》同仁《どうじん》の同体大悲《どうたいだいひ》の觀念《くわんねん》を以《もつ》て、之《こ》れに應對《おつたい》してゆかねばならぬのであります、仁者《じんしや》は壽長《いのちなが》しと云《い》はれた

のは、か丶る理由源底《りゆうげんてい》から出《で》た金言《きんげん》であつて、之《こ》れを佛教等《ぶつきようとう》の教義《きようぎ》から見《み》れば、動物《どうぶつ》でも植物《しよくぶつ》でも無殘《むざん》に殺害《さつがい》し、器物《きぶつ》でも無意義《むいぎ》に破壞《はくわい》するものは、從令《たさ》へ無意識《むいしき》でやつても、結局《けつきよく》は因果《いんぐわ》の理《り》法《はふ》、則《すなは》ち自然《しぜん》の法則《はふそく》に依《よ》りて早死《はやじに》し、或《あるひ》は病氣《びやうき》を招《まね》き、或《あるひ》は死後《しご》不安《ふあん》の生活《せいくわつ》を送《をく》らねばならぬと云《い》ふことになり、之《こ》れに反《はん》して物《もの》の生命《せいめい》を助《たす》け、一切《さい》のものを愛護《あいご》すれば、健康《けんかう》は増《ま》し、長壽《ちやうじゆ》にして、死後《しご》の自由平和《じゆうへいわ》を得《う》るといふのである、此《こ》れは少《すこ》し話《はなし》が大《おほ》き過《す》ぐるけれども、神理《しんり》の自然《しぜん》はそうなくてはならぬ筈《はず》のものであります

之《こ》れを要《えう》するに、吾人《ごじん》は外界《げかい》の緣連《ゑんれん》がなくては、一日《にち》は愚《おろ》か、一刻《ごく》も存在《ぞんざい》することが出來《でき》ぬものであるから、内《うち》にしては衣食住《いしよくじゆ》より家庭《かてい》、外《そと》にしては郷黨《ごうとう》、社會《しやくわい》、國家《こくか》、人類全体《じんるゐぜんたい》、乃至動植《ないしどうしよく》類《るゐ》に至《いた》るまで、其《そ》の關係《くわんけい》を圓滑《ゑんこつ》にすることが、人生《じんせい》としての責務《せきむ》でもあり、それが亦處世上《またしよせいじよう》の妙《めう》訣《けつ》であつて、而《し》かもそれが直《たゞ》ちに反應《はんおう》して健康長壽《けんかうちやうじゆ》の要諦《えうてい》となるのであります

第《だい》四節《せつ》　神理《しんり》の自然《しぜん》

神《かみ》や佛《ほとけ》が有《ある》か無《な》いか、有《ある》とするならば、どんなものであるかと云《い》ふことは、八千余卷《よくわん》の經論《けいろん》を讀《よ》み盡《つく》しても、バイブルを百回見《くわいみ》ても、どうも一向合點《かうがつてん》のゆかぬ所《ところ》がある、それで神《かみ》や佛《ほとけ》の有無《あるなし》とか、どんなものであるかと云《い》ふ問題《もんだい》は後廻《あとまわ》しとして、茲《こゝ》に目《め》の前《まへ》に横《よこ》たわて居《ゐ》る明白《めうはく》な問題《もんだい》から、先《ま》づ片付《かたづ》けてゆくのが得策《とくさく》であらう、夫《そ》れは神佛《しんぶつ》はどんなものであつても、又神佛《またしんぶつ》はあつてもなくても、そんなことは一切頓着《さいとんちやく》なく、神理《しんり》と云《い》ふものは、自然《しぜん》に吾人《ごじん》の目《め》の前《まへ》に現《あら》はれて居《を》つて、吾人《ごじん》は日々夜々《ひゞよゝ》之《こ》れを目撃《もくげき》し、又其《またそ》の神理《しんり》に依《よ》りて支配《しはい》されて居《を》るのであります、此《こ》の神《しん》理《り》は尤《もつと》も見易《みやす》いもの、知《し》り易《やす》いものであるに構《かゝは》らず、一寸《と》人々《ひさ〲》が氣《き》が付《つ》かぬ恐《をそ》れがあるのである

よし又氣《またき》が付《つい》ても、それを極《きわ》めて輕《かる》く見《み》て、一向平氣《かうへいき》で居《を》るといふ失《しつ》があるのであります

吾人《ごじん》の尤《もつと》も見易《みやす》いものは何《なん》であるか、云《い》ふまでもなく太陽《たいやう》である、太陽《たいやう》は毎日東《まいにちひがし》から出《で》て西《にし》に入《はい》る、曾《かつ》て一日《にち》も欠席《けつせき》したことも、遲刻《ちこく》したこともない、出沒《しゆつぼつ》に遲速《ちそく》はあるが、その遲速《ちそく》を生《せう》ず

るには亦《また》一定《てい》の規律《きりつ》があつて、従《したが》つて四季《き》の別《べつ》を生《せう》じ、春去《はるさ》れば夏來《なつた》り、夏去《なつさ》れば秋來《あきき》たり、秋去《あきさ》れば冬來《ふゆき》たり、冬去《ふゆさ》れば復《ま》た春《はる》に返《かへ》る、斯《か》く太陽《たいやう》の出沒《しゆつぼつ》、四時《じ》の循環《じゆんくわん》は、實《じつ》に規律正《きりつたゞ》しきものであり、又極《またきは》めて眞面目《まじめ》に運動《うんどう》して居《を》るのである、夫《そ》れから月《つき》の盈虚《きよ》も其《そ》の通《とほ》りであつて、十五夜《や》の明月《げつ》は圓《まる》いが、滿《みつ》れば欠《かけ》て遂《つひ》に虚《きよ》に至《いた》り、虚《きよ》より復《ま》た現《あら》はれて追加《つゐか》増殖《ぞうしよく》止《や》まず、遂《つひ》た再《ふたゝ》び滿月《まんげつ》となり、榮枯盛衰《えいこせいすゐ》の常理《じやうり》を、尤《もつと》も遺憾《いかん》なく、吾人《ごじん》に明示《めうじ》せられて居《ゐ》るのであります、更《さら》に又《また》一草《さう》一花《くわ》の芽《め》を出《だ》し、花《はな》を開《ひら》くにも、一定《てい》の時季《じき》と順序《じゆんじゆ》とがあつて、種《たね》を蒔《ま》いたからとて、即《そく》時《じ》に芽《め》が出《で》る譯《わけ》ではなく、十日《か》とか二十日《か》との期間《きかん》を要《えう》し、又冬《またふゆ》の眞中《まんなか》に櫻《さくら》の花《はな》の開《ひら》くこともない、花《はな》は彌生《やよい》三月《ぐわつ》と定《さだ》まつて居《ゐ》る、則《すなは》ち何事《なにごと》も一定《てい》の順序《じゆんじゆ》と時期《じき》とがあつて成《な》り立《た》つものであるといふことが一草《さう》一花《くわ》の上《うへ》にまで證明《しようめい》せられ、暗示《あんじ》されて居《ゐ》るのであります

斯《か》く上《うへ》は日月《じつげつ》より下《した》は一草一花《いつさういつくわ》に至《いた》るまで、一定《てい》の規律《きりつ》に遵《したが》ひ、順序正《じゆんじよたゞ》しく、極《きは》めて眞面目《まじめ》に其《そ》の活動《かつどう》を繰返《くりかへ》し〳〵て居《を》るのであります。此《こ》れは何人《なんぴと》も疑《うたが》ふことの出來《でき》ない、自然《しぜん》の法則《はうそく》であります。吾人《ごじん》は之《こ》れを神理《しんり》と觀《かん》じ、惟神《ゆいじん》の大道《だいだう》を信《しん》ずるのであります。則《すなは》ち此《こ》の自然《しぜん》の法則《はうそく》の中《うち》

に、一種《しゆい》云ふべからざる神秘力《しんぴりよく》があり、妙味《みようみ》があるから自然《しぜん》の大法《だいはう》則《すなは》ち神理《しんり》であるこ直觀《ちよくかん》するのが、眞理《しんり》に對《たい》する尤《もつと》も賢明《けんめい》の考《かんが》へ方《かた》であるからであります

吾人《ごじん》人間《にんげん》も亦此《またこ》の天地間《てんちかん》の一物《ぶつ》である以上《いぜう》は、天地自然《てんちしぜん》の法則《はうそく》に背《そむ》くことは出來《でき》ませぬ。天地《てんち》自然《しぜん》の大法《たいはう》は、前《まえ》に云《い》ふが如《ごと》く、天地間《てんちかん》の萬物《はんもつ》は皆悉《みなことぐ》く規律正《きりつたゞ》しく、順序《じゆんじよ》ある眞面目《まじめ》な活動《かつだう》を繰《くり》返《かへ》して居《を》るのであるから、規律正《きりつたゞ》しく順序《じゆんじよ》能《よ》く眞面目《まじめ》に活動《かつだう》するといふことが、天地自然《てんちしぜん》の大法《たいはう》でなくてはならぬ、此《こ》の自然《しぜん》の大法《たいはう》が則《すなは》ち神理《しんり》である、吾人《ごじん》を統率《とうそつ》し訓練《くんれん》する所《ところ》の神秘力《しんぴりよく》である左《さ》れば吾人《ごじん》は一擧《きよ》一動《どう》日々《ひゞ》夜々《よゝ》の此神理《このしんり》に遵《したが》ひて、己《おのれ》を率《そつ》し、他《た》に接《せつ》せねばならぬのであります

此《こ》の神理《しんり》則《すなは》ち自然《しぜん》の大法《たいはふ》に背《そむ》いて、不規律《ふきりつ》であり、不秩序《ふちつじゆ》であり、不眞面目《ふまじめ》なるものは。則《すなは》ち天地萬物《てんちまんぶつ》に對《たい》する反逆者《はんぎやくしや》であり、神明《しんめい》を無視《むし》するものであり、又眞理《またしんり》の破壞者《はくわいしや》であるから、其《そ》の制裁《せいさい》が各方面《かくはうめん》から加《くは》へらた、或《あるひ》は貧困《ひんこん》、或《あるひ》は世《よ》に容《い》れらず、人《ひと》に嫌《きら》はれ、或《あるひ》は病弱《びやうじやく》に陷《おちい》り、或《あるひ》は早死《はやじに》するといふやうなことになるのであます

勉強《べんきよう》するにも、物事《ものごと》を考ふるにも、順序《じゆんじゆ》を立《た》て、規律正《きりつたゞ》しく、眞面目《まじめ》でなくては、決《け》つして成《せい》

就《じゆく》しない、食事《しよくじ》でも交際《かうさい》でも、皆眞劍《みなしんけん》でなくてはならぬ、病氣《びやうき》を治療《ちりよう》するには、一層此《さうこ》の順序《じゆんじゆ》と規律《きりつ》と眞面目《まじめ》が肝要《かんえう》である、更《さら》に病後《びやうご》の回復期《くわいふくき》には、殊《こと》に此《こ》の自然《しぜん》の純理《じゆんり》に則《よ》つて、攝養《せつやう》を怠《おこた》つてはならぬのである、若《も》しそれ發病《むびやう》の始《はじ》めより、能《よ》く此《こ》の順序《じゆんじゆ》、規律《きりつ》、眞劍《しんけん》の三則《そく》を養生法《やうじやうはふ》に活用《くわつよう》して、日常《にちじよう》の座《ざ》作行動《さくかうどう》一切《さい》を率《りつ》して往《いつ》たならば、内《うち》には顧《かへり》みて疾《やま》しき所《ところ》なく、外《そと》には人《ひと》に對《たい》して恥《は》づる所《ところ》なく、天《てん》に對《たい》し神《かみ》に對《たい》しても恐《おそ》るる所《ところ》なく、伏仰天地《ふぎようてんち》に恥《は》ぢず、心《こゝろ》は平和《へいわ》安穩《あんおん》で、身体《しんたい》は豐《ゆた》かに活潑《くわつぱつ》で、心身共《しんしんとも》に自如自在《じぎよじざい》であつて、健康《けんこう》は追進《ついしん》し、天壽《てんじゆ》を全《まつた》ふして尙《な》ほ餘《あま》りあることが出來《でき》るのであります

第《だい》五節《せつ》　自然《しぜん》の妙用《めうよう》

太陽《たいやう》の出沒《しゆつぼつ》、四時《じ》の循環《じゆんくわん》、月《つき》の盈虚《けいきよ》、春花秋實《しゆんくわしうじつ》の如《ごと》く天地《てんち》萬物《まんぶつ》は、規律《きりつ》、順序《じゆんじよ》、眞面目《まじめ》の三大法則《だいはふそく》に支配《しはい》せられて居《を》つて、人間《にんげん》も規律《きりつ》ある眞面目《まじめ》な生活《せいくわつ》をするのが人生《じんせい》の本質《ほんしつ》であります、不規律不眞面目《ふきりつふまじめ》なる生活《せいくわつ》は變態《へんたい》である、異例《いれい》である、一時《じ》の誤《あやまり》より來《き》たる所《ところ》の惡習慣《あくしうくわん》であつて、

而《し》かも其《そ》の結果《けつくわ》は一毫《もう》千里《り》の差《さ》を生《せう》し、遂《つひ》に折角《せつかく》の一生《せう》、意義《いぎ》ある大切《たへせつ》の人生《じんせん》を棒《はう》に振《ふ》つて仕舞《しま》ひ、永遠《えいゑん》の苦界《くかい》に沈《しづ》むのであります、例《たと》へば一寸《ちよと》の苦痛《くつう》に堪《た》へずして、僅《わづ》かな盗《ぬすみ》でもし、それが爲《た》め二年《ねん》三年《ねん》、入獄《にふごく》し、又《また》それが惡縁《あくゑん》と爲《な》つて、一生罪惡《せうざいあく》を働《はたら》き、到頭《たうとう》浮《うか》ぶ瀬《せ》がないと云《い》ふことになるやうなものであります、善習慣《ぜんしうくわん》、惡習慣《あくしうくわん》、此《こ》れが人間《にんげん》一生《せう》の浮沈《うきしづみ》の岐《わか》る所《ところ》である、惡習《あくしう》慣《くわん》の退治《たいぢ》、此《こ》れが惡魔《あくま》より神《かみ》に返《かへ》る第《だい》一歩《ほ》、則《すなは》ち首途《しゆと》であるのであります

　何人《なにびと》も順序正《じゆんじゆただ》しく、規律《きりつ》よく、眞面目《まじめ》にやることを、極《きは》めて困難《こんなん》な事《こと》である、苦痛《くつう》である、面《めん》倒臭《だうくさ》いと考《かんが》へて居《を》るが、事實《じじつ》は全《まつた》く其《そ》の反對《はんたい》であつて、不規律不眞面目《ふきりつふまじめ》で、而《し》かも順序《じゆんじよ》を無視《むし》し一足《そくと》飛びに大臣博士《だいじんはかせ》になるとか、百萬長者《ちやうじや》にならうとすれば、所謂泰山《いはゆるたいざん》を挾《わきは》さんで北海《ほくかい》を踰《こゆ》ると同《をな》じく、成功《せいこう》しないのは固《もと》よりであるが、此《こ》の明《あき》らかに失敗《しつぱい》に了《をは》る事柄《ことがら》に、多大《ただい》の心力《しんりよく》を竭《かつ》し身体《しんたい》を勞《らう》するのであつて、空想無想《くうそうもうそう》の爲《た》めに使《つか》ふ心身《しんしん》は、秩序正《ちつじよただ》しい使用法《しようはふ》に比《ひ》して、三倍《ばい》或《あるひ》は五倍《ばい》の疲勞《ひらう》を感《かん》じ、殊《こと》にそれが失敗《しつぱい》するのであるから、疲勞《ひらう》と失敗《しつぱい》の苦痛《くつう》とが相重《あひかさ》なつて、心身《しんしん》は極度《きよくど》の變調《へんてう》を來《きた》し、遂《つひ》に狂氣《きやうき》や廢疾《はいしつ》に罹《かゝ》るやうのことがある、よしそれ程《ほど》でなくても、各《かく》

種《しゆ》の病因《びやういん》となりて、遂《つい》には早死《はやじに》するに至《いた》るのであります、然《しか》るに規律正《きりつたゞ》しく眞面目《まじめ》にやれば、始《はじ》めは多少面倒《たせうめんだう》と思《おも》はるる點《てん》もあるが、それが次代《しだい》〲に習慣《しふくわん》となれば、苦痛所《くつうどころ》ではなく、やらねば却《かつ》つて苦痛《くつう》を感《かん》ずるやうになり、後《のち》にはやる方《はう》が面白《おもしろ》く愉快《ゆくわい》で堪《たま》らぬやうになり、生理的《せいりてき》に多《た》少《せう》の疲勞《ひらう》はあるとしても、それは必《かなら》ず成功《せいこう》するゆへ、否《いな》、一歩《ぽ》一歩《ほ》、日々《ひゞ》一事《じ》一事《じ》と成功《せいこう》しつゝあるのであるから、其《そ》の成功《せいこう》の愉快《ゆくわく》と疲勞《ひらう》とは相殺《あひころ》せられて、愉快《ゆへわい》の方《はう》が大《おほい》に餘裕《よゆう》があるやうになり、規律《きりつ》、順序《じゆんじよ》、眞面目《まじめ》と、成功《せいこう》、愉快《ゆくわい》と、强健《きやうけん》、長壽《ちやうじゆ》といふことが、互《たがひ》に因《えん》と爲《な》り果《はて》と爲《な》り緣《えん》と爲《な》り扶《よ》と爲《な》り、相賴《あわたよ》り相待《あひま》ちて、一切《さい》が一致《ち》するやうになるのであります

斯《か》く自然《しぜん》の神理《しんり》と、其《そ》の絶大《ぜつだい》の威力《いりよく》とは、極《きは》めて簡明《かんめい》であつて、何人《なんぴと》も直《たゞ》ちに体驗《たいけん》し、諒認《りようにん》することが出來《でき》るのである、此《こ》の神理《しんり》を体認《たいにん》することが出來《でき》れば、それがやがて信神《しんしん》の入口《いりぐち》であつて、自然《しぜん》の法則《はふそく》、神理《しんり》の糸《いと》を操《あやつ》る神秘力《しんぴりよく》が則《すなは》ち神《かみ》であるといふ信念《しんねん》に到達《たうたつ》すれば、それで最早《もはや》人《じん》生《せい》の根底《こんてい》が確立《かくりつ》したのであつて、信念《しんねん》が强固《きやうこ》になれば、なる程《ほど》其《ひと》の人《ひと》は敬虔《けいけん》になつて、敬虔《けいけん》の念《ねん》敬虔《けいけん》の態度《たいど》を以《もつ》て、物事《ものごと》に當《あた》れば、總《すべ》てが愈々《いよ〳〵》眞面目《まじめ》になり、眞劍味《しんけんみ》を帶《を》びて來《き》て、不規律《ふきりつ》不秩《ちつ》

序《じよ》な事《こと》をやろうと思《おも》ふて、決《け》つして出來《でき》ぬやうになり、知《し》らず〱帝《てい》の則《そく》に從《したが》ふとか、發《はつ》して節《せつ》に中《あた》り、心《こゝろ》の欲《ほつ》する所《ところ》に從《したが》へども矩《のり》を踰《こ》へずといふ境界《きやうかい》に立《た》ち至《いた》り、自巳《じこ》の行動《こうどう》が神理《しんり》を一致《ち》し自分《じぶん》が神明《しんめい》と融合《ゆうがう》するものであります、既《すで》に斯《か》くなりたる上《うへ》は、普通《ふつう》にては如何《いか》にしても人力《じんりよく》の及《およ》ばざる自然《しぜん》の妙用《めうよう》か現顯《げんけん》して、自己《じご》の健康《けんかう》を増進《ぞうしん》するは云《い》ふまでも、天壽《てんじゆ》をも超過《てうくわ》して長命《ちやうめい》を保《たも》ち、他人《たにん》の病氣《びやうき》を治《なを》することも、其《そ》の惡癖《あくへき》、惡性《あくせい》を矯正《きやうせい》するのも、自由自在《じゆうじざい》であつて、人《ひと》にして神《かみ》、神人《しんじん》一致《ち》の妙境《めうきやう》を實現《じつげん》するのであります

尤《もつと》も自然《しぜん》の妙用《めうよう》とか、神人合一《しんじんがう》不二《ふじ》の妙境《めうきやう》といつても、強《しい》て奇術師《きじゆつし》や、昔《むなし》の魔法《まはふ》といふやうな不思議《ふしぎ》の事《こと》をするといふのではない、病氣《びやうき》は變態《へんたい》であるから、其《そ》の變態《へんたい》を治療《ちりよう》して、本然《ほんせん》の健康《けんかう》に復《かへ》し、惡習慣《あくしうくわん》を矯正《きやうせい》して、其《そ》の本然《ほんせん》の善性《ぜんせい》に復《かへ》し、天壽《てんじゆ》を全《まつた》ふして、人々《ひと〴〵》各《かく》其《そ》の爲《な》すべき務《つとめ》を果《はたさ》しむるのであります、人々各自《ひと〴〵かくじ》の務《つとめ》と云《い》ふのは、之《こ》れ亦《また》自然《しぜん》の法則《はふそく》、神理《しんり》の示《しめ》す所《ところ》に據《よ》るのであつて、小供《こども》には小供《こども》の務《つとめ》があり、壯者《さうしや》には壯者《さうしや》、老年《としより》には老年《としより》の務《つとめ》があり、

第《だい》二章《しやう》 疾病《しつびやう》と醫藥《いやく》

第《だい》一節《せつ》 醫藥《いやく》の祖神《そしん》

我《わ》が神誠敎《しんせいけう》の奉齋主神《はうさいしゆしん》五社《しやい》稲荷大神《なりだいじん》の第《だい》一座《ざ》である大己貴命《おはあなむちのみこと》は、又《また》の御名《みな》を大國主神《おほくにのしのかみ》と申《まう》し奉《たてまつ》り、此《こ》の大神《おほかみ》は萬世《ばんせ》一系連綿《けいれんめん》たる我《わ》が、皇統《こうたう》の御祖先《ごそせん》として、伊勢神宮《いせじんぐう》に奉祀《はうし》せる天照大神《あまてらすおほかみ》の御甥《おんをい》に當《あた》らせられ、幼少《ようせう》より幾多《いくた》の迫害困難《はくがいこんなん》に堪《た》へ忍《しの》び賜《たま》ひ、皇統《こうたう》に先《さき》だ ちて我《わ》が日本《にほん》を開發《かいはつ》し更《さら》に朝鮮《てうせん》までも平定《へいてい》して、大國《だいこく》の主《しゆ》と爲《な》られた故《ゆゑ》、大國主神《おほくにのしの》神《かみ》尊稱《そんしよう》し、又武《またぶ》勇勝《ゆうすぐ》れたる故《ゆゑ》八千矛《なの》神《かみ》と崇《あが》められたるのであります

夫《そ》れから又始《またはぢ》めて醫藥《いやく》の術《じゆつ》を發明《はつめい》し、温泉等《おんせんとう》をも發見《はつけん》せられたから、醫藥《いやく》の神《かみ》として尊崇《そんすう》せられて居《を》ります、更《さら》に又禁厭祈禱《またきんえんきたう》の法《はふ》を行《おこな》ひ、害虫等《がいちうとう》を退治《たいぢ》する道《みち》をも講《こう》ぜられ、常《つね》に多《おほ》くの御子《おんこ》や部下《ぶか》を召連《めしつ》れて、國々《くに〲》を廻《めぐ》り、人民《じんみん》の爲《た》めに病氣治療《びやうきぢれう》や、惡事災難《あくじさいなん》を除《のぞ》き、又或時《またあるとき》は頭巾《づきん》を被《かむ》りて其《そ》の身分《みぶん》を隱《かく》して種々《しゆ〲》の財寶《ざいはう》を入《い》れたる袋《ふくろ》を負《お》ひて、貧民《ひんみん》を尋《たづ》ねて之《こ》れを施《ほどこ》す等《とう》、あらゆる仁政仁術《にんせいにんじゆつ》を行《おこな》はれ、陰徳《いんとく》を積《つ》まれたから、福《ふく》の神《かみ》として印度《いんど》の大黒天《だいこくてん》、大國《だいこく》と音《おん》が通《つう》ずる所《ところ》より

二八

して、七福神《ふくじん》の大黒天《だいこくてん》と大國様《だいこくさま》と同化《どうくわ》するやうになつたのであります

此《こ》の大神《おほかみ》は日本《にほん》最初《さいしよ》の神社《じんじや》、則《すなは》ち出雲大社《いづもおほやしろ》の祭神《さいしん》である、出雲大社《いづもおほやしろ》は伊勢《いせ》神宮《じんぐう》の次《つぎ》に並《なら》ぶ官幣《くわんぺい》大社《たいしや》であつて、彼《か》の有名《ゆうめい》なる讃岐《さぬき》の金比羅様《こんぴらさま》も主神《しゆしん》は、大己貴神《おほあなむちのかみ》で、相殿《さうでん》が崇德天皇《すうとくてんのう》である、北《ほく》海道《かいだう》の官幣大社《くわんぺいたいしや》札幌神社《さつぽろじんじや》、臺灣《たいわん》樺太《からふと》の兩大社《れうたいしや》も主神《しゆしん》は矢張《やつぱ》り大巳貴神《おほあなむちのかみ》であります、其《そ》の他《た》全國《ぜんこく》官《くわん》社國社《しやこくしや》を始《はじ》め府縣《ふけん》郷村社《ごうそんしや》の中《うち》で、一番多《ばんおほ》く祀《まつ》られて居《ゐ》るのは、此《こ》の大神《おほがみ》であります。

又此《またこ》の大神《おほがみ》は、後《のち》に自分《じぶん》の平定《へいてい》したる國々《くにぐ》を、忠君《ちうくん》の大義名分《たいぎめいぶん》に依《よ》り、何《なん》の惜氣《をくげ》もなく御宗家《ごさうか》たる天祖《てんそ》の皇統《こうたう》に御引渡《おんひきわたし》に爲《な》り、其《そ》の代《かは》りに自分《じぶん》は日本《にほん》の第《だい》一たる神社《じんじや》として祀《まつ》られ、政治《せいぢ》には全然關係《ぜんぜんくわんけい》せずして、祭祀《さいし》の事《こと》とし幽界《ゆうかい》則《すなは》ち精神界《せいしんかい》の事《こと》を司《つかさ》どる事《こと》にしました、此《こ》れ則《すなは》ち宗敎《しうけう》、道《だう》德《とく》、敎育《けういく》の開祖《かいそ》であります、又人心《またじんしん》の善惡《ぜんあく》を冥鑑《めいかん》して禍福《くわふく》を下《くだ》し、死後《しご》の事《こと》は一切《さいこ》之れを引受《ひきう》くるとの神慮《しんりよ》をも誓《ちか》はせられて居《お》るのであります

大巳貴命《おほあなむちのみこと》は以上《いじやう》の如《ごと》く、實《じつ》に國家開發《こくかかいはつ》の祖神《そしん》である、又武勇《またぶゆう》比類《ひるゐ》なき軍神《ぐん》である、醫藥《いやく》の元《ぐわん》祖《そ》である、殖産興業《しよくさんかうげう》の大發明家《だいはつめいか》である、仁政陰德《じんせいいんとく》の大政治家《だいせいぢか》大慈善家《だいじぜんか》であります、又夫婦《またふうふ》相和《あひわ》し子孫《しそん》は數《すう》十名《めい》に上《の》ぼりたる福德圓滿《ふくとくゑんまん》の神《かみ》である、忍耐力行《にんたいりきかう》修養上《しうやうじやう》の典型模範者《てんけいもはんしや》である、宗敎《しうきよ》の高《かう》

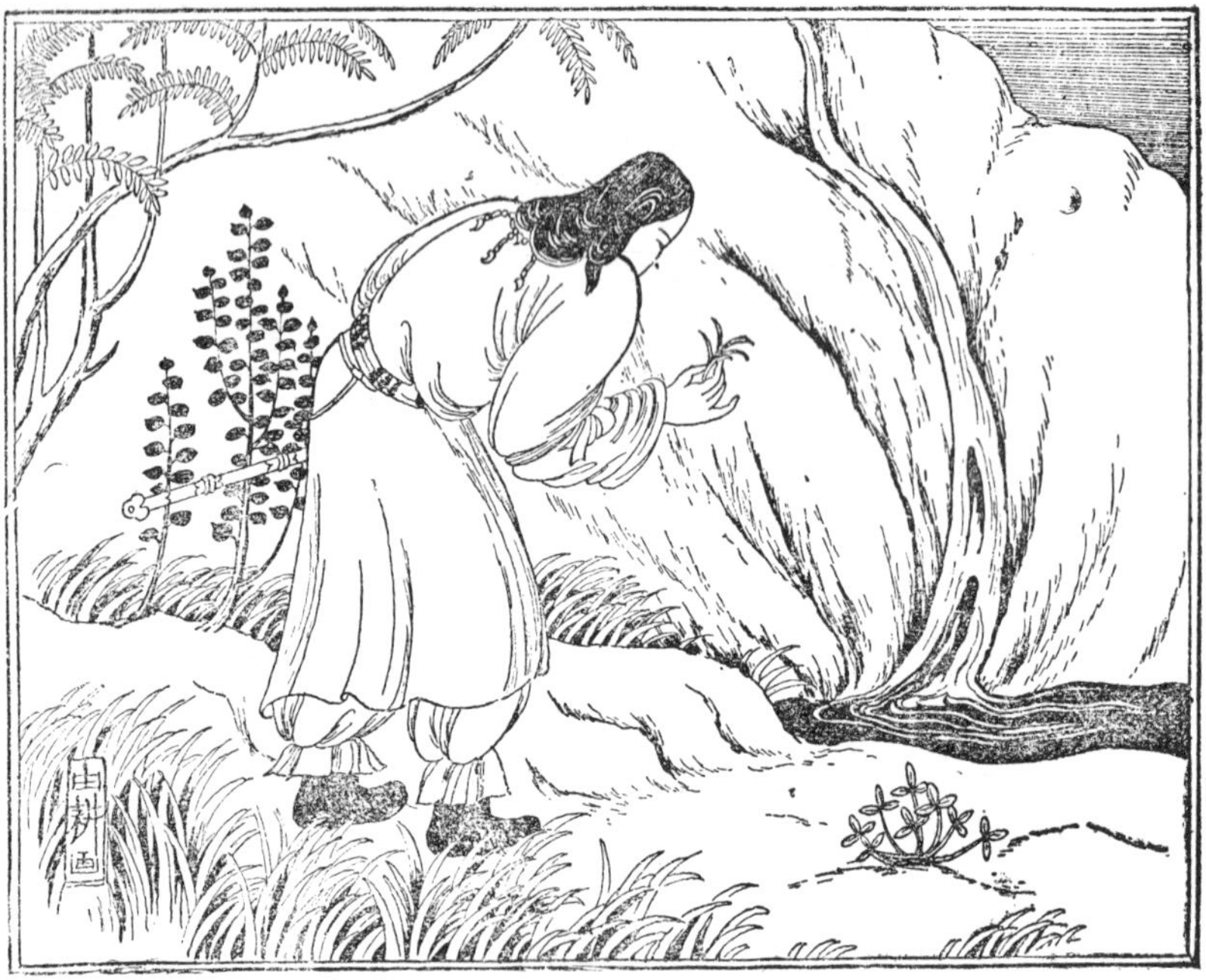

祖《そ》である、大義《たいぎ》名分《めいぶん》を明《あき》らかにし給《たま》へる國《こく》民道徳《みんだうとく》の大指《だいし》導者《だうしや》である、實《じつ》に政治上《せいぢじやう》にも實業上《じつげうじやう》にも、道徳的《だうとくてき》にも宗教的《しうけうてき》にも衛生上《ゑいせいじやう》にも、悉《ことごと》く徹底《てってい》せる大偉《だいい》大巨人《だいきよじん》の大神《おほかみ》であるのであります

又此《またこ》の大神《おほかみ》の參謀總長《さんぼうさうちやう》に、少彦名神《すくなひこなのかみ》と云《い》ふのが在《あ》つて、大神《おほかみ》の經營《けいえ》を助《たす》けられ此《こ》の神《かみ》は後《のち》に南洋方面《なんようはうめん》の開發《かへはつ》に出掛《でか》けられた、非常《ひやう》に冐險家《はうけんか》であり、大智將《だいちしやう》でありましたが、此《こ》の神《かみ》は藥《くすり》の製法等《せいはふとう》に委《くは》しく通《つう》じ、草《さう》木《もく》を嘗《な》めて種々《しゆじゆ》の發見《はつけん》を試《こころ》みられ、又分身《またぶんしん》術《じゆつ》や、遊魂術《ゆうこんじゆつ》をも行《おこな》はれ、接神術《せつしんじゆつ》、精神治《せいしんぢ》療等《れうとう》を實際《じつさい》に經驗《けいけん》し、靈魂遊動術《れいこんゆうどうじゆつ》を以《もつ》て、

大巳貴命《おほあなむちのみこと》を驚《おどろ》かしたこともあります、大巳貴命《おほあなむちのみこと》を祀《まつ》るときには、此《こ》の少彦名命《すくなひこなのみこと》を配祀《はいし》するのが常《つね》であります

第《だい》二節《せつ》　神代《かみよ》の衛生法《えいせいはふ》

今日《こんにち》では冷水摩擦《れいすゐまさつ》とか、腹式呼吸《ふくしきこきう》とか、靜座法《せいざはふ》とか、日光浴《につこうよく》とか云《い》ふやうに、新《あた》らしい名稱《めいしよう》を付《つ》けた、種々《しゆ〴〵》の衛生法《えいせいはふ》や健康術《けんかうじゆつ》が行《おこな》はれて居《お》る、而《さう》して此等《これら》は全然《ぜんぜん》近代《きんだい》に於《お》ける新發明《しんはつめい》のやうに考《かんが》へられて居《ゐ》るけれども、其《そ》の實《じつ》は皆神代《みなかみよ》當時《たうじ》にも行《おこな》はれて居《お》つたものであつて、決《け》つして今日《こんにち》創見《さうけん》されたものではありません

伊佐那岐尊《いざなぎのみこと》が日向《ひうが》の鵜戸《うご》のあはぎが原《はら》で、上《かみ》つ瀬《せ》と下《しも》つ瀬《せ》を避《さ》けて、中《なか》つ瀬《せ》を選《えら》びて身滌《みそぎ》をせられたのは、流水《りうすゐ》と瀦留《いりう》との兩極端《れうきよくたん》を避《さ》けて、適度《てきど》の塲所《ばしよ》で冷水浴《れいすゐよく》、而《し》かも海水浴《かいすゐよく》をせられたのである、爾來《じらい》身滌《みそぎ》といふことが重大《じゆだい》なる方式《はうしき》となつて居《を》るのであります、又《また》此《こ》の時《とき》に眼《め》を洗《あら》ひ、鼻《はな》を洗《あら》ひ、耳《みゝ》を洗《あら》ひ等《とう》といふことがあるが、此等《これら》は所謂局部洗滌《いはゆるきよくぶせいじよう》であつて、此《こ》の身滌《みそぎ》の法《はふ》は、今日《こんにち》の尤《もつと》も進歩《しんほ》したる衛生法《えいせいはふ》、豫防法《よはうはふ》に適合《てきがう》して居《を》るのであります

今日《こんにち》でも神道《しんだう》では、齋戒沐浴《さいかいもくよく》と云《い》ふことを非常《ひじやう》に尊《たつと》んで居《ゐ》る、勿論此《もちろんこれ》は神代《かみよ》以來《いらい》神明《しんめい》に奉仕《ほうじ》するの典例《てんれい》であり、又自己《またじこ》の心身《しんしん》を鍛錬《たんれん》する方式《はうしき》である、齋戒《さいかい》と云《い》ふことには種々《しゆじゆ》の仕方《しかた》がある、從《したが》つて又多《またおほ》くの意義《いぎ》も含《ふく》まれて居《ゐ》るが、要《えう》するに心《こゝろ》に不正不淨《ふせいふじやう》なることを思《おも》はず、耳《みゝ》に不正《ふせい》の聲《こゑ》を聞《き》かす、目《め》に不正《ふせい》の色《いろ》を見《み》ず、口《くち》に不淨《ふじやう》のものや、心神《しんしん》を惱乱《のうらん》し、又慾念《またよくねん》を増《ま》す如《ごと》きものを食《く》はず、又不正《またふせい》の詞《ことば》を出《だ》さず、身体《しんたい》は不淨《ふじやう》のものに觸《ふ》れしめずして、心身共《しんしんとも》に清淨潔白《せいじやうせいはく》を旨《むね》とするといふのであつて、一は精神《せいしん》の靜養統《せいやうとう》一と爲《な》り、二には身體《しんたい》の健康法《けんかうはふ》に適《てき》し、三には神《かみ》に接近《せつきん》し神祐神勅《しんゆうしんちよく》を受《う》くるの方式《はうしき》と爲《な》すのであります、今日《こんにち》の術語《じゆつご》で云《い》へば、接神術《せつしんじゆつ》とか、靜座法《せいざはふ》とか、又《また》は禪理《せんり》療法《れうやう》、食事療法等《しよくじれうはふとう》は、皆此《みなこ》の内《うち》に在《あ》るのであります、更《さら》に切言《せつげん》すれば道徳《だうとく》、宗敎《しうけう》と衞生《えいせい》法《はふ》との三つが一致《ち》した、自然自契《しぜんじけい》の妙理妙術《めうりめうじゆつ》の体現《たいげん》であるのであります

我《わ》が神誠敎《しんせいけう》の奉齋主神《ほうさいしゆしん》大巳貴命《おほあなむちのみこと》が、醫藥《いやく》の祖神《そしん》であり、又溫泉等《またおんせんとう》の發見者《はつけんしや》であることは、既《すで》に述《の》べた如《ごと》くであるが、同《おな》じく奉齋神《ほうさいしん》たる天鈿女命《あめのうづめのみこと》が、天祖《てんそ》天照皇太神《てんせうこうたいじん》の天岩戸《あまのいわと》に隱《かく》れ給《たま》ひし時《とき》、神樂《みかぐら》を奏《さう》したのは、一方《はう》には神式《しんしき》と爲《な》り、又一方《またはう》には自然《しぜん》の衞生術《えいせいじゆつ》と爲《な》つて居《を》ります、當時《たうじ》天鈿女命《あめのうづめのみこと》が一生懸命《せうけんめい》に笑《わら》ひ興《きよう》じ、歌《うた》に踊《をど》つて、爲《た》めに岩戸隱《いはとかく》れの一大事《だいじ》を無事《ぶじ》に治《をさ》めた功績《こうせき》は

別問題《べつもんだい》として、全体《ぜんたい》笑《わら》ひ興《きよう》ずるといふことは、怒《をこ》つたり泣《ない》たりする反對《はんたい》であつて、衛生上《えいせいじやう》に非常《ひじやう》に良《よ》いことである、怒《をこ》れば熱氣《ねつき》を發《はつ》し、腦《のう》を痛《いた》め、心脾《しんひ》を害《がい》し、又已《またおの》れを誤《あやま》り他《た》を害《そこな》ふものである、又悲《またかな》しみ泣《な》くのは胃腸《いちやう》を損《そん》し、元氣《げんき》を喪《うしな》ひ、悲怒《ひど》共《とも》に心身《しんしん》を害《がい》することの甚《はなは》だしいものであつて、衛生上此《えいせいじやうこ》れ程禁物《ほどきんもつ》はないのであります、笑《わら》へば一切《さい》の病災《びやうさい》を拂《はら》ひ、心身《しんしん》を爽快《さうくわい》にし、歌《うた》ふのは深呼《しんこ》吸《きう》、腹式呼《ふくしきこ》吸《きう》を無意義《むいぎ》に而《し》かも愉快《ゆくわい》に實行《じつかう》するのであるから、特殊《とくしゆ》の効果《かうくわ》がある、踊《おど》り舞《ま》ふのは強《しゐ》られぬ運動療法《うんどうれうはふ》である、此等《これら》は獨《ひと》り神樂《しんらく》ばかりでなく、昔《むかし》の農民等《のうみんら》は、耕《たがや》すにも、臼磨《うすす》りにも、繩《なわ》を綯《の》ふにも、歌《うた》ひ興《きよう》ずるのが常《つね》であつたが、此《こ》れは皆神理《みなしんり》療法《けうはふ》、自然《しぜん》の衛生法《えいせいはふ》に適合《てきがう》して居《お》るものであります

祭典《さいてん》の時《とき》でも、或《あるひ》は朝夕《あさゆう》にても、神主《かんぬし》や敬神家《けいしんか》が、一心不《しんふ》亂《らん》に聲《こゑ》を張《は》り上《あ》げて、祝詞《のりと》や御祓《おはらひ》を讀《よ》み、全《まつ》たく忘我《ばうが》の境界《けうかい》に在《あ》るのは、深呼《しんこ》吸法《きうはふ》や静座《せいざ》法等《はふとう》を通《とう》り越《こ》して、精神《せいしん》の統《たう》一が完遂《くわんすい》せられ、神人不《しんじんふ》二の域《いき》に達《たつ》して居《お》るのである、則《すなは》ち宇《う》宙《ちう》の大靈《たいれい》と一致《ち》し、一切《さい》の苦《く》惱煩悶《のうはんもん》から脫却《だつきやく》して、所謂本來《いはゆるほんらい》の面目《もんもく》、本地《ほんち》の風光《ふうこう》を流露《りうろ》し、天眞獨朗《てんしんどくらう》の自然《しぜん》を顯《あら》はして居《お》るのであります、之《こ》れ則《すなは》ち自然的神理《しぜんてきしんり》療法《れうはふ》の一つであります、純眞《じゆんしん》の強健術《けうけんじゆつ》であるのであります

此《こ》の他《た》外科的《げくわてき》には、火傷《やけど》や打身《うちみ》、切《き》り傷《きず》、皮膚病等《ひふびやうとう》に對《たい》してもそれ〴〵適當《てきたう》の方藥《はうやく》が施《ほどこ》されて居《お》ります、例《たと》へば火傷《やけど》に牡蠣《かき》の汁《しる》を塗《ぬ》るとか、打身《うちみ》にある木汁《もくしう》を塗沐《とかい》するとか、動植何物《どうしよくなにもの》に關《かゝ》はらず、自然物《しぜんぶつ》を利用《りよう》して、自然的《しぜんてき》の藥方《やくはう》が發明《はつけん》せられ、活用《くわつよう》されて居《お》つたのであります

夫《そ》れから、又禁厭祈禱《またきんいんきたう》が能《よ》く行《おこな》はれて居《お》つたが、之《こ》れには催眠術《さいみんじゆつ》の如《ごと》きものもあり、又精神療《またせいしんけう》法《はよ》もあり、又接神治療《またせいしんちれう》もあり、それ〴〵其《そ》の病《やまひ》に應《おう》じ、其《そ》の方式《はうしき》に從《したが》ひて、特殊《とくしう》の効果《かうくわ》を奏《さう》したものであります、要《えう》するに神代《かみよ》幷《ならび》に昔《むかし》の衛生法《えいせいはふ》は、第《だい》一精神《せいしん》を強固《きよこ》にし、夫《そ》れから自然《しぜん》の神理《しんり》に遵《したが》ひて、殆《ほと》んど無意識的《むいきてて》に、万般《まんはん》の強健術《きよけんじゆつ》や治療法《ぢれうはふ》が實行《じつかう》せられて居《お》つたのであります

第《だい》三節《せつ》　現代《げん》《だい》の療養法《れうやうはふ》

現代《げんだい》の衛生法《えいせいはよ》や、治療法《ちれうはふ》は、何人《なにひと》も知《し》れる如《ごと》く、精《せい》を究《きは》め、微《び》を盡《つく》し、徹頭徹尾《てつたうてつび》合理的《かうりてき》であるそこで云《い》ふ所《ところ》行《おこな》ふ所《ところ》に、一つの缺點《けつてん》はない、然《しか》るに結果《けつくわ》は之《こ》れに反制《はんせい》であつて、如何《いか》に衛生法《えいせいはふ》が普及《ふつきう》し、又完全《またくわんぜん》であつても、醫藥《いやく》は神巧《しんこう》を奪《うば》ふまで發達《はつたつ》して居《お》つても、病弱《びやうじやく》なものは、日々《ひび》に多《おほ》きを加《くは》へ、難治不治《なんちふぢ》の病《やまひ》は續々《ぞくぞく》と發達《はつたつ》し、人壽《じんじゆ》は年毎《としごと》に低下《ていか》し、健康《けんかう》は月毎《つきごと》に逓減《ていげん》すると云《い》

ふ悲慘《ひさん》の實狀《じつじやう》を活現《くわつげん》して居《お》るのであります

今日《こんにち》の衛生法治療法《えいせいはふちれうはふ》は、餘《あま》り煩瑣《はんさ》である、餘《あま》り分析的《ぶんせきてき》である、結局藥物學《けつきよくやくぶつがく》、解剖學《かくはうがく》に墮《だ》してしまうので、衛生治療《えいせいちれう》の大綱《たいかう》を捉《と》らゆることが出來《でき》ぬのである、而《しか》して又衛生法《またえいせいはふ》の强迫的勵行《きよはくてきれいかう》が却《か》つて、人《ひと》をして神經《しんけん》を過敏《くわびん》ならしめ、不知《しらず》〱衛生中毒《えいせいちうどく》に陷《おち》らしめて居《お》るのであります、分析上《ぶんせきぜう》より首れば此《こ》れ〱の榮養分《えいやうぶん》があつて、衛生上非常《えいせいじやうひじやう》に効能《かうのう》があるものであるとしても、其《そ》の人《ひと》の嗜好《しかう》に適《てき》せねば、却《か》つて毒《どく》と爲《な》るのである、此《こ》の藥《くすり》は此《こ》の病《やまひ》に極《きは》めて適合《てきがう》するといつても、患者《くわんじや》の体質《たいしつ》が之《こ》れを許《ゆる》さぬこともある、流行傳染病《りうかうでんせんびやう》は恐《をそ》るべきものであるが、恐《をそ》れに恐《をそ》れる故遂《ゆゑつひ》に罹《り》病《びやう》し恐《をそ》れを知《し》らぬ爲《た》め、患者《くわんじや》に接《せつ》しても平氣《へいき》で居《お》つて、一向《かう》傳染《でんせん》せぬといふ事實《じじつ》もあるのであります

併《しか》しながら今日《こんにち》の衛生法《えいせいはう》は、實《じつ》に至《いた》れり盡《つく》せりであるから、能《よ》く之《こ》れを知《し》らねばならぬ、知《し》つて而《しか》して其《それ》か已《おの》れの位置境遇体力《ゐちけうぐうたいりよく》に適合《てきがう》する丈《だけ》のものを拔萃《はつすい》して、之《こ》れを自已《じこ》と同化《どうくわ》せしめねばならぬのである、盲目蛇《まうめくへび》に恐《をそ》れぬのは、甚《はなは》だ困《こま》るが、左《さ》りとて又知《またし》つて恐《をそ》れぬのも仕末《しまつ》が惡《わる》い、衛生法《えいせいはふ》を知《し》つて衛生中毒《えいせいちうどく》に陷《おち》らぬやうにせねばならぬ、又他《またた》から無理《むり》やりに强制《きよせい》せられて、止《や》む

を得《え》ず行《おこな》ふといふのも、固《もと》より甚《はなは》だ宜敷《よろしく》ない、自律的《じりつてき》に自《みづか》ら進《す》んで行《おこな》ひ、行《おこな》ふて中毒《ちうどく》せぬ位《くらゐ》にして、泰然自若《たいぜんじじやく》として居《お》らねはならぬのであります

之《こ》れを要《えう》するに、今日《こんにち》の衛生法《えいせいはふ》は、生理的《せいりてき》には申分《まうしぶん》は無《な》いけれども、精神的《せいしんてき》の基礎《きそ》を缺《か》いで居《お》る、而《しか》して又衛生《またえいせい》なるものは、自發的自律的《じはつてきじりつてき》でなくてはならぬものを、自尊心公德心《じそんしんこうとくしん》の少《すく》ない結果《けつくわ》政府《せいふ》は政治法律《せいぢはふりつ》と同《どう》一に之《こ》れを强制《きうせ》して居《お》る、これが為《た》めに却《かつ》つて神經《しんけい》を起《おこ》し、恐怖《けうふ》の念《ねん》を强《つよ》めて、遂《つひ》に衛生中毒《えいせいちうどく》に至《いた》るのであります、殊《こと》に今日《こんにち》の人々《ひと〴〵》は文明病《ぶんめいびやう》に襲《おそ》はれ、萬事萬端《まんじまんたん》、繁雜《はんざつ》であつて、一体《たい》にヒステリー性《せい》を高調《かうてう》して居《お》る際《さい》であるから、衛生法《えいせいはふ》の如《ごと》きは、今少《いますこ》し大綱《たいこう》を把握《ひあく》したる、根本的《こんほんてき》の簡單純《かんたんじゆん》一なるものに返《かへ》らねば、決《け》つしで其《そ》の効果《かうくわ》を見《み》ることは出來《でき》ないのであります

第《だい》四節《せつ》　醫藥《いやく》の限度《げんど》

病氣《びやうき》に醫藥《いやく》、之《こ》れは付《つ》きものである、病《やまひ》には醫藥《いやく》が無《な》くしてはならぬ、併《しか》し一も醫藥《いやく》、二も三も醫藥《いやく》と云《い》ふ、醫藥萬能主義《いやくまんのうしうぎ》は宜《よろ》しくない、藥《くすり》といふものは健康体《けんかうたい》には毒《どく》である、萬病《まんびやう》一毒《どく》、毒《どく》

を以《もつ》て毒《どく》を制《せい》すると云《いふ》のが藥《くすり》の本領《ほんれう》である、それで出來得《できう》る限《かぎ》り藥《くすり》を用《もち》ひぬ方《はう》がよい、又醫者《またいしや》でもそうである、診察《しんさつ》して貰《もら》へば何《なん》とか因縁《いんゑん》がついて、病者《びやうしや》にされるのが十中《ちう》の九までである、故《ゆゑ》に醫藥《いやく》に依《よ》らぬ濟《す》めば、それに越《こ》したることはないのである、併《しか》し彼《か》の精神療法《せいしんれうはふ》とか、宗教上《しうきよじやう》の祈禱行者等《きたうぎやうしやとう》の云《い》ふ如《ごと》く、醫藥無用《いやくむよう》といふ事《こと》は、此《こ》れは亦怪《またけ》しからぬ話《はなし》であつて、醫藥萬能論《いやくまんのうろん》と醫《い》藥無用論《やくむようろん》とは、どちらも亂暴極《らんはうきわ》まる說《せつ》であります

醫藥《いやく》は肝要《かんえう》ではあるが、萬能《まんのう》ではない、醫藥《いやく》には自《おのづ》から醫藥《いやく》の分限《ぶんげん》がある、入用《にふよう》の程度《ていど》があるのであります

例《たと》へば外傷《げせう》で手術《しゆじゆつ》を要《えう》するとか、流行病《りうかうびやう》の黴菌《ばいきん》を殺《ころ》すとか、其《そ》の他急性《たきうせい》の体病《たいびやう》には、どうしても醫藥《いやく》の力《ちから》を借《か》らねばならぬのは、云《い》ふまでもない所《ところ》であるが、同《おな》じ胃腸《いちやう》病《びやう》でも急性《きうせい》でなく、最早慢性《もはやまんせい》になつたのであれば、醫藥《いやく》に賴《よ》るよりも、寧《むし》ろ對抗療法《たいかうれうはふ》とか、運動療法《うんどうれうはう》とか、治水《れいすゐ》又《また》は溫浴《おんよく》とか、斷食療法《だんじきれうはふ》といふ方《はう》か効果《かうくわ》があるばかりでなく、慢性《まんせい》の諸病《しよびやう》に藥劑《やくざい》を常用《じやうよう》すると、遂《つひ》に藥《くすり》の中毒《ちうどく》を起《おこ》し、種々疾患《しゆじゆしつくわん》を生《せう》じ、本然《ほんぜん》の健康体《けんかうたい》に回復《くわいふく》するの困難《こんなん》なるは固《もと》より、恐《をそ》るべき中《ちう》毒症《どくしやう》の体質《たいしつ》と爲《な》り了《をは》ることが少なくないのであります

アルコール中毒《ちうごく》、ニコチン中毒等《ちうごくとう》の恐《をそ》るべきは、何人《なんひと》も之《こ》れを知《し》つて居《お》るが、薬《くすり》の中毒《ちうどく》はそれ等《ら》以上《いじやう》に猛烈《まうれつ》であつて、人生《じんせい》として此《こ》れ位恐《いらゐをそ》るべきものはないのであるが、世《よ》には之《こ》れを知《し》らずして、如何《いか》がはしき賣薬等《はいやくとう》を常用《じやうよう》するもののあるのは、實《じつ》に危険至極《きけんしごく》に云《い》はねばなりませぬ、要《えう》するに薬《くすり》は成《な》るべく用《まち》ゐぬが宜《よ》い、若《も》し止《や》むを得《え》ず服用《ふくよう》するならば、成《な》るべく少量《せうりよ》で、成《な》るべく短《たん》日月《にちげつ》に限《かぎ》るが宜《よ》い、而《しか》して總《すべ》て良醫《りやうい》の處方指揮《しよはうしき》に從《したが》はねばならぬ、賣薬《はいやく》や、診察料《しんさつれう》は安《やす》くても藪《やぶ》醫《い》に懸《か》つてはなりませぬ、殊《こと》に又精神的《またせいしんてき》の病患《びやうくわん》や、慢性《まんせい》の病氣《びやうき》には、殆《ほと》んど絶對的《ぜつたいてき》に薬《くすり》を遠《とほ》ざけ、醫師《いし》は顧問相談相手《こもんさうだんあひて》といふ位《くらゐ》の程度《ていど》に止《こ》めて、精神治療《せいしんちれう》、神理《しんり》の自然療養《しぜんれうやう》を主《しゆ》とせねばならぬのであります

更《さら》に又如何《またいか》に醫薬《いやく》を主《しゆ》とする病患《びやうくわん》であつても、精神的《せいしんてき》の療養《れうやう》は之《こ》れを疎外《そがい》してはならぬ、前《まへ》にも述《の》べたる如《ごと》く、身病《しんびやう》であつても、傳染病《でんせんびやう》であつても、外傷《をときづ》であつても、精神作用則《せいしんさようすなは》ち心魔《しんま》の加《く》はつて居《お》らぬ病《やまひ》は殆《ほと》んど無《な》いのであるから、接神治療《せつしんちれう》とか、精神療法《せいしんれうはふ》を加味《かみ》するときは、醫《い》薬《やく》の効驗《かうけん》が迅速確實《じんそくかくじつ》であるばかりでなく、眞《しん》に全治《ぜんち》の効《かう》を奏《さう》し、本然《ほんぜん》の健康体《けんかうたい》に回復《くわいふく》する上《うへ》に於《おい》て、非常《ひじやう》に大切《たいせつ》なるものでありますから、醫師《いし》たるものは先《ま》づ此《こ》の點《てん》に留意《りうい》し、兩々相俟《れうくあひま》つて遺《ゐ》

憾《かん》なく其《そ》の天職《てんしよく》を全《まつた》ふするのが、仁術《にんじゆつ》としての眞端《しんたん》であらねばならぬのであります

第《だい》五節《せつ》　自然《しぜん》の療養《れうやう》

茲《こゝ》に自然《しぜん》の療養《れうやう》といふのは、一言《ごん》にして盡《しく》せば、決《けつ》して無理《むり》をせぬといふことである、病氣《びやうき》を療治《れうぢ》するのでも、健康《けんかう》を保全《ほぜん》するのでも、天然自然《てんねんしぜん》の神理《しんり》に遵《したが》ふて、少《すこ》しも不自然《ふしぜん》なる方法《はうはふ》を用《もち》ゐぬといふのである、則《すなは》ち醫藥《いやく》の必要《ひつえう》なる場合《ばあひ》には、醫藥《いやく》を用《もち》ふるのが、自然《しぜん》の神理《しんり》に適《かな》ふものであつて、醫藥《いやく》も亦神理療養《またしんりれうやう》の一部《ぶ》であるに相違《さうゐ》ない、而《しか》して其《そ》の醫藥《いやく》も亦疾患《またしつくわん》に適應《てきおう》したるものを用《もち》ゐねばならぬ、婦人病《ふじんびやう》は婦人科《ふじんくわ》、外傷《そこきづ》は外科醫《げくわい》、耳鼻《じび》の疾患《しつくわん》は耳鼻醫《じびい》、眼病《がんびやう》は眼科《がんくわ》といふ風《ふう》に適當《てきたう》の醫師《いし》を撰《えら》び藥《くすり》も亦餘《またあま》り強烈《きやうれつ》にして副作用《ふくさよう》を起《おこ》すが如《ごと》きものを避《さ》け、健康《けんかう》の本体《ほんたい》を損《せん》せぬ程度《ていど》のものを必要期間必要量丈用《ひつえうきかんひつえうれうたけもち》ふるといふのが、神理《しんり》の自然《しぜん》に適《かな》ふものであります

併《しか》し茲《こゝ》には成《なる》るべく醫藥《いやく》を用《もち》ひぬで濟《す》むやうに、成《な》るべく病患《びやうくわん》に罹《かゝ》らぬやうに、平素不斷《へいそふだん》に注意《ちうい》して、本然《ほんぜん》の健康《けんかう》するのみならず、日夕其《につせきそ》の健康《けんかう》を増進《ぞうしん》すべく、自然《じぜん》の攝養《せつやう》を怠《おこた》らぬやうにして貰《もら》ひたいものと考《かんが》へて其《そ》の方法《はうはふ》の一端《たん》を披露《ひろう》するのであります

火《か》は生命《せいめい》の根源《こんげん》である、水《みず》は肉体《にくたい》の原料《げんれう》である、空風《くうふう》は火《ひ》の溫度《おんど》を調節《てうせつ》するものである、土《つち》は生命《せいめい》を保持《はち》する食物《しよくもつ》を成《な》し遂《と》ぐる資料《しれう》である、運動《うんどう》は此食物《このしよくぶつ》を調節《てうせつ》する技工《ぎこう》である、左《さ》れば吾人《ごじん》が完全《くわんぜん》なる生存《せいぞん》、本然《ほんぜん》の健康《けんこう》を保持《ほち》せんとするには、光熱《こうねつ》則《すなは》ち日光《につこう》と水《みず》と土《つち》と風《かぜ》と運動《うんだう》の五つのものが必要缺《ひつえうか》くべからざるものであります、左《さ》れば市街生活《しがいせいくわつ》殊《こと》に商店等《せうてんとう》に居《お》るものでも、何《なん》とかして少《すこ》しの時間《じかん》でも割《さ》き、朝早《あさはや》くなり、夕方《ゆうがた》にても、屋外散歩《やぐわいさんぽ》を心掛《こゝろが》け、又《また》一ケ月《げつ》に一度位《どくらゐ》は郊《かう》外散歩遠足《ぐわいさんぽゑんそく》といふやうな事《こと》を勵行《れいかう》し、天氣《てんき》の日《ひ》は二三時間宛《ぶんかんづゝ》でもよいから、屋外《くぐわい》に出《い》づるなり、又《また》は建物《たてもの》を開放《かいはう》して日光浴《につこうよく》を爲《な》すことが肝要《かんえう》であります、更《さら》に又出來得《またできう》べくんば一坪《つぼ》の庭《には》でもよい土砂《ごさ》を積《つ》み、嚴寒《げんかん》の他《た》は足《あし》が土《つち》を踏《ふ》むやうに土砂浴《ごさよく》をすることが、胃腸《いちやう》にも腦《のう》にも、將又体力《はたまたたいりき》増進《ぞうしん》にも非常《ひじやう》の効力《かうりよく》があるのであります、其《そ》の他浴湯《たよくゆ》、水浴《するよく》、冷水摩擦《れいするまさつ》等無理《とうむり》にならぬ程度《ていど》、則《すなは》ち体質《たいしつ》と相應《あひおう》して餘《あま》り苦痛《くつう》でない位《くらゐ》の事《こと》を朝夕間斷《あさゆうかんだん》なく行《おこな》はねばならぬ、又朝早《またあさはや》く清潔新鮮《せいけつしんせん》なる空氣《くうき》を呼吸《こきう》することも必要《ひつえう》である、尤《もつと》も此等《これら》浴体《よくたい》とか呼吸《こきう》とかいふのも、決《けつ》つして何々法《なに〱はふ》といふやうに、規則立《きそくた》つた事《こと》でなく、自我流《じがりう》で兎《さ》に角《か》も缺《か》かさずやるといふことでよいのである此《こ》れが則《すなは》ち無理《むり》をせぬ、自然攝養法《しぜんせつやうはふ》の神理《しんり》たる所以《ゆえん》であります夫《そ》れから精神《せいしん》の修養安静《しうやうあんせい》に心掛《こゝろが》け、無理《むり》なる精神的激動《せいしんてきげきどう》を愼《つゝ》しみ、第《だい》一に癇癪《かんしやく》を起《おこ》さぬやう、癇癪《かんしやく》は腦病《のうびやう》や神經痛《しんけいつう》の因《いん》であり、又早死《またはやじに》の根源《こんげん》である、次《つぎ》には貪慾《だんよく》に耽《ふか》らぬやう、又餘《またあま》り悲觀《ひくわん》し愚痴《ぐち》を溢《こぼ》さぬやうにせねばならぬ、貪慾《どんよく》や愚痴《ぐち》は、胃腸病《いちやうびやう》の因《もと》ともなれは、一切《さい》の不健全不活潑《ふけんぜんふくわつぱつ》の根源《こんげん》と爲《な》つて、遂《つい》には廢人同様《はいじんどうやう》に至《いた》るものであります、總《すべ》て心《こゝろ》は大《おほ》きく廣《ひろ》く持《も》ちて、一切《さい》の物《もの》事《ごと》を善意《びんい》に解釋《かいしやく》し、宇宙《うちう》は悉《こと〴〵》く我《わ》が味方《みかた》であると考《かんが》へ、悠々《ゆう〳〵》迫《せま》らず、綽々《しやく〳〵》として保祐《よゆう》がなくてはならぬ、若《も》し萬《まん》一不時《ふじ》の災厄《さいやく》や、信《しん》ずべき味方《みかた》が變逆《へんぎやく》するやうな塲合《はあひ》があつても、此《こ》れは浮世《うきよ》に於《お》ける一幕《まく》の狂言《けうげん》であり、天《てん》が我《わ》れを試驗《しけん》するものであると考《かんが》へ、己《おの》れを渇《かつ》して自然《しぜん》の結果《けつくわ》を待《ま》たねばなりませぬ、之《こ》れ則《すなは》ち神理《しんり》の自然《しぜん》に適合《てきがう》せる處世法《しよせいはふ》であり、又自然《またしぜん》の敎《おし》ふる所《こころ》の神理《しんり》の命《めい》ずる所《ところ》の心身保全法《しんしんほぜんはふ》であるのであります

以上《いじやう》の如《ごと》くであれば、大抵《たいてい》は病患《びやうくわん》に罹《かゝ》る憂《うれ》は無《な》いのであるが、それでも人《ひと》は病《やまひ》の器《うつは》と云《い》ひ、思《おも》はざる不注意《ふちうい》や、不時《ふじ》の出來事《できごと》の爲《た》めに病氣《びやうき》を惹《ひ》き起《おこ》さぬとも限《かぎ》らぬが、一旦病氣《たんびやうき》と爲《な》つた以上《いじやう》は、醫藥《いやく》を要《えう》する塲合は成《な》るべく至急《しきう》に、成《な》るべく優秀《ゆうしう》なる醫藥《いやく》を用《もち》ひ、而《しか》して大概《たいてい》の事《こと》には醫藥《いやく》よりは、精神療法《せいしんれうはふ》とか、或《あるひ》は自然《しぜん》の療法《れうはふ》にて、胃腸病《いちやうびやう》の如《ごと》きは、藥用《やくよう》よりは斷食《たしじき》を敢行《かんかう》する

とか、腦病《のうびやう》の如《ごと》きは、呼吸法《こきうはふ》と郊外散歩《かうぐわいさんぽ》を主《しゆ》とするとか、肺病《はいびやう》の如《ごと》きは日光浴《につこうよく》を怠《おこた》らぬとか、眼《がん》病《びやう》のあるものの如《ごと》きは、藥用《やくよう》よりは日《ひゞ》に數回清淨《すうくわいせいぜう》なる冷水《れいすゐ》にて洗滌《せんぜう》するとか、風邪《ふうじや》の如《ごと》きは溫順《おんじゆん》法《はふ》を用《もち》ふるとか、神經痛《しんけいつう》の如《ごと》きは摩擦運動法《まさつうんどうはふ》を猛烈《もうれつ》に行《おこな》ふとか、腎臟病《じんぞうびやう》には斷慾法《だんよくはふ》、糖尿病《たうねうびやう》には食事療法《しよくじれうはふ》、喘息等《ぜんそくとう》には鹽湯《えんたう》に浴《よく》し、人參等《にんじんとう》を食《しよく》するといふやうに、自然《しぜん》の根治法《こんちはふ》を行《おこ》ふことが、至《いた》つて有利無害《ゆうりむがい》であるのであります

元來人《ぐわんらいひと》には嗜好《しかう》とか、趣味《しゆみ》とかいふものがある、而《しか》して其《そ》の嗜好趣味《しかうしゆみ》には、高尚《かうせう》なものもあれば卑陋《ひろう》なものもあり、又金《またかね》や多《おほ》くの時間《じかん》を要《えう》するものもあれば、それ程《ほど》のこともないのもある、殊《こと》に嗜味趣味《しみしゆみ》が其《そ》の人《ひと》の健康《けんかう》を補助《ほじよ》するものもあれば、或《あるひ》は健康《けんかう》を害《がい》し、病因《びやういん》を爲《な》し、天壽《てんじゆ》を損《そん》するものもある、例《たと》へば圍碁《いご》、花合《はなあは》せ、書畫《しよぐわ》、骨董等《こつとうとう》の如《ごと》きは、或《あるひ》は時間《じかん》、或《あるひ》は金《かね》を要《えう》し、健康《けんかう》上《じやう》には左程功《さほどかう》なきのみか、或《あるひ》は却《かへ》つて健康《けんかう》を害《がい》するものもある、左《さ》れば何人《なんぴと》も人工的《じんこうてき》の趣味嗜好《しゆみしかう》を止《とゞ》めて、自然《しぜん》を樂《たの》しみ、自然《しぜん》と同化《ごうくわ》するといふことに注目《ちうもく》せねばならぬ、吾人《こじん》も大靈《たいれい》の現《あら》はれであり、自然則《しぜんすなは》ち日月星辰山川草木皆是《にちげつせいしんさんせんさうもくみなこ》れ大靈《たいれい》の現《あら》はれであるから、自然《しぜん》を樂《たの》しむことは、やがて大靈神明《たいれいしんめい》に接近《せつきん》するの契機《けいき》と爲《な》るものであり、自然同化《しぜんごうくわ》は遂《つい》に神人不《しんじんふ》二の境界《けうかい》に到達《たうたつ》するもの

であります。

江上《こうじやう》の風月《ふうげつ》、靈岳《れいがく》、碧水《へきすゐ》、之《こ》れ大靈《たいれい》換言《くわんげん》すれば神明《しんめい》が吾人《ごじん》に寄贈《きそう》したる所の無盡《むじん》の寶《たから》であります。此《こ》の寶《たから》は金力《きんりよく》でも權力《けんりよく》でも私《わたくし》することは出來《でき》ぬと同時《どうじ》に、又如何《またいか》に貧賤《ひんせん》のものであつても、遠慮《ゑんりよ》なく悠々《ゆう〳〵》と之《こ》れを弄《もてあそ》び、之《こ》れを樂《たの》しむことが出來《でき》るのである、此《こ》の自然《しぜん》の美《び》、無盡《むじん》の寶《たから》を樂《たの》しむことの出來《でき》ぬものは、假令《たとひ》位人臣《くらゐじんしん》を極《きは》め、富巨萬《とみきよまん》を重《かさ》ぬと雖《いへど》も、其《そ》の實《じつ》は甚《はなは》だ小《ちい》さい至《いた》つて憐《あはれ》なものであります。

心身《しんしん》の穢《けがれ》と疾患《しつくわん》を除《のぞ》くには、自然《しぜん》と同化《どうくわ》するより優《すぐ》れたことはない。天然《てんねん》を樂《たの》しみ、自然《しぜん》と同《どう》化《くわ》することは、實際的《じつさいてき》の神佛《しんぶつ》である、天然《てんねん》の美《び》は、吾人《ごじん》の精神界等《せいしんかいとう》より種々《しゆ〴〵》の汚穢《をゑ》なる思想《しさう》を洗《あら》ひ去《さ》り其《そ》の疲勞苦惱《ひらうくのう》を治《なほ》し、綽々《しやく〳〵》として餘裕《よゆう》あらしめ、過敏《くわびん》なる神經《しんけい》を緩和《くわんわ》し、筋肉《きんにく》を平準調節《へうじゆんてうせつ》して、身体《しんたい》に大《だい》なる休養《きうやう》を與《あた》ふるものである、金力《きんりよく》や權力《けんりよく》がなくても、心《こゝろ》は長閑《のどか》である、破衣粗《はいそし》食《よく》でも身体《しんたい》は甚《はなは》だ强健《きやうけん》である、戚々《せき〳〵》として權《けん》に縛《しば》られ、汲々《きう〳〵》として金《かね》に括《くゝ》られ、又腐窒《またふちつ》せる屋内《をくない》に籠居《ろうきよ》して、出《い》づることを知《し》らぬのは、實《じつ》に自然《しぜん》の妙藥《めうやく》に棄《す》てられ、自《みづか》ら牢獄《らうごく》に繫《つな》がれ、自《みづか》ら病《やまひ》と早死《さうし》を求《もと》むるものであります。

眼《め》を開《ひら》けば天《てん》に日月星辰《ちつげつせいしん》があり、地《ち》に山河《さんか》がある、耳《みゝ》を聳《そばだ》つれば鳥《とり》の囀《さへ》づるのがある、虫《むし》の鳴《な》くのがある、春花秋草《しゆんくわしうさう》は足《あし》の踏《ふ》む所《ところ》に從《したが》ひ、翠綠降雪《すゐろくこうせつ》は身《み》の在《あ》る所《ところ》に從《したが》ふのがあつて、秩然《ちつぜん》亂《みだ》れぬ大法《たいはふ》の下《もと》に、而《しか》かも變化《へんくわ》する曲折《きよくせつ》がある。奪《うば》つて盡《つ》きず、樂《たの》しんで減《げん》ぜず、尤《もつと》も自由《じゆう》に、尤《もつと》も萬《まん》全《ぜん》なるものは自然《しぜん》の美《び》である、隨時隨所《ずいじずいしよ》に、或《ある》ひは山川《さんせん》を跋踏《はつとう》して大自然《だいしぜん》を樂《たの》しむものは、遂《つい》に全《まつ》たく自然《しぜん》と同化《どうくわ》し、融合《ゆうがう》し、宇宙《うちう》が我《われ》か、我《われ》が宇宙《うちう》か、我即天地《がそくてんち》、天地《てんち》即我《そくが》、宇宙《うちう》の大源大靈《だいげんたいれい》は還沒《くわんぼつ》して絶對《ぜつたい》の神明《しんめい》に吸收《きうしう》せられ、心身共《しんしんとも》に自如《じぢよ》、往々《わう〳〵》として可《か》ならざるなく、發《はつ》して節《せつ》に中《あた》るのである。此《こ》れ人生《じんせい》の究局《きうきよく》である、修養《しゆやう》の絶好處《ぜつかうしよ》である、茲《こゝ》に至《いた》つて人即神《じんそくしん》、神人不二《しんじんふじ》、無病長壽《むびやうちやうじゆ》、本然《ほんぜん》の强健《きやうけん》は、活潑々地《くわつぱつ〳〵ち》に体現《たいげん》されるのであります。

第三章《だいしやう》　接《せつ》神《しん》療《れう》養《やう》術《じゆつ》

第一節《だいせつ》　禪《せん》定《じよう》と調《てう》氣《き》

佛教《ぶつけう》の禪宗《ぜんしう》で坐禪《ざぜん》と云《い》ふことをやるが、元來禪《ぐわんらいぜん》とは禪那《ぜんな》と云《い》ふ梵語《ぼんご》で、定《じやう》と譯《やく》すべきものである、則《すなは》ち心《こゝろ》を定《さだ》め身《み》を安《やす》んずるといふことになる、近頃禪《ちかごろぜん》の極意《ごくい》を治病等《ぢびやうとう》に應用《おうよう》して、禪理療法《ぜんりれうはふ》等《とう》と云《い》ふが、神道《しんだう》の神人不《しんじんふ》二、幽顯《ゆうけん》一致《ち》、神人感通術《しんじんかんつうじゆつ》と、禪《ぜん》の大悟界《たいごかい》といふものは結局《けつきよく》一致《ち》するものであつて、禪定《ぜんぢやう》が必《かなら》ずしも禪宗丈《ぜんしうだけ》のものに限《かぎ》つては居《を》らぬ、禪理療法《ぜんりれうはふ》も、精神療法《せいしんれうはふ》も、接神《せつしん》療法《れうはふ》も、畢竟《ひつけう》は同《おな》じものであつて、多少其《たせうそ》の形式《けいしき》を異《こと》にするに過《す》ぎぬのであります。

元來禪《ぐわんらいぜん》の至極《しごく》とする所《ところ》は、我々個《われわれこ》人《じん》の精神《せいしん》も、宇《う》宙《ちう》の大源大靈《だいげんたいれい》たる大精神《だいせいしん》も、本來《ほんらい》は同《おな》じものであつて、宇宙的絶對的《うちうてきぜつたいてき》には、之《こ》れを眞如《しんによ》と云《い》ひ、法身《はつしん》と云《い》ひ、個人的差《こじんてきさ》別的《べつてき》には之《こ》れを佛性《ぶつしやう》と云《い》ひ、眞人《しんじん》と云《い》つて居《を》る、此《こ》の個人的《こじんてき》の佛性《ぶつしやう》が其《そ》の本性《ほんしやう》の偉力《ゐりよく》を發揮《はつき》して、宇宙的《うちうてき》の眞如大精神《しんによだいせいしん》と一致《ち》したる結果《けつくわ》、否《いな》、本性發揮即《ほんしやうはつきすなは》ち宇宙大靈《うちうたいれい》であつて、此《か》かる境界《けうかい》に至《いた》れば、神變不思議《しんぺんふしぎ》の大《だい》活動大作用《くわつどうたいさよう》を爲《な》し得《う》るものである、此《こ》れを指《さ》して如來《によらい》とか佛《ほとけ》とか云《い》ふのであつて、吾人《ごじん》も本來《ほんらい》は佛《ほとけ》である、本地《ほんち》の風光《ふうこう》は大精神《だいせいしん》と同《どう》一である、然《しか》るに吾人《ごじん》は人間社會《にんげんしやくわい》に久《ひさ》しい間流轉《あいだりうてん》して居《ゐ》つて迷《まよ》ひとか、煩惱《ほんのう》とか、我見《がけん》とか云《い》ふやうな、後天的《こうてんてき》の性癖《せいへき》や、四圍《ゐ》の境遇《けうぐう》に制《せい》せられ、本体《ほんたい》たる大精神《だいせいしん》と、吾々《われ〳〵》の精神《せいしん》とが隔離《かくり》せられて、別物《べつもの》のやうになつて居《ゐ》る、換言《くわんげん》すれば佛《ほとけ》と凡夫《ぼんぶ》といふやうな風《ふう》に別《わか》れて來《き》たのである、而《しか》して此《こ》の迷《まよ》ひとか煩惱《ほんのう》とか云《い》ふ心《こゝろ》が身体《しんたい》に影響《えいきよう》して、之《こ》れを苦《くる》しめるのが所謂病氣《いはゆるびやうき》である、惑病關係《わくびやうくわんけい》といふのは則《すなは》ち此《こ》の意味《いみ》であります。

左《さ》れば病氣《びやうき》を癒《なほ》すには、先《ま》づ此《こ》の心《こゝろ》の迷《まよ》ひ、煩惱《ほんのう》を打《う》ち拂《はら》ふて、我《わ》が本心《ほんしん》を覺《さと》り、本來《ほんらい》の面目《めんもく》に立《た》ち返《かへ》らねばならぬ、我《わ》が本心即《ほんしんすなは》ち佛《ほとけ》である、本來《ほんらい》の面目《めんもく》は何等《なんら》の汚《けが》れも苦《くる》しみもなく、健全《けんぜん》善美《ぜんび》なものである。こうなれば病氣《びやうき》を治《なほ》す位《くらゐ》のことは愚《をろ》か、我《わ》れ即《すなは》ち佛《ほとけ》であるといふのであります。然《しか》らば如何《いか》にすれば、迷《まよ》ひ煩惱《ほんのう》を拂《はら》ひ本心《ほんしん》を覺《さと》ることが出來《でき》るかといふに、夫《そ》れは坐禪《ざぜん》をせねばならぬ、則《すなは》ち今日《こんにち》の靜座法《せいざはふ》と同《おな》じ恰好《かつかう》で端座《たんざ》し、呼吸法《こきうはふ》も同《ごう》一の意味《いみ》で、氣息《きそく》を調《しら》べ、或《あるひ》は無念無想《むねんむさう》、或《あるひ》は宇宙《うちう》の眞相《しんさう》、人生《じんせい》の歸趨《きすう》如何《いかん》と觀《くわん》ずるものであります。此《こ》の坐禪《ざぜん》が段々熟達《だん〳〵じゆくたつ》して來《く》ると、何等《なんら》無關心《くわんしん》で端座《たんざ》して居《ゐ》つても、猛獸毒蛇《まうじゆどくじや》も犯《をか》すことは出來《でき》ず。刀劍《たうけん》も之《こ》れを害《がい》することは出來《でき》ぬやうになるのであります、而《しか》して愈々其《いよ〳〵そ》の局《きよく》に至《いた》れば所謂大悟《いはゆるだいご》徹底《てつてい》して、神人不二《しんじんふ》、

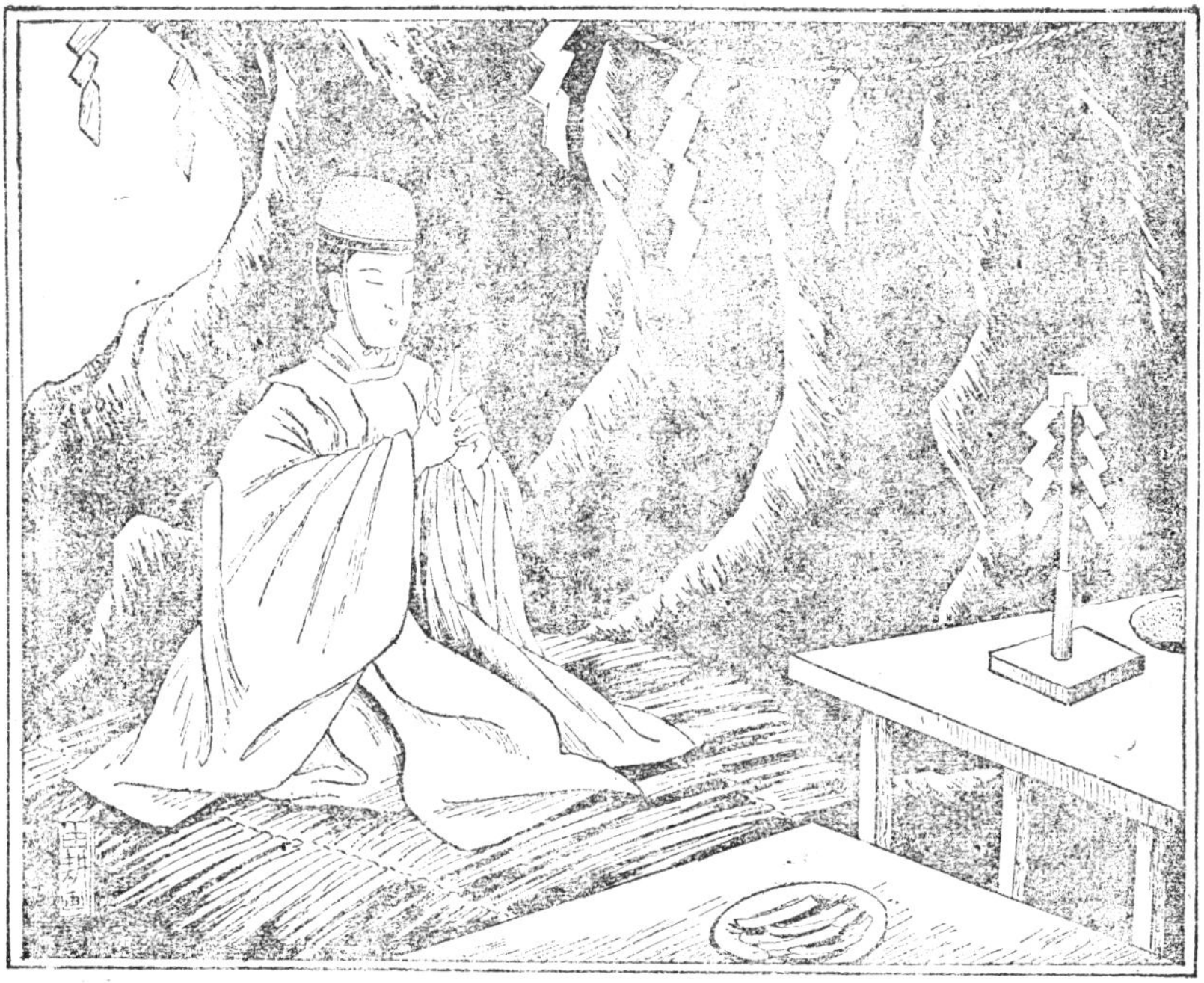

佛凡《ぶつぼん》一如《によ》の境界《けうかい》を体現《たいげん》するのであります

坐禪《ざぜん》とか靜座法《せいざはふ》とか、腹式呼《ふくしきこ》吸法《きうはふ》とか深《しん》呼《こ》吸法《きうはふ》と云《い》ふものと相似《あひに》たる調氣法《てうきはふ》又《また》は息《い》吹《ぶき》といふものが、神代《かみよ》より行《おこな》はれて居《を》る、調氣法《てうきはふ》といふものは先《ま》づ端座《たんざ》して姿勢《しせい》を正《ただ》し、兩掌《れうて》を胸前《むねまへ》に合掌《がつしよう》し兩食指《れうしよくし》を立《た》て、半《はん》眼《がん》にて口《くち》を開《ひら》き、胸《むね》より腹《はら》、腹《はら》より足先《あしさき》まで籠《こも》れる毒氣《どくき》を、強《つよ》く長《なが》く吐《は》き出《だ》し、此《こ》れは体内《たいない》の惡魔《あくま》を征伐《せいばつ》するのである、追放《つひはう》するのであるといふ信念《しんねん》を以《もつ》てやらねばならぬ、斯《かく》くして既《すで》に毒氣《どくき》を吐《は》き出《だ》したる後《のち》は口《くち》を閉《と》ぢ鼻《はな》より新氣《しんき》を深《ふか》く吸《す》ひ入《い》れ、氣海《きかい》丹田《たんでん》は愚《をろ》か足《あし》の爪先《つまさき》まで此《こ》の新氣《しんき》則《すなは》ち神氣《しんき》を充《み》ち、滿《み》つる如《ごと》くせねばならぬ。此《こ》れは神《かみ》を迎《むか》へ、眞《まこと》を養《やしな》ふものであると觀《くわん》せねばならぬのである、之《こ》れが所謂《いはゆる》魔《ま》迎神《げいしん》の神法《しんはふ》であります、此《こ》れを朝夕《てうせき》二回宛《くわいづつ》二三十分間程《ぶんかんほど》やれば、大抵《たいてい》の病《びやう》氣《き》は平癒《へいゆ》し、肺病等《はいびやうとう》に罹《かゝ》る恐《をそ》れはなく、強健長壽《きやうけんちやうじゆ》を保《たも》つことが確實《かくじつ》であります

世《よ》の文明《ぶんめい》に進《すゝ》むに從《したが》ひ、体力《たいりよく》を動《うご》かすことが、比較的《ひかくてき》に少《すく》なくなるゆへ、從《したが》つて呼吸《こきう》を自然《しぜん》に淺《あさ》くなり、殊《こと》に女子《ぢよし》は呼吸《こきう》が至《いた》つて淺《あさ》いから、少《すこ》し活動《くわつどう》すれば、息《いき》がきれるとか、目《め》が眩《まわ》るとかして、腹《はら》に力《ちから》が無《な》く、肺尖加答兒《はせんかたる》に罹《かゝ》り易《やす》く、或《あるひ》は難産《なんざん》の憂《うれ》ひあり、僅《わづ》かの事《こと》に恐《をそ》れ又《また》は感《かん》じ易《やす》く、遂《つい》にヒステリー性《せい》に爲《な》るのであります、男子《だんし》でも亦《また》それと同《おな》じことで、呼吸《こきう》が調《とゝの》はず、又充《またじゆ》分《ぶん》でなければ、性質上《せいしつじやう》に理智《りち》の作用《さやう》を失《うしな》ひ、感情強《かんじやうつよ》く、又各種《またかくしゆ》の病源《びやうげん》と爲《な》るのであります

調氣法《てうきはふ》、は殊更《ことさら》にやらぬでも、他《た》の仕事《しごと》と同時《どうじ》に無意識《むいしき》に行《おこな》はれることもある、則《すなは》ち徒手体操《としゆたいさう》とか、唱歌《しやうか》とか、弓術《きうじゆつ》、舞踏《ぶたう》、耕作《かうさく》、徒歩《とほ》、水泳《すゐえい》の如《ごと》きものは、自《をのづか》ら調氣法《てうきはふ》に適《かな》ひ、肺《はい》を強《つよ》くし各種《かくしゆ》の細菌《さいきん》を殺《ころ》し、消化《せうくわ》を強《つよ》くし、神經《しんけい》を緩和《くわんわ》するの効能《かうのう》があります、此《こ》れ即《すなは》ち自然療法《しぜんれうはふ》、神理《しんり》的強健術《てききよけんじゆつ》の眼目《がんもく》であります

此《こ》の調氣法《てうきはふ》は、健康《けんかう》を増進《ぞうしん》するは云《い》ふまでもなく、病氣《びやうき》に對《たい》しては、頭痛《づつう》、便秘《べんぴ》、慢性《まんせい》の喘咳《せき》

肩《かた》の凝《こ》り、咽喉病《いんこうびやう》、溜飲《りういん》、手足《てあし》の冷《ひ》へ、腹腰《はらこし》の冷《ひ》へ、消化不良《せうくわふりよう》、不眠症《ふみんしやう》、小便近《せうべんちか》き症《しやう》、神經衰弱《しんけいすゐじやく》物《もの》に倦《あ》き易《やす》き癖《くせ》、臆病《おくびやう》なる癖《くせ》、鼻《はな》の惡《わる》き人《ひと》、肺病《はいびやう》の初期《しよき》、疳癖《かんぺき》の人《ひと》、不平家《ふへいか》愚痴《ぐち》つぽい人《ひと》、慌《あわ》て騒《さわ》ぐ癖等《くせとう》に、非常《ひじやう》に効驗《かうけん》のあるものであります、此《こ》の調氣法《てうきはふ》が充分《じうぶん》に熟達《じゆくたつ》するときは、力《ちから》の入《はい》りたる際《さい》は、体《からだ》が石《いし》より固《かた》く、力《ちから》の拔《ぬ》けたるときは、身体《しんたい》が綿《わた》の如《ごと》くなり、精神《せいしん》も亦《また》その通《とほ》りにて、剛柔節《がうじうせつ》に叶《かな》ひ、動《うご》かさること山《やま》の如《ごと》く、敏捷風《びんしようかせ》の如《ごと》くといふやうになり、病《やまひ》や災難《さいなん》を醸《もたら》す餘地《よち》がなく、又既《またすで》に病態《びやうたい》に在《あ》る前記《ぜんき》の諸病《しよびやう》の如《ごと》きは、醫藥《いやく》よりも、滋養物《じやうぶつ》よりも、遙《はる》かに有効《ゆうかう》であるのであります

此《こ》の調氣法《てうきはふ》は、接神術《せつしんじゆつ》の入門《にふもん》であつて、其《そ》の終局《しうきよく》に至《いた》れば神人不《しんじんふ》二同地《どうち》の妙《めう》を見《み》るものであるから、最初《さいしよ》より信念《しんねん》を固《かた》め、普通《ふつう》の靜座法《せいざはふ》や呼吸法《こきうはふ》と同《どう》一視《し》せずして、神《かみ》を信《しん》じ神《かみ》に近《ちか》づく唯《ゆい》一の近道《ちかみち》であると体認《たいにん》してかからねばならぬのであります

第《だい》二節《せつ》　冥《めい》想《さう》と接《せつ》神《しん》

此《こ》の所《ところ》に冥想《めいさう》といふのは、禪家《ぜんけ》や其《そ》の他世間常途《たせけんじやうと》の所謂冥想法《いはゆるめいさうはふ》とは、大《おほい》に其《そ》の意義《いぎ》を異《こと》にする

ものであります、此《こ》の冥想《めいさう》を實行《じつかう》するには、時《とき》も撰《えら》ばず。又場所《またはしよ》も構《かま》はぬのであります、則《すなは》ち一室《しつ》に靜座《せいざ》して居《お》つてやつてもよし、又胡座《またあぐら》を搔《かい》て居《お》つてもよし、椅子《いす》に掛《か》けて居《お》つてもよし、寢《ね》て居《お》つてもよし、道《みち》を行《ゆ》く片手《かたて》でもよし、それから又朝《またあさ》でも夜《よ》でも日中《につちう》でも、雨降《あめふ》りでも、風吹《ふぶき》でも一向頓着《かうとんちやく》はない。只《た》だ默念《もくねん》として冥目又《めいもくまた》は眼《め》を少《ちい》さくして考《かんが》へ込《こ》めばよいのであります

如何《いか》なる事《こと》を考《かんが》ふるかといふに。夫《そ》れは健康《けんかう》の人《ひと》、と病態《びやうたい》の人《ひと》は考《かんが》へ方《かた》が違《ちが》ふ、又病人《またびやうにん》でも病《びやう》氣《き》の性質種類《せいしつしゆるゐ》に依《よ》つて●多《た》少考《せうかんが》へ工合《ぐあひ》が分《わか》れるのであります。先《ま》づ第《だい》一に健康《けんかう》の人《ひと》は』自分《じぶん》は健康《けんかう》である。眞《しん》に難有事《ありがたいこと》であると『先《ま》づ神明《しんめい》に對《たい》し、國家社會《こくかしやくわい》に對《たい》して』感謝《かんしや》の考《かんが》へを持《も》たねばならぬ』而《しか》してそれから此《こ》の健康《けんかう》を永《なが》く持續《ぢぞく》したいものであるのみならず。尚《なほ》一層強健《そうけうけん》になりたいものであるが『それは如何《いか》にすればよいか』自分《じぶん》の現《げん》に行《や》つて居《お》る攝生法《せつせいはふ》に。何《なに》か缺點《けつてん》はないか。缺點《けつてん》があればどうすればよいか』缺點《けつてん》が無《な》いとしても『此《こ》の上《うへ》一層完美《さうくわんび》を期《き》するにはどうすればよいか、又自分《またじぶん》の精神狀態《せいしんじやうたい》や處世法《しよせいほう》に付《つい》て、何《なに》か缺點《けつてん》はないか、缺點《けつてん》があれば如何《いか》に改善《かいぜん》すべきか等《とう》といふ風《ふう》に、反省《はんせい》に反省《はんせい》を重《かさ》ね、爾後《じご》に於《おへ》て大《おゝい》に努力《どりよく》し憤發《ふんはつ》すべく誓《ちか》ふのであります、此《こ》れを毎日《まいにち》一度位《どぐらい》、何《なに》か手隙《てすき》のある間《ま》か、又《また》は朝早《あさはや》く目《め》が醒《さ》めて寢床《ねごこ》を離《はな》るゝ前《まへ》か、寢床《ねごこ》に入《い》り

て眠《ねむ》らぬ前《まへ》かに、十分《ぶん》でも二十分《ぷん》でも、能《よ》く〳〵冥想考量《めいそうこうりやう》するのであります、斯《か》く日々《ひゞ》間斷《かんだん》なく反省冥想《はんせいめいそう》すれば、遂《つい》に接神《せつしん》の妙境界《めうきやうかい》に到《いた》り、神人同化《しんじんどうか》の契機《けいき》を得《え》て保健全壽《ほけんぜんじゆ》は固《もと》より、人格《じんかく》の高潔《かうけつ》、處世《しよせい》の安定《あんてい》を得《え》て、眞《しん》の樂天地《らくてんち》に逍遙《しやうよう》することが出來《でき》るものであります。

次《つぎ》に病態《びやうたい》に在《あ》るものは、先《ま》づ神明《しんめい》に對《たい》して、自己《じこ》の不注意《ふちゆうい》、從來《じゆうらい》の不養生《ふようぜう》より病《やまひ》に罹《かゝ》りしことを悔《く》ひ、至心誠意《ししんせいい》を以《もつ》て懺悔《さんげ》せねばなりません、夫《そ》れから自分《じぶん》の病因《びやういん》を反覆追求回顧《はんぷくついきゆうかいこ》するのであります、例《たと》へば胃腸病者《ゐちやうびやうしや》であるなれば、自分《じぶん》は食《く》ひ過《すぎ》はせなかつたらうか、慌《あわ》てゝ食《くひ》はせなかつたらうか、食物《くひもの》に對《たい》してまづい等《など》と不平《ふへい》や小言《こごと》を云《い》ひはせなかつたらうか、食物《くひもの》を麁末《そまつ》にし、折《せつ》角《かく》の天物《てんもつ》を暴殄《ぼつてん》するやうなことがありはせなかつたらうか、大食《おゝぐひ》して運動不足《うんどうふそく》ではなかつたらうか、或《あるひ》は食事《しよくじ》を不規則《ふきそく》にし、或《あるい》は間食《かんしよく》したやうなことはなかつたらうか、又食事《またしよくじ》の際《さい》や其《そ》の前後《ぜんご》に癇癪《かんしやく》を起《おこ》したり、又《また》は何《なに》か悲觀《ひくわん》して、消化《しやうくわ》の機能《きのう》を害《がい》するやうなことはなかつたらうかといふ工合《ぐあい》に反省《はんせい》し、悔悟《かいご》して、其《そ》の罪《つみ》を神明《しんめい》に謝《しや》すると同時《どうじ》に、大《おゝい》に將來《しやうらい》を愼《つゝし》むべく、誠意誠心《せいいせいしん》に誓《ちか》ふのであります、而《しか》して從來《じゆうらい》の缺點《けつてん》を一つも間違《まちが》ひなく改善《かいぜん》するのは云《い》ふまでもなく、多食《たしよく》したことが事實《じじつ》あれば、其《そ》の相殺計算《そうさつけいさん》として、一定《てい》の減食又《げんしよくまた》は斷食《だんじき》を決行《けつこう》するといふまでに決定《けつてい》し、又怒《またいか》つたり悲《かなし》んだりして食事《しよくじ》に就《つい》たことがあれば、將來《しやうらい》はそういふ事《こと》の在《あ》る場合《はあい》は、斷《たん》じて食膳《しよくぜん》に向《むか》はぬと定《さだ》め若《も》し將來食事中《しやうらいしよくじちゆう》に小言《こごと》や不平《ふへい》を云《い》ひ、或《あるい》はそういふ念慮《ねんりよ》の起《おこ》つた時《とき》は、直《たゞ》ちに食事《しよくじ》を中止《ちゆうし》して、神前《しんぜん》に謝罪懺悔《しやざいさんげ》するといふやうな有樣《ありさま》に誓《ちかい》を立《たて》て、冥想《めいそう》に冥想《めいそう》を重《かさ》ね、反省《はんせい》に反省《はんせい》を加《くわ》へ、將來《しやうらい》の覺悟《かくご》を大磐石《だいはんじやく》の如《ごと》く固《かた》く決定《けつてい》するのであります、此《こ》の反省《はんせい》、懺悔《さんげ》、誓約《せいやく》、覺悟《かくご》がやがて病毒病魔《びやうどくびやうま》の退散《たいさん》の動因《どういん》と爲《な》り、遂《つい》に治癒本然《ぢりやうほんぜん》に復《ふく》することは云《い》ふまでもなく、此《こ》の誠意《せいい》反省《はんせい》が常《つね》に持續《じぞく》せらるるときは、結局神人同化《けつきよくしんじんごうか》の域《くいき》に至《いた》り得《う》るものであります。

更《さら》に又特殊《またとくしゆ》の冥想《めいそう》がある、それは自分《じぶん》の運命《うんめい》を探求想定《たんきゆうそうてい》するものであつて、先《ま》づ自己《じこ》の從來《じゆらい》の行爲《こうい》を一科《くわ》として、其《そ》の是非善惡《ぜひぜんあく》を判定《はんてい》して、之《こ》れに優等點《ゆうとうてん》、及第點《きゆうだいてん》、落第點《らくだいてん》を附《ふ》し、第《だい》二科《くわ》としては父母祖先《ふぼそせん》等《ら》の判定點《はんていてん》を設《もう》け、第《だい》三科《くわ》として家族《かぞく》則《すなは》ち妻子《さいし》や從僕《じゆうぼく》等《ら》の善惡關連《ぜゝあくかんれん》が自己《じこ》の運命《うんめい》に及《およ》ぼすべき判定點《はんていてん》を擧《あ》げ、第《だい》四料《くわ》としては友人《ゆうじん》や關係事業《かんけいじぎやう》の判定點《はんていてん》、第《だい》五科《か》としては國家社會《こくかしやかい》の興廢氣運《かうはいきうん》の判定點《はんていてんら》を加算《かさん》し、之《こ》れを基礎《きそ》として、將來《しやうらい》の遞加遞減絶對的《ていかていげんぜつたいてき》の推理《すいり》を應用《おうやう》し、以《もつ》て自己將來《じこしやうらい》の運命《うんめい》を判定《はんてい》するのである、之《こ》れは一見頗《けんすこぶ》る不可解《ふかかい》のやうであるが、之《こ》れを繰返《くりかへ》して冥想《めいそう》する內《うち》に、點數《てんすう》が現《あら》はれ出《い》で、天籟神音《てんらいしんおん》とも云《い》ふべき、無聲《むせい》の妙音《めようおん》、不言《ふげん》の神勅《しんちよく》が心眼心耳《しんがんしんじ》に有《あ》り〳〵と響《ひゞ》き、恰《あた》かも肉眼《にくがん》にては朦朧不《もうらうふ》透明《とうめい》なる、遠《とう》き景色《けしき》が、望遠鏡《ほうえんきやう》を以《もつ》てすれば、有《あ》り〳〵と見《み》ゆるが如《ごと》く、自己《じこ》の前途《ぜんと》が一年後《ねんご》は斯《か》く〳〵、五年目《ねんめ》にはかく〳〵、十年後《ねんご》には此様《かやう》〳〵と浮《うか》び出《い》づるものであります、此《こ》れは透視術《とうしじゆつ》とか、千里眼《りがん》とか云《い》ふものとは、全然《ぜん〳〵》其《そ》の様《さま》を異《こと》にして居《お》る、透視術《こうしじゆつ》千里眼等《りがんとう》は、現在有《けんざいあ》る事柄《ことがら》を知《し》る丈《だけ》であり、それも極《きわ》めて不確實《ふかくじつ》であるが、此《こ》の自己運命觀《じこうんめいくわん》は、未《いま》だ存在《そんざい》せさる將來《しやうらい》の事《こと》が分《わ》かるのである、則《すなは》ち豫言《よげん》と同《おな》じであるから、そんな事《ここ》は到底不可能《とうていふかのう》である、現在存在《げんざいそんざい》して居《ゐ》るものを見《み》る、千里眼《りがん》や透視術《こしじゆつ》さへ怪《あや》しいのに、存在《そんざい》せぬ未來《みらい》の事《こと》が分《わ》かる理屈《りくつ》はないと云《い》ふものもあるけれど、其《そ》の實《じつ》は充分可能的《じゆうぶんかのうてき》のものである、透《さう》視《し》や千里眼《りがん》は存在《ぞんざい》して居《を》つても、隱《かく》れて居《ゐ》るとか、遠方《えんぽう》の事《こと》であるから、適中《てきちゆう》せぬのが眞實《しんじつ》である、適中《てきちゆう》するのはまぐれ當《あた》りであるが、自己運命觀《じこうんめいくわん》は過去《かこ》と現在《げんざい》とを推《お》して未來《みらい》の答《こたへ》を求《もと》むるのであるから、數理上出《すうりじやうで》來《き》る事《こと》である、從《したが》つて自分《じぶん》の事《ここ》でなくては、甘《うま》く適中《てきちゆう》せぬ、尤《もつと》も他人《たにん》の事《こと》でも其《そ》の人《ひと》や其《そ》の周圍《しゆうゐ》の關係《かんけい》を自分《じぶん》と同《おな》じやうに知《し》つて居《お》れば、同《おな》じく適中《てきちゆう》するが、併《しか》し他人《たにん》を自分《じぶん》と同《おな》じに知《し》る譯《わけ》はない。現《あら》はれた事《ここ》は兎《と》も角《かく》、隱《かく》れたる思考《しかう》や、秘密《ひみつ》の行動《こうどう》は分《わか》らぬから、矢張《やはり》自分丈《じぶんだけ》の運命《うんめい》でなければ、適中《てきちゆう》せぬのが事實《じじつ》であります、自分丈《じぶんだけ》の事《こと》ならば一應考《おうかんか》へても大抵《たいてい》判斷《はんだん》が付《つ》くのであるから、深《ふか》く計算《けいさん》し能《よ》く〳〵冥想反省《めいそうはんせい》すれば、分《わ》かるのが當然《さうぜん》であらぬのであります。

斯《か》く自己《じこ》の運命《うんめい》が、海中《かいちゆう》の浮機《うき》のやうに心眼《しんがん》の前《まい》に浮《うか》び出《い》づるやうになれば、既《すで》に接神《せつしん》の妙域《めよいき》に達《たつ》し、神人不《しんじんふ》二同化《どうか》の極地《きよくち》に在《あ》るものであつて、其《そ》の運命觀《うんめいくわん》は千に一つも間違《まちが》ひなく、此《こ》の運《うん》命觀《めいくわん》を体信《たいしん》して、世《よ》に處《しよ》すれば、萬事《はんじ》萬端《ばんたん》綽《しやく》々として餘裕《よゆう》があり、眞《しん》の天國的生活《てんごくてきせいかつ》を實現《じつげん》することが出來《でき》るのであります。

第《だい》三節《せつ》　靜《せい》的《てき》接《せつ》神《しん》術《じゆつ》

此《こ》の靜的接神術《せいてきせつしんじゆつ》は、此《こ》れ迄《まで》冥想《めいさう》接神術《せつしんじゆつ》則《すなは》ち正式《せいしき》の接神法《せつしんはふ》を汚《け》がすものであり、又其《またそ》の權威《けんゐ》を傷《き》つくるものであるとして、此《こ》れが發表《はつぴよう》を避《さ》けて居《お》つたのでありますが、今日《こんにち》のやうに人智《じんち》が進歩《しんほ》して居《ゐ》る上《うへ》は、そう〳〵何時《いつ》まで秘密《ひみつ》〳〵とか、又此等《またこれら》の修行《しゆうげう》は宗教家《しうけうか》と云《い》ふ特別《とくべつ》のものでなくては出來《でき》ぬとか、爲《な》すことはならぬとかいふ、鎖國的《さこくてき》の舊慣《きうくわん》に捉《とら》はるるのは、却《かへ》つて世《よ》の嗤笑《ぜいしやう》を招《まね》くに過《す》ぎぬのであるから、今茲《いまここ》に之《こ》れを遠慮《えんりよ》なく公開《こうかい》するのであります。

道《みち》は近《ちか》きに在《あ》り、理《り》は一つであるから、接神術《せつしんじゆつ》と云《い》つても決《け》つして六ケ敷《しい》もの、困難《こんなん》なものではない、簡易《かんい》にして何人《なんびと》も行《おこな》ひ得《う》る普通共通的《ふつうきやうつうてき》のものでなくては、眞理《しんり》とも云《い》はれねば、又効果《またこうか》の大《だい》をも收《おさ》むることは出來《でき》ませぬ、靜的接神法《せいてきせつしんほう》は極《きわ》めて簡單《かんたん》であり、又極《またきわ》めて平易《へいゐ》であつて、何人《なんびと》も直《たゞ》ちに諒解《りやうかい》し得《う》るものであり、實行《じつこう》し得《う》るものであります、而《しか》して又此《またこ》れは何人《なんびと》も自己《じこ》の健康上《けんかうじやう》、修養上《しゆうやうじやう》、自衞上實行《じえいじやうじつこう》せねばならぬものであります。

靜的接神術《せいてきせつしんじゆつ》にても、神《かみ》の存在《ぞんざい》を信《しん》ずること　神《かみ》の威力《ゐりよく》を信《しん》ずること、神人同化《しんじんどうか》の可能《かのう》を信《しん》ずること、神《かみ》の冥助《めいじよ》を信《しん》ずること、此《こ》の四大綱目《だいかうもく》が第一義《だいぎ》であることは云《い》ふまでもありませぬ、此《こ》の大綱《たいこう》を基礎《きそ》とし、此《こ》の信念覺悟《しんねんかくご》が確立《かくりつ》した時《とき》は、それで最早目的《もはやもくてき》の半以上《なかはいじやう》を達《たつ》したのであります、併《しか》し此《こ》の信念《しんねん》が永久變《えいきゆうかわ》らぬやうに、狂《くる》はぬやうに、大磐石《だいはんじやく》の如《ごと》く堅固《けんご》になるのは、中々容易《なかようい》でありませぬ、兎《と》に角如何《かくいか》なる方法《ほうく》でも構《かま》はぬから、此《こ》の大信念《だいしんねん》を確立《かくりつ》することが先決問題《せんけつもんだい》であります。

此《こ》の靜的接神術《せいてきせつしんじゆつ》は、健康者《けんかうしや》がやつてもよい、否《いな》、强健《きやうけん》なるものは、其《そ》の强健《きやうけん》を保《ほ》持し、尚時進《なほときすゝ》んで心身《しんく》を鍛練《たんれん》すべく、機會《きかい》ある毎《ごと》に、不斷心掛《ふだんこゝろがけ》けてやるがよい、夫《そ》れから又病人《またびやうにん》は、病間《びやうかん》の時《とき》でも、又慢性《またまんせい》のものであれば、不斷出來得《ふだんできう》る限《かぎ》り行《おこな》ふがよいのであります、若《も》し重病《じゆうびやう》の患者《かんじや》とか小兒等《しやうぢら》であつて、自分《じぶん》でやれない時《とき》は、動的接神法《どうてきせつしんほう》や、加持祈禱《かじきとう》と同《おな》しく、其《そ》の道《みち》の行者《ぎやうしや》でも、又《また》は近親《きんしん》のものでも、代《か》はつて行《おこな》へば、矢張《やは》り同《どう》一の効驗《かうけん》があるものであります。

靜的接神法《せいてきせつしんほう》には、形式《けいしき》もなければ、順序《じゆんじよ》もない、勿論時《もちろんとき》も所《ところ》も撰《えら》ばぬ、やつて見《み》やうといふ考《かんがへ》が起《おこ》つたならば、室內《しつない》であらうと、屋外《おくぐわい》であろうと、寢《ね》て居《を》らうと、座《ざ》して居《を》らうと、掛《か》けて居《を》らうと、立《た》つて居《を》らうと、歩《ある》いて居《を》らうと、乘物《のりもの》に乘《の》つて居《を》らうと、何《なに》が働《うご》いて居《を》らうと、一向《かう》頓着《とんちやく》はないのである、併《しか》し出來得《できう》れば、矢張《やは》り靜《しづ》かな室內《しつない》を清潔《せいけつ》にして端座《たんざ》するとか、仰向《あおむけ》に寢《ね》て、兩手《りやて》を腹部《ふくぶ》に當《あ》て居《ゐ》るといふのがよい、瞑目《めいもく》するのが一番《ばん》よいけれども、場合《ばあい》に依《よ》つてはそれが出來《でき》ぬことがあるから、半眼《はんがん》でもよければ、却《かへ》つて非常《ひじやう》に大《おほ》きく眼《め》を見張《みはつ》ても宜《よろ》しいのであります。

次《つぎ》に數《かづ》を一より十まで口中《かうちゆう》で數《かぞ》へ、十に至《いた》れば又《また》一に戻《もど》りて、二十分間《ぷんかん》も三十分間《ぷんかん》も數《かぞ》ふるのである、又或《またあるい》は數《かづ》をかぞふる代《かわ》りに、時計《とけい》の音《おと》を聞《きい》て居《を》つてもよければ、雨降《あめふ》りなれば雨落《あまおち》、風吹《かぜふ》きなれば風《かぜ》のうなる音《おさ》を聞《きい》て居《を》つてもよい、殊《こと》に山懷《さんかい》の靜《しづ》かなる所《ところ》で山籟《さんちい》を聞《き》くとか、海岸《かいがん》で波《なみ》のうねつて磯打《いそう》つ音《おと》を聞《き》くとか、溪水《けいすい》に臨《のぞ》みて岩打《いわう》つ水《みづ》の音《おさ》を聞《き》くとか、又少《またすこ》し動的《どうてき》にはあるが、自《みづか》らリンを打《う》ちて其《そ》の音《おと》に耳《みゝ》を澄《すま》すとかするのも結構《けつこう》であります、勿論《もちろん》其《そ》の音《おと》を聞《きい》て居《お》る間《ま》に幾多《いくた》の妄念妄想《もうねんもうそう》が起《おこ》りますが、それを強《しひ》て押《おさ》へ止《さゝ》めやうとする必要《ひつやう》はない、又止《またさゞ》めやうとすれば、却《かへ》つて益々《ます〳〵》起《おき》るものであるから、妄念《まうねん》が起《おこ》つたならば、起《おこ》つたでよろしい、其《そ》の内《うち》に又《また》ハッと思《おも》ひ付《つい》て聞《き》くといふ工合《ぐあい》で差支《さしつかへ》はない、要《よう》は聞《き》くといふ観念《くわんねん》があればよい、則《すなは》ち聞《き》く積《つも》りであり、接神《せつしん》するといふ筈《はず》になつて居《を》ればそれでよい、別《べつ》に六ケ敷《しく》、八ケ間敷《ましく》するのは、甚《はなは》だよろしくないのであります、斯《か》くして時々《とき〴〵》やつて居《お》れば、後《のち》には妄念《もうねん》も追々《おひ〳〵》止《や》み、音《おと》のみが大《お》きく聞《きこ》へ、又自分《またじぶん》で数《かづ》をかぞへて居《を》つても、数《かぞ》へるといふ意志《ゐし》も考《かんか》へも消《き》へて、一二三の小声《こごゑ》の喉音《のどおさ》が大声《おほごゑ》に耳《みゝ》に響《ひゞ》くやうになり、それが段々《だん〴〵》に進《すゝ》めば、声《こゑ》も数《かず》も忘《わす》るるやうになる、則《すなは》ち心身《しんしん》も萬物《ばんぶつ》もなくなつてしまうのであります。

静的接神《せいてきせつしん》の究竟地《きゆうきやうち》、妙境界《めうきやうかい》は已《おの》れを忘《わす》れ、又一切《またせつ》を忘《わす》るることであります、病人《びやうにん》なれば先《ま》づ病《やまひ》の在《あ》ることを忘《わす》れ、遂《つい》には自已《じこ》の存在《ぞんざい》すら忘《わす》れ、忘我《ばうが》の極《きよくに》、自然的無我《ぜんてきむが》の終局《しゆうきよく》に至《いた》るべきである、斯《か》くすれば人生《じんせい》一物《もつ》も我《われ》を煩《わづら》はすものがなくなり、冲膜無膜《ちうまくむまく》の大原《だいげん》に還同《くわんどう》して、本初不生《ほんしよふせい》の位地《いち》に立返《たちかへ》り、心身倶《しんしんとも》に自在自如《じざいじじよ》であつて、病《やまひ》は如何《いか》なる難治《なんぢ》のものも漸的《せんてき》に全治《ぜんぢ》し、強健者《きやうけんしや》は一層《そう》強壮《きやうさう》を進《す》め、如何《いか》なる難事《なんじ》難物《なんぶつ》も我《わ》れを冒《おか》し苦《くる》しめることは出來《でき》ぬやうになるのであります、老《らう》莊虚無《さうきよむ》の大道《だいどう》と云《い》ふのも、此《こ》れであります、三論《ろん》の八不無所得《ぶむしよさく》の中道《ちうごう》と云《い》ふのも、此《こ》れであります、禪家《ぜんけ》の本來無一物《ほんらいむもつ》、無關門《むかんもん》、本地《ほんち》の風光《ふうこう》といふのも、此《こ》れであります、神道《しんどう》の鎭魂《ちんこん》、大眞目《だいしんもく》といふのも、此《こ》れでれります、近來人生《きんらいじんせい》は複雜《ふくざつ》になり、世《よ》の中《なか》が多事多様《たじたやう》であつて、人々《ひさ》の神經《しんけい》が非常《ひじやう》に過敏《くわびん》になつて居《る》るから、此《こ》の熱惱《ねつなう》を醫《いや》し、文明病《ぶんめいびやう》を掃蕩《さうたう》するには、何人《なんびと》も此《こ》の靜的接神《せいてきせつしん》法《ほう》を勵行《れいこう》することが非常《ひじやう》に肝要《かんえう》であります。

第《だい》四節《せつ》　神《しん》威《ゐ》の活《くわつ》現《げん》

接神術《せつしんじゆつ》は神人同化《しんじんごうか》の妙道《めようごう》であると同時《ごうじ》に、又品性陶冶《またひんせいとうや》の修養法《しゆうやうはふ》であるが、此等《これら》は主《しゆ》として精神《せいしん》的方面《てきはうめん》に屬《ぞく》する事柄《ことがら》であるから、他《た》より見《み》ては直接《ちよくせつ》に其《そ》の効果《かうくわ》を認識《にんしき》することが困難《こんなん》であるけれども、接神術《せつしんじゆつ》は獨《ひと》り神人同化《しんじんごうか》や修養法丈《しゆうやうほうたけ》を目的《もくてき》とするのではなく、接神《せつしん》の基礎《きそ》は全《まつ》たく心身《しん〱》の健《けん》康法《かうはう》に在《あ》るのである、則《すなは》ち接神術《せつしんじゆつ》は神《かみ》を見《み》るよりは、それ以前《いぜん》に腦裡《のうり》にある煩悶苦惱《はんもんくのう》を洗《あら》ひ去《さ》りて、散亂放逸迷惶《さんらんほういつめいかう》せる精神《せいしん》を鎭靜《ちんせい》せしめ、以《もつ》て精神上《せいしんじやう》の緩和安靜《かんわあんせい》を期《き》すると、倶《とも》に又《また》それが精氣《せいき》煥發《くわんぱつ》、元氣旺盛《げんきをふせい》、眞智《しんち》發躍《はつやく》の根底《こんてい》となるものであります、而《し》して又肉身上《またにくしんじやう》にては痼疾癖質《こしつへきひつ》を矯正《けやうせい》し、諸器官《しよきくわん》の不整《ふせい》を整頓調理《せいとんちやうり》して、各部《かくぶ》の權衡《けんかう》を均勢《きんせい》ならしめ、又接神術中自然《またせつしんじゆつちゆうしぜん》に行《おこな》はるゝ調氣《ちやうき》法《ほう》に依《よ》りて、血液《けつえき》を新鮮《しんせん》にし、且《か》つ其《そ》の循環《じゆんくわん》を促進《そくしん》する上《うえ》に、各部《くぶ》の遲速《ちそく》を調節《ちやうせつ》し、內臟《ないぞう》の器能《きのう》は整正《せいく》せられ、殊《こと》に腦漿《のうしやう》の鬱結《うつけつ》を緩和《かんわ》順安《じゆんあん》ならしむる効果《かうくわ》の如《ごと》きは、殆《ほと》んど不思議《ふしぎ》と云《い》ふの他《ほか》はないのであります。

斯《か》く接神術實行《せつしんじゆつじつこう》の結果《けつくわ》は、一つの偉大絕尊《ゐだいぜつそん》なる大勢力《たいせいりよく》が常《つね》に心眼《しんがん》に映《えい》じ、或《あるい》は慈母《ちぼ》の如《ごと》く、或《あるい》は嚴父《げんぷ》の如《ごと》く、或《あるい》は尊師《そんし》の如《ごと》く、或《あるい》は秋官《しゆうかん》の如《ごと》く、日々夜々《にち〳〵や》事々物々《じゞぶつ〳〵》其《そ》の人《ひと》を圍繞《ゐねう》し、監視《かんし》し、奬勵《しやうれい》し、保護《ほご》し、訓陶《くんたう》し、精神上《せいしんじやう》の品性德行《ひんせいさくこう》は云《い》ふまでもなく、肉体上《にくたいじやう》に於《お》ても大《だい》なる作用《さよう》を惹《ひ》き起《おこ》し、不具《ふぐ》、不整《ふせい》、不正《ふしやう》なる各機能《かくきのう》は、矯正《けやうせい》せられ、整理《せいり》せられ、身体《しんたい》は極《きわ》めて完全正中《かんぜんしやうちゆう》の組《そ》織《しき》に回復《かいふく》するものであります、例《たと》へば肥滿《ひまん》に過《す》ぐる者《もの》は漸次《ざんじ》肉落《にくお》ちて適恰《てきごう》の体量《たいりやう》と爲《な》り、又瘦《またそう》瘠《せい》に失《しつ》する者《もの》は、日《ひ》一日《にち》と肉付《にくつ》きて、身長《しんちやう》や骨骼《こつかく》と相應《そうおう》せる筋肉《きんにく》を有《ゆう》するに至《いた》り、而《し》かも其《そ》の肥《こ》へるのも、瘠《や》せるのも、病的《びやうてき》でなくして、勞働者《らうどうしや》や力士《りきし》等《ら》の筋肉《きんにく》の如《ごと》く、堅《こた》く丈夫《じやうぶ》であつて、岩《いわ》の如《ごと》く而《し》かも彈力《だんりよく》があつて、滿身油《まんしんあぶら》ぎつたる好血色《こうけつしよく》を見《み》るに至《いた》るのであります。

又接神術《またせつしんじゆつ》を不斷敢行《ふだんかんこう》すれば、耳《み》は益々《ます》近《ちか》く、眼《め》は益々《ます》朗《ほが》らかになり、老衰者《らうすいしや》も次第《しだい》に視力聽力《しりよくちやうりよく》を回復《かいふく》して、强壯時代《きやうそうじだい》と撰《えら》ぶことなきに至《いた》るのであります、更《さら》に又特殊《またとくしゆ》の効果《かうか》としては、記憶力《きおくりよく》が非常《ひじやう》に强壯《きやうそう》になり、從《したが》つて推理力《すいりりよく》も思考力《しかうりよく》も旺盛《をふせい》になつて、判斷力《はんだんりよく》が特《とく》に確實《かくじつ》になるのであつて、千百の若返《わかがへ》り法《はう》よりも、幾種《いくしゆ》の滋强劑《ぢきやうざい》よりも、極《きわ》めて適確《てきかく》なる健康法《けんかうはふ》であり、又老衰防止術《またらうすいばうしじゆつ》であるのであります。

此《こ》の接神術《せつしんじゆつ》が、其《そ》の極地《きよくち》に至《いた》れば、神人同化《しんじんどうか》の妙趣《めうしゆ》を体現《たいげん》するのは云《い》ふ迄《まで》もないのであるが、それまでに達《たつ》せぬでも、飮食《いんしよく》を多《お》く用《もち》ひずして、饑《うえ》へず、健康衰《けんかうおとろ》へず、疾病《しつびやう》に罹《か》ることのないのは固《もと》より、容易《ようい》に老衰《らうすい》を來《き》たすこともなく、只《たゞ》だに天壽《てんじゆ》を全《まつと》ふするばかりでなく、所謂不老長生《いわゆるふらうちやうせい》の仙人《せんにん》見《み》たやうになり得《う》るものであります、從《したが》つて自分《じぶん》の運命《うんめい》は云《い》ふまでもなく、他人《たにん》の運命《うんめい》までも判《わ》かるやうになり、其《そ》の病厄《びやうやく》を救治《きゆうじ》するといふが如《ごと》き、自然《じぜん》の妙術《めうじゆつ》を感得《かんとく》するに至《いた》るものであります。

古來支那《こらいしな》に於《お》ける不老不死《ふらうふし》の仙術《せんじゆつ》とか、或《あるい》は各國《かくこく》に於《お》ける高僧碩德《かうそうせきとく》等の妙術奇蹟《めうじゆつきせき》といふものは、多《おほ》くは此《こ》の接神《せつしん》の修行《しゆぎやう》に依《よ》りて達成《たつせい》せられたものである、釋迦《しやか》の菩提樹下金剛座《ぼだいじゆかこんがうざ》に座《ざ》して動《うご》かなかつた結果《けつか》、大悟《だいご》したといふのも、此《こ》の接神術《せつしんじゆつ》の成就《じようじゆ》である、耶蘇基督《やそきりすと》が神《かみ》に囚《とら》はれ、四十余日《よにち》間曠野《かんかうや》に逍遥《しやうよう》したといふのも、此《こ》の接神術《せつしんじゆつ》の体験《たいけん》である、佛教《ぶつきやう》の觀法《くわんはふ》も、天理教《てんりきやう》の踊《おど》りも、皆此《みなこ》の接神術《せつしんじゆつ》の一種《しゆ》であつて、國《くに》に依《よ》り人《ひと》に依《よ》りて、多少其《たしやうそ》の方法手段《はうほうしゆだん》は異《こと》にして居《お》るけれども、其《そ》の意義《ゐぎ》、其《そ》の目的《もくてき》に至《いた》つては、寸毫《すんがう》も相異《さうゐ》はないのであります。

我《わ》が國《くに》の接神法《せつしんはふ》は、神代《かみよ》より嫡《てき》々相承《さうしよう》せる金甌無欠《きんおうむけつ》の秘法眞傳《ひはふしんでん》であつて、光輝《こうき》ある歴史《れきし》を有《ゆう》する、最《もつと》も適確至妙《てきかくしめう》の神法《しんぽう》であります、今日《こんにち》の科學的物質主義《くわがくてきぶつひつしゆぎ》よりすれば、体主靈從《たいしゆれいじゆう》であつて、肉《にく》体《たい》を主人公《しゆにんこう》とし、靈魂《れいこん》や精神作用《せいしんさよう》を附屬《ふぞく》とするのであります、從《したが》つて飲食《いんしよく》其《そ》の他《た》肉体《にくたい》を養《やしな》ふに重《おも》きを置《を》き、靈《れい》の方《はう》を等閑《とうかん》に附《ふ》して居《を》りますが、接神術《せつしんじゆつ》は靈主体從《れいしゆたいじゆう》であつて、肉体《にくたい》は靈《れい》に附隨《ふずい》して左右《さゆう》せらるゝものであるとするから、靈《れい》が安靜《あんせい》であれば、美食《びしよく》し多食《たしよく》せぬでも、身体《しんたい》は健全《けんぜん》であり、五官《かん》の器能《きのう》は完全《かんせん》であるといふのであります、現在《げんざい》の長壽健康者《ちやうじゆけんかうしや》を實査《じつさ》して見《み》ても、多《お》くは農家等《なうかとう》に一生《しやう》を過《す》ごし、美食《びしよく》せず、又余《またあま》り多食《たしよく》せず、心配《しんはい》せぬで、能《よ》く働《はたら》くといふものが、百中《ちゆう》の九十七八までゞある、而《しか》して餘《あま》り財産家《ざいさんか》ではなく、やつと働《はたら》いて食《く》ふ丈《だけ》といふ種類《しゆるい》のものに非《ひ》常《じやう》に長壽者強健者《ちやうじゆしやきよけんしや》が多《お》いのあります。

第《だい》四章《しやう》　强《きやう》健《けし》長《ちやう》壽《じゆ》術《じゆつ》

第《だい》一節《せ》　自《じ》然《ぜん》の壽《じゆ》命《めやう》

人生《じんせい》五十年、七十は古來稀《こらいまれ》なりといふこともあり、又統計表《またとうけいひやう》の示《しめ》す所《ところ》では、平均年齢《へいきんねんれい》は四十余《よ》歳《さい》にしかなつて居《を》らぬが、此《こ》の平均年齢《へいきんねんれい》は、小兒《しやうじ》の死亡者《しばうしや》もあり、流行病死者《りゆうこうびやうししや》もあり、怪我死《けがし》、戰死《せんし》等《ら》も加《く》はつて居《を》るから、普通《ふつう》の天壽《てんじゆ》と見《み》ることは出來《でき》ないのであります、又人生《またじんせい》五十年《ねん》とは、活動盛《かつどうざか》りの終《おは》りを云《い》ふたもので、老衰期《らうすいき》を控除《こうじよ》したものであつて、壯年老《さうねんお》ひ易《やす》し、此時大《こうじおゝい》に奮勵《ふんれい》すべしといふ奬勵《しやうれい》の辭《じ》である、七十古稀《こき》も、矢張《やは》り同《おな》じ意味《いみ》で、七十になれば最早御仕舞《もはやおしまい》である、七十になつて仕事《しごと》を始《はじ》めたり、やつて居《ゐ》るのは少《すく》なくといふのであつて、天壽《てんじゆ》が五十とか七十とかであるといふ根據《こんきよ》は一向無《こうな》いのであります。

然《しか》らば人間《にんげん》の天壽《てんじゆ》といふものは何年位《なんねんぐらい》であるかといふに、夫《そ》れは牛《うし》が何年位《なんねんぐらい》、馬《うま》が何年位《なんねんぐらい》、犬《いぬ》が何年位《なんねんぐらい》、龜《かめ》が何年位《なんねんぐらい》、虎《とら》が何年位《なんねんぐらい》といふやうに、大抵《たいてい》一定《てい》の生存《せいぞん》し得《う》べき年齢《ねんれい》があるのであつて、それより早死《はやじに》するのは、何《なに》かそこに無理《むり》があり、又《また》一定《てい》の天壽《てんじゆ》より永《なが》く生存《せいぞん》するのは、それは例外《れいがい》とせねばならぬのであります、元來人間《がんらいにんげん》は三十三の曉《あかつき》まで成長《せいちやう》するといふ俗言《ぞくげん》の在《あ》るが如《ごと》く、三十余《よ》歳《さい》まで成長期《せいちやうき》、それから夫《そ》れと同《どう》一の年限《ねんげん》で、六十余《よ》歳《さい》までが壮盛保持期《さうせいほじき》、それから同《おな》じく三十余《よ》年約《ねんやく》百歳《さい》までの間《あいだ》が、老衰期《らうすいき》であつて生長《せいちやう》と同《どう》一時間《じかん》を以《もつ》て漸次死《せんじし》に進《すゝ》むのであります、左《さ》れば故障《こしやう》の無《な》い限《かぎ》り、人《ひと》の天壽《てんじゆ》は百歳内外《さいないかい》といふのが極《きは》めて妥當《だたう》であります。

又《また》二十五歳迄《さいまで》を生長期《せいちやうき》とし、五十歳迄《さいまで》を強壮期《きやうさうき》、七十五歳迄《さいまで》を保持期《ほじき》、百歳迄《さいまで》を老衰期《らうすいき》として、人壽《じんじゆ》百歳説《さいせつ》を唱《とな》ふるものもあります、此等《これら》は孰《いづ》れも生理學的《せいりがくてき》に根據《こんきよ》のある説《せつ》であります、二木博《きはか》士は、古書《こしよ》に人壽《じんじゆ》百歳《さい》、しかも四十にして衰《おとろ》ふとあるを引用《いんよう》して、四十を初老《しよらう》、六十を中老《ちゆうらう》、八十より大老《たいらう》で、百歳《さい》までは生《い》き得《う》るものと云《い》つて居《を》ります、古來《こらい》の歴史《れきし》に徴《ちよう》して見《み》ても、又現在《またげんざい》の生存中《せいぞんちゆう》の人《ひと》に就《つい》て見《みて》ても、無理《むり》せぬものは、易《やす》々百歳内外《さいないがい》まで壽命《じゆめやう》を保《たも》ち得《う》るものが澤山《たくさん》あります。

大正天皇陛下御《たいしやうてんのうへいかご》即位《そくゐ》の際《さい》に調査《ちやうさ》せられた統計《とうけ》でも、百歳以上《さいいじやう》二千余人《よにん》、九十歳以上《さいいじやう》が五千余人《よにん》、七十歳以上《さいいじやう》は幾萬人《いくにん》とあつたのであります、大隈侯《おほくまかう》は百二十五歳説《さいせつ》を主張《しゆちやう》せられたが、之《こ》れは生《せい》長期《ちやうき》が二十五年《ねん》で、生長期《せいちやうき》の五倍《ばい》まで生存《せいぞん》し得《う》るといふ、他《た》の動物等《どうぶつら》との比較《ひかく》や、生理學上《せいりがくじやう》の研《けん》究《きゆう》から割出《わりだ》されたのであつて、胎内《たいない》より少《すこ》しも無理《むり》なく、出産《しゆつさん》しても何等故障《なんらこしやう》がなければ、器械《きかい》的《てき》に打算《ださん》しても生長期間《せいちやうきかん》の五倍則《ばいすなは》ち百二十五歳生存《さいせいぞん》するの可能《かのう》なることは、之《こ》れを承認《しやうにん》せねばならぬのであります。

若《も》し又《また》一歩《ぽ》を譲《ゆず》りて、二十五年迄生長期《ねんまでせいちやうき》、五十年迄《ねんまで》が強壮期《けやうさうき》、七十五年《ねん》までを老衰期《らうすいき》としても、人間《にんげん》は是非共《ぜひとも》七十五歳《さい》までは生《い》きねばならぬ筈《はず》のものであります、然《しか》るを四十歳《さい》にして最早衰《もはやおとろ》へたとか、五十歳《さい》に弱《よわ》つたとか、六十歳《さい》にして隠居《いんきよ》する等《など》いふことは、天壽《てんじゆ》を蔑視《べつし》し、自己《じこ》の生存《せいぞん》を厄介視《やつかいし》するの甚《はなは》だしきものであつて、自棄《じき》の甚《はなは》だしきものと謂《い》はねばなりませぬ、要《よう》するに七十五歳以上百歳《さいいじやうさい》まで生存《せいぞん》するのが、人間《にんげん》としての役目《やくめ》であるといふことを、深《ふか》く自覚《じかく》して、此《こ》の役目則《やくめすなは》ち天壽《てんじゆ》を全《まつと》ふすべく、自然神理《しぜんしんり》の療養攝生法《りやうやうせつせいはう》を心掛《こゝろが》け、極《きは》めて安隠《あんおん》に、極《きは》めて強健《きやうけん》に、意《ゐ》義《ぎ》ある生活《せいかつ》を持續《じぞく》するのか人生上何《じんせいじやうなに》よりの急務《きゆうむ》であります。

生來病身《せいらいびやうしん》なものは仕方《しかた》がないと、最早《もはや》四十歳《さい》になり、五十歳《さい》になつて、今更攝養《いまさらせつやう》しても無効《むかう》であると考《かんが》へるものもあるが、此《こ》れは大《だい》なる誤解《ごかい》であつて、生來病弱《せいらいびやうじやく》なものであつても、神理的療《しんりてきりやう》養法《やうはう》に従《したが》へば、強健《きやうけん》にもなり、又生來強健《またせいらいきやうけん》なるものと同一《どういつ》にまではゆかぬでも、天壽《てんじゆ》を全《まつと》ふすることは、至《いた》つて平易《へいい》であります、又此《またこ》れ迄《まで》不養生《ふようせい》をして四十年《ねん》五十年《ねん》とやつて來《き》たものでも、今《いま》から改《あらた》むるに決《け》つして遲《おそ》くはない、五十歳《さい》にして氣《き》が付《つ》き、大《おほい》に改《あらた》むれば、百歳《さい》まで生《い》き延《のび》ぬでも、六十歳《さい》で死《し》ぬるのが、八十歳《さい》まで位延長《くらいえんちやう》されるのは、譯《わけ》はないのである、而《しか》して健康《けんかう》で延壽《えんじゆ》といふ兩得《りやうとく》の幸福《かうふく》に接《せつ》することが出來《でき》るのであります。

第《だい》二節《せつ》　本《ほん》然《ぜん》の強《きやう》健《けん》

一定《てい》の天壽《てんじゆ》があると均《ひと》しく、人間《にんげん》には又《また》一定《てい》せる強健《きやうけん》の度合《ごあい》といふものがある、此《こ》れは固《もと》より人間丈《にんげんだけ》ではなく、他《た》の動物《どうぶつ》にも、植物《しよくぶつ》にも、器械《きかい》にも同《どう》一の意味合《いみあひ》のものがあります、力士《りきし》等《など》は一見《けん》すれば、極《きは》めて強健《きやうけん》のやうでありますが、實際《じつさい》は必《かなら》ずしもそうではありませぬ、惡《わる》く云《い》へば彼等《かれら》の如《ごと》きものは、一種《しゆ》の片輪《かたわ》であります、病的《びやうてき》であります、本然《ほんぜん》の強健《きやううん》といふものには、必《かなら》ずや二つの條件《じやうけん》が伴《ともな》はるゝのであります、則《すなは》ち第《だい》一に天壽《てんじゆ》を全《まつと》ふし得《う》ること、第《だい》二に一定《てい》に困苦《こんく》と活動《かつどう》に堪《た》へ得《う》ること、此《こ》の二つが出來《でき》ねば、眞《しん》の強健者《きやうけんしや》とは云《い》はれぬのであります。

元來人《がんらいひと》の心身《しんしん》は強健《きやうけん》であるのが眞實《しじつ》であつて、病弱《びやうじやく》であるのは變態《へんたい》であります、則《すなは》ち總《すべ》て動物《どうぶつ》と云《い》はず、植物《しよくぶつ》と限《かぎ》らず、强健《きやうけん》であるのが、本性《ほんせい》であり本然《ほんぜん》であり、自然《しぜん》であります、既《すで》に本然《ほんぜん》が强健性《きやうけんせい》であるがら、此《と》の本然《ほんぜん》に從《したが》へば病氣等《びやうきなど》の出《い》づる筈《はず》もなく、徹頭徹尾强健《てつとうてつびきやうけん》で押《お》して往《ゆ》かれるのであります。

夫《そ》れから强健《きやうけん》と云《い》ふことは、心身《しんしん》が一致《ち》せねば、眞《しん》の强健《きやうけん》ではありませぬ、强健《きやうけん》なる身体《しんたい》には强壯《きやうさう》なる精神《せいしん》が宿《やど》ると云《い》ひ、精神《せいしん》が鞏固《きやうこ》であれば、身体《しんたい》も從《したが》つて强健《きやうけん》であるといふのは、尤《もつと》もな説《せつ》でありますが、併《しか》し事實《じじつ》に於《おい》ては、意志《いし》は强《つよ》くても、肉体《にくたい》が之《こ》れに伴《ともな》はす、折角《せつかく》の仕事《しごと》も爲《た》めに中途《ちゆうと》で座折《ざせつ》するといふのがあり、又肉体《またにくたい》の方《はう》は非常《ひじやう》に强健《きやうけん》であつても、意志《いし》が極《きは》めて薄弱《はくじやく》で、何事《なにごと》も成《な》し遂《と》ぐることの出來《でき》ぬものもあります、此等《これら》は孰《いづ》れも、眞《しん》の强健《きやうけん》と云《い》ふ部類《ぶるい》に組《く》み入《い》ることは出來《でき》ませぬ、矢張《やはり》り一種《しゆ》の病態《びやうたい》であり、片輪的《かたわてき》であると云《い》はねばならぬのであります。

併《しか》しながら英雄豪傑偉人《えいゆうごうけつゐじん》の如《ごと》く、意志《いし》が强固《きやうこ》にならねばならぬといふのでもなく、又体力《またたいりよく》が力《りき》士《し》や勇士《ゆうし》の如《ごと》く强健《きやうけん》でなくてはならぬといふが如《ごと》き、無理《むり》な注文《ちゆうもん》をするのではない、只《た》ど意志鞏《いしきやう》固《こ》の程度《ていど》と、体力《たいりよく》の强健《きやうけん》の程度《ていど》とが相一致《あひち》して、自己《じこ》の境遇位置《きやうぐうゐち》、又《また》は業務《げやうむ》と順應同化《じゆんをうどうか》して、前《まい》の二大條件則《だいじようけんすなは》ち相當《そうとう》の困苦《こんく》に堪《た》へ、活動《かつどう》を續《つゞ》け、以《もつ》て天壽《てんじゆ》を全《まつた》ふするに足《た》れば、それで宜《よろ》しいのである、それが則《すなは》ちそれ〲其《そ》の人《ひと》に應《おう》じたる眞《しん》の强健《きやうけん》であり、本然《ほんぜん》の强健《きやうけん》であるのであります恰《あた》かも杉《すぎ》は杉《すぎ》としての强《つよ》さと効用《かうよう》と壽命《じゆめよう》とを有《ゆう》し、松《まつ》も樫《かし》も樟《くす》もそれ〲自分相應《じぶんさうおう》の强《つよ》さ壽命効《じゆめようかう》能《のう》を有《ゆう》し、又之《またこ》れを全《まつと》ふするに於《おい》て、始《はじ》めて、やれ松《まつ》がよい、やれ杉《すぎ》でなくてはならぬ、此《こ》の所《ところ》には是非《ぜひ》欅《けやき》が必要《ひつよう》といふ工合《ぐあい》に、各自《かくじ》其《そ》の天才天職天能《てんさいてんしよくてんのう》を現《あら》はし得《う》ると同《どう》一の意義《ゐぎ》に合致《がつち》すれば宜《よろ》しいのであります。

此《こ》の本然《ほんぜん》の强健《きやうけん》は、何人《なんぴと》も持《も》つて生《うま》れて居《を》るべき筈《はづ》であります、尤《もつと》も父母《ふぼ》祖先《そせん》の遺傳《ゐでん》か、妊娠《にんしん》中《ちゆう》の失策等《しつさくとう》に依《よ》り、本然《ほんぜん》の强健《きやうけん》を害《がい》せられて居《ゐ》るものもあり、又出產後小兒《またしつさんごしようじ》の際《さい》に、不注意不攝《ふちゆういふせつ》生《せい》の爲《た》めに、病態《びやうたい》を來《き》たして居《を》るものもありますが、此等《これら》は前《まへ》に述《の》べたる自然《じぜん》の神理療養法《しんりりやうようほう》に依《よ》れば、之《こ》れを救治《きゆうち》して本然《ほんぜん》を回復《かいふく》することが出來《でき》るものであるから、何人《なんぴと》も此《こ》の本然《ほんぜん》の强健《きやけん》を保《ほ》持《じ》し、更《さら》に之《こ》れを鍛練《たんれん》して、一層增進《そうぞうしん》することに注意《ちゆうい》せねばならぬのであります。

柳《やなぎ》に風《かぜ》折《を》れなしと云《い》ふて、病弱《びやうじやく》なるものが却《かへ》つて仕事《しごと》を成功《せいかう》したり、又長生《またちやうせい》したるものがあり、一見强健《けんきやうけん》なるものが、一向《かふ》仕事《しごと》も出來《でき》ず、俄《には》かに早死《はやじに》するものがあるが、病健《びやうけん》や壽夭《じゆえう》や、幸不幸《かうふかう》は、皆自然《みなじぜん》の運命《うんめい》であつて、人力《じんりよく》の左右《さゆう》し得《う》べきものではないと云《い》ふ說《せつ》もありますが、勿論《もちろん》一種《しゆ》の宿命《しめくめい》と云《い》ふやうなものが在《あ》るのも爭《あらそ》はれぬ點《てん》がありますけれども、病弱《びやうじやく》なものが長生《ちようせい》するのは攝生《せつせい》に注意《ちゆうい》するのが原因《げんいん》であり、强健者《きやうけんしや》の早死《はやじに》するのは、强健《きやうけん》を頼《たの》みに、無謀《むほう》をするからであります、天運宿命《てんうんしゆくめい》はあつても、それは人力《じんりよく》と相殺勘定《さうさつかんじやう》になるのでありますから、矢張《やは》り人力《じんりよく》を盡《つく》して天命《てんめい》を待《ま》たねばなりませぬ、病弱《びやうじやく》なるものすら注意《ちゆうい》すれば、仕事《しごと》も出來《でき》、又天壽《またてんじゆ》を全《まつと》ふすることが出來《でき》るのであるから、況《ま》して本然《ほんぜん》の强健《きやうけん》そのままであるものは、能《よ》く〳〵注意《ちゆうい》して、義理《ぎり》にも能《よ》く働《はたら》き、長生《ちやうせい》せねばならぬのであります、病弱者《びやうじやくしや》でも仕事《しごと》を爲《な》し、長生《ちやうせい》するといふのが、則《すなは》ち神理自然療養《しんりじぜんりやうよう》の肝要《かんよう》なる、大反證《だいはんしやう》であるのであります。

第《だい》三節《せつ》　壽命《じゆめやう》の迫害《はくがい》

天壽《てんじゆ》は百歳内外《さいないぐわい》と論定《ろんてい》されましたが、夭死者《えうししや》や、變死者《へんししや》を除《のぞ》いても、百歳《さい》まで生存《せいぞん》するものは、至《いた》つて僅少《きんしやう》であるのは何故《なにゆへ》であらうか、人壽百歳説《じんじゆさいせつ》が間違《まちがい》ではないかと疑《うたが》ふものもありますが、人壽《じんじゆ》百歳説《さいせつ》の確實《かくじつ》なることは、既《すで》に述《の》べた通《とう》りであつて、決《けつ》つして誤《あやま》りではない、然《しか》らば何故《なにゆへ》に此《こ》の天壽《てんじゆ》を全《まつと》ふするものが少《す》くないかといふに、それは自分《じぶん》で自分《じぶん》の健康《けんかう》を害《がい》し、自分《じぶん》で自分《じぶん》の壽命《じゆめよう》を脅迫《きやうはく》して短縮《たんしゆく》せしむるからであります。

壽命《じゆめよう》を迫害《はくがい》するものは澤山《たくさん》ありますが、其《そ》の中《うち》で最《もつと》も強烈《きやうれつ》なるものを、順序《じゆんじよ》を追《お》ふて二三を擧《あ》げて、見《み》ますと、第一《だい》が色慾《しきよく》の過度《かご》であります、即《すなは》ち少青年年時代《しやうねんせいねんじだい》の手淫雞姦《しゆいんけいかんとう》等の淵慾《おんよく》、壯者《さうしや》が多數《たすう》の婦人《ふじん》を漁《ぎよ》し、又娼妓等《またしやうぎら》が多數《たすう》の男《おとこ》に接《せつ》するが如《ごと》き、或《あるい》は蓄妾《ちくしよう》、或《あるい》は姦通《かんつう》の如《ごと》き、特《とく》に邪淫《じやいん》則《すなは》ち手淫《しゆいん》とか、自己《じこ》の正妻《せいさい》に非《あ》らさるもの、則《すなは》ち有夫《ゆうふ》の婦人《ふじん》は固《もと》より、妾《めかけ》にても、娘《むすめ》にても、藝妓《げいぎ》、娼妓《しやうぎ》にても、妻以外《つまいがい》のものを犯《おか》し、又夫以外《またおつさいがい》のものと通《つう》ずるといふことは、單《たん》に淫慾《いんよく》を慾《ほつ》する丈《だけ》の惡事《あくじ》に止《とゞ》まらぬのであるから、一方《はう》に精神《せいしん》の健全《けんぜん》を迫害《はくがい》することが非常《ひじやう》であつて、過度《かご》の淫事《いんじ》と、不正《ふせい》の淫事《いんじ》とが、壽命《じゆめよう》を縮《ちゞ》むる唯《ゆ》一最大《さいだい》の毒物《どくぶつ》であるのであります、古人《こにん》は二十代《だい》は月《つき》に十回《かい》、三十代《だい》は七回《かい》、四十代《だい》は五回《かい》、五十代《だい》は三回《かい》、六十以上《いじやう》は成《な》るべく止《や》むを可《よし》とするも、能《あた》はずんば一回位《かいぐらい》に止《や》むべしと謂《い》はれて居《を》る、此《こ》れも習慣《しゆかん》の如何《いかん》であつて、房事《はうじ》を頻繁《ひんぱん》するものは、當時《たうじ》は左程《さほど》に疲勞《ひらう》も苦惱《くのう》も感《かん》せぬけれども、壽命《じめめよう》は一回毎《かいごと》に削《けづ》られてゆくものであります。

第二《だい》は心配《しんはい》であります、心配《しんはい》にも種々《しゆじゆ》ありますが、よし一時《じ》は如何《いか》に苦心《くしん》しても、それが正理《せいり》正義《せいぎ》であり、又結局成就《またけつきよくじようじゆ》すれば、正義《せいぎ》の念《ねん》と成就《じようじゆ》の樂《たのし》みと、心配《しんはい》とが相殺《そうさつ》されて、疲勞《ひらう》も苦惱《くのう》も消《き》へ去《さ》りて、壽命《じゆめやう》に惡影響《あくえいきやう》を及《およ》ぼすことはないのであるが、若しそれが役《やく》にも立《た》たぬ心配《しんぱい》であり、苦勞《くらう》であり、又不正《またふせい》なことであり、而《しか》して結局《けつきよく》は不成功《ふせいかう》に了《お》はるといふやうであれば、二重《じう》三重《じう》と苦痛疲勞《くつうひらう》を加《くは》へ、漸次壽命《せんじじゆめやう》を短縮《たんしゆく》するものであります、子供等《こどもち》に對《たい》する愛慾《あいよく》、金財上《きんざいじやう》の財慾《ざいよく》、名譽慾等《めいよよくとう》も、度《ど》を過《す》ぐれば、矢張《やは》り一つの餘計《よけい》な心配《しんぱい》と化《か》して、矢張《やは》り壽命《じゆめやう》を迫害《はくがい》するのであります。

第《だい》三は不眠則《ふみんすなは》ち睡眠不足《すいみんふそく》であります、勉強家《べんきやうか》は能《よ》く三時間《じかん》か四時間《じかん》も眠《ねむ》れば澤山《たくさん》であるといふが、夫《そ》れは特殊《とくしゆ》の人《ひと》が特殊《とくしゆ》の場合《ばあい》には宜《よ》いかも知《し》れぬが、生理上《せいりじやう》よりは決《け》つして合理《ごうり》でない、それも極《きは》めて能《よ》く熟睡《じゆくすい》すれば四時間《じかん》でもよいが、小供《こども》は十時間《じかん》、青年《せいねん》は八時間《じかん》、老人《らうじん》でも六時間位《じかんぐらい》能《よ》く熟睡《じゆくすい》するのが、尤《もつと》も生理的《せいりてき》であり、それが又自然《またしぜん》の強健法《きやうけんはう》であります、寢床《ねどこ》に入《はい》つて能《よ》く眠《ねむ》られない程苦《ほどくる》しいものはない、此《こ》れが則《すなは》ち現世《げんせい》の地獄《ぢごく》である、金殿玉樓《きんでんぎよくらう》に住《す》み、錦衣玉食《きんいぎよくしよく》しても、安眠《あんみん》の出來《でき》ぬものは、病人《びやうにん》であり、乞食《こぢき》であり、墮獄者《だごくしや》である、不眠症《ふみんしやう》の妄想程人生《ばうそうほどじんせい》で困《こま》つたものはない、而《しか》して翌日《よくじつ》に至《いた》れば元氣《げんき》粗喪《そさう》し、全《まつ》たく幽靈《ゆうれい》が濱風《はまかぜ》に遇《あ》ふたといふ姿《すがた》である、之《こ》れに反《はん》して能《よ》く熟睡《じゆくすい》すれば、陋屋破衣《ろうおくはゐ》も亦之《またこ》れ天國華臺《てんごくかだい》の住居《じうきよ》であつても、而《し》かも翌朝起《よくちようお》き出《い》づれば鬼《おに》をも挫《くぢ》かんばかりの元氣《げんき》が勃《ぼつ》々として沸《わ》き、快心《かいしん》云《い》はん方《かた》なしと云《い》ふ有様《ありさま》であります、偖《さ》て又《また》不眠《ふみん》と云《い》ふことには、種《しゆ》々の原因《げんいん》がありますが、矢張《やは》り心配《しんぱい》から來《く》るのが多《おほ》いから、下《くだ》らぬ心配《しんぱい》を拂《はら》ひ除《のぞ》けば、十中《ちう》の七八まで熟睡《じゆくすい》することが出來《でき》るのであります、則《すなは》ち体力《たいりよく》の都合《つごう》から來《く》る不《ふ》眠症《みんしやう》もあるが、事實《じゞつ》は心配《しんぱい》が主《おも》であつて、不眠程衛生上有害《ふみんほどえいせいじやうゆうがい》なるものはない、併《しか》し不眠《ふみん》が續《つゞ》けば、何時《いつ》か能《よ》く眠《ねむ》ることの出來《でき》る時《とき》があるから、壽命《じゆめう》を縮《ちゞ》めるのは、色慾《しきよく》の過《す》ぐる程甚《ほどはなは》だしくはないのであります。

第《だい》四は憤怒《ふんど》であります、心配《しんぱい》は消化不良《しやうかふりやう》を來《き》たし、憤怒《ふんど》は心臓腦神《しんぞうのうしん》を害《がい》し、健康上《けんかうじやう》の大禁物《だいきんもつ》でありますが、それよりも一層直接的《そうちよくせつてき》であるのは、一度怒《ごいか》れば少《すく》なくも一日以上《にちいじやう》の壽命《じゆめう》を短縮《たんしゆく》することであります、人身《じんしん》は水火《すいか》の作用《さよう》に依《よ》つて成《な》り立《たつ》て居《を》るのであるが、火《ひ》即《すなは》ち怒火《いかりび》が熾《さかん》であれば、水《みづ》を燒《た》きて沸騰上昇《ふつとうじようしよう》せしめ、水火《すいか》共《とも》に毀損減少《きそんげんしよう》するから、それ丈壽命《だけじゆめう》が短縮《たんしゆく》する次第《しだい》であります、禽獣虫魚《きんぢうちうぎよう》でも、總《すべ》て盛《さか》んに怒《いか》るものが、一体《たい》に壽命《じゆみやう》が短《みじ》かいのであります。

第《だい》五には美味美食美衣遊惰《びみびしよくびいゆうだ》、總《すべ》て金錢財寶《きんせんざいほう》に豊《ゆたか》にして、奢侈《しやし》を爲《な》すことであります、此《こ》れは別《べつ》に説明《せつめい》するまでもなく、奢侈《しやし》は精氣《せいき》を損《そん》じ、元氣《げんき》を失《うしな》ひ、活動力《かつどうりよく》を消耗《しようもう》して、恰《あた》かも氷《こうり》に湯《ゆ》を注《そゝ》ぐ如《ごと》く、不知不識《ふちふしき》の間《あいだ》に、壽命《じゆめよう》を短縮《たんしゆく》するものであります、此《こ》の他《た》猶《な》ほ天壽《てんじゆ》を危害《きがい》するものは枚《まい》擧《きよ》に遑《いとま》ありませぬが、要《よう》するに如上《じよじよう》の五つが、其《そ》の最《もつと》も大《だい》なるものであつて、此《こ》の五大毒《だいどく》を防遏《はうあつ》することが出來《でき》れば、其《そ》の他《た》は自《おのず》と防止《はうし》せられ、よし又防止《またはうし》せられぬでも、大《たい》した害《がい》はないのであります。

第《だい》四節《せつ》　健康《けんかう》の脅威《きようゐ》

前《まい》に述《の》べた壽命《じゆめよう》を迫害《はくがい》する五ケ條《じよう》は、悉《ことごと》く健康《けんかふ》に害《がい》あるものでありますが、併《しか》し比較的間接《ひかくてきかんせつ》でありますゝ今茲《いまこゝ》には直接健康《ちよくせつけんかう》の脅威《きようゐ》と爲《な》るべき主要《しゆよう》の項目《こうもく》を擧《あ》げて見《み》ましよう。

第《だい》一は多食《たしよく》であります、其《そ》の人《ひと》に相應《そうおう》せる一定《てい》の量以上《りよういじよう》に幾分《いくぶん》でも過食《かしよく》すれば、直《たゞ》ちに健康《けんかう》を害《がい》します、此《こ》れは美食《びしよく》でも粗食《そしよく》でも同《おな》じであります、又酒《またさけ》でも茶《ち》でも煙草《たばこ》でも菓子《くわし》でも、皆同樣《みなどうやう》大害《だいがい》であります、殊《こと》に間食《あいだぐい》が禁物《きんもつ》である、夕食後寢前《ゆうしよくごしんぜん》に食事《しよくじ》をする等《など》は、非常《ひじやう》の害《がい》がある、尤《もつと》も小供《こども》とか非常《ひじやう》に筋肉《きんにく》を使用《しよう》する者等《ものら》は、午後《ごゞ》一回簡單《かいかんたん》なる間食《あいだぐい》は差支《さしつかい》はありませぬ、元來生物《がんらいいきもの》は營養《えいよう》なしには生《い》きて居《を》られぬ、併《しか》し營養《えいよう》や其《そ》の營養《えいよう》の種類如何《しゆるいいかん》に依《よ》つては、却《かへ》つて生命《せいめい》を危害《きがい》するものである、植物《しよくぶつ》に餘《あま》り肥料《ひれう》を澤山與《たくさんあた》ふれば、遂《つひ》に枯死《こし》し、又不適合《またふてうがう》の肥料《ひれう》をやつても發育《はついく》が惡《わる》い、それと同《おな》じであつて、人間《にんげん》も多食《たしよく》がいけぬと同時《ごうじ》に、如何《いか》に滋養物《じやうぶつ》であつても、其《そ》の人《ひと》の好《この》まぬものは害毒《がいどく》になる、例《たと》へば牛乳《ぎうにう》やスウプが如何《いか》に滋養分《じゆやうぶん》に富《とん》で居《お》つても、それを好《この》まぬ舊式《きうしき》の田舍《ゐなか》の老婆等《らうはなど》が呑《の》むと、直《たゞ》ちに嘔吐《もど》して、激《はげ》しき病狀《びやうじやう》を呈《てい》するが如《ごと》きことは、今《いま》までも時《とき》々實見《じつけん》する所《ところ》であります、要《えう》は好《この》むものを腹《はら》八分《ぶ》丈《だけ》に止《と》めて置《を》くといふのが尤《もつと》も養生的《やうじやうてき》であり、無害《むがい》であつて、健康《けんかう》を補長《ほちやう》するものであります。

第《だい》二は寒暖《かんだん》の變調《へんてう》であります、寒暖《かんだん》の變調位《へんてうぐらゐ》が何《なん》であるかと馬鹿《はか》にして居《お》つたり、又《また》は全然不《ぜんぜんふ》注意《ちうい》のものが多《おほ》いが、此《こ》れは非常《ひじやう》の心得違《こゝろえちが》ひである、身病《しんびやう》は總《すべ》て飲食《いしよく》が、左《さ》もなければ寒熱《かんねつ》が基《もと》であります、尤《もつと》も熱《あつ》いのはいくら熱《あつ》くても構《かま》はぬ、寒《さむ》いのも亦《また》いくら寒《さむ》くても構《かま》はぬ、寒《さむ》さは寒《かん》殺《ころ》し、熱《ねつ》には熱殺《ねつころ》すといふが如《ごと》く、熱《あつ》ければ熱《あつ》い如《ごと》く、寒《さむ》ければ寒《さむ》い如《ごと》く、心得《こゝろゐ》もあれば、處置《しよち》法《はふ》もあるが、熱《あつ》いかと思《おも》へば直《す》ぐ寒《さむ》い、寒《さむ》いかと思《おも》へば急《きう》に熱《あつ》くなるといふのが、身体《しんたい》に非常《ひじやう》な毒《どく》である、此《こ》の寒暖《かんだん》の激變《げきへん》に由《よ》つて、風邪《ふうじや》とか、熱病《ねつびやう》とか、其《そ》の他種々《たしゆ〴〵》の病氣《びやうき》が、發生《はつせい》し、それが因《いん》と爲《な》つて、他《た》の餘病《よびやう》を併發《へいはつ》し、馬鹿《はか》にして居《お》つた一寸《と》の風邪位《ふうじやいらゐ》で、死病《しびやう》に爲《な》ることも多《おほ》いのであります、故《ゆゑ》に此《こ》の寒暖急變《かんだんきうへん》の際《さい》には、如何《いか》なる健康体《けんかうたい》の人《ひと》でも、それ相當《さうたう》に充分《じうぶん》の用意《ようい》を爲《な》し、衣服《いふく》の加減《かけん》から、住所食物《じゆうしよしよくもつ》の調節《てうせつ》、入浴等《にうよくとう》の注意《ちうい》を怠《おこた》つてはならぬのであります、

第三《だい》は塵《ごみ》と惡水《あくすゐ》であります、塵芥《ごみ》を吸收《きうしう》すれば、何時《いつ》かは呼吸器病《こきうきびやう》の因《いん》を爲《な》し、遂《つい》には不治《ふぢ》の難病《なんびやう》に陷《おち》るものであります、又惡水《またあくすゐ》は即時《そくじ》に腹痛等《ふくつうなど》を起《おこ》すこともありますが、そんな急性《きうせい》の中毒《ちうどく》であれば、また仕末《しまつ》がよいのであるが、自然《しぜん》に胃腸《いちやう》を腐《くさ》らし、血液《けつえき》を不純《ふじゆん》にし、種々《しゆ〳〵》の病因《びやういん》を爲《な》し、遂《つい》に取《と》り返《かへ》しの付《つ》かぬやうになるものであります。

第三《だい》は勞休《らうきう》の不調《ふてう》であります、學生等《がくせいら》が平素《へいそ》はのらくらして居《を》つて、いざ試驗前《しけんまへ》となると、徹《てつ》夜《や》して勉强《べんきやう》するといふやうな、無茶《むちや》な亂暴《らんばう》をやり、爲《た》めに腦病《のうびやう》や神經衰弱《しんけいすゐじやく》を起《おこ》すが如《ごと》きを始《はじ》めとして、筋肉勞働者《きんにくらうどうしや》でも二三日間《にちかん》は非常《ひじやう》に働《はたら》き、十二時間《じかん》も十四時間《じかん》も骨折《ほねを》るかと思《おも》へば、四五日も全然遊《ぜんぜんあそ》び暮《く》らすといふやうなもの、或《あるひ》は晝夜《ちうや》の別《べつ》なく碁《ご》を圍《かこ》んだり、花合《はなあは》せをしたりするかと思《おも》へば、三日も四日も半病人《はんびやうにん》の如《ごと》く寢《ね》たり起《おき》たりして居《を》るといふやうなのが、皆健康《みなけんかう》を害《がい》し、病《びやう》因《いん》を爲《な》すのであります。

第五《だい》は不潔《ふけつ》であります、身体《しんたい》は固《もと》より、衣服《いふく》、住所《じゆうしよ》、總《すべ》ての器物《きぶつ》を不潔《ふけつ》にして置《お》くのは、流行《りうかう》

病毒《びやうどく》の傳染《でんせん》の媒介《ばいかい》と爲《な》り、又皮膚病《またひふびやう》の因《いん》と爲《な》り、風邪等《ふうじやなど》に罹《かゝ》り易《やす》く、其《そ》の他《た》一寸考《かんが》への及《およ》はぬ難《なん》病《びやう》の病因《びやういん》を爲《な》すものであります、不潔《ふけつ》が慣《な》るれば自分《じぶん》には左程《さほど》にも感《かん》ぜぬけれども、他《た》から見《み》て氣持《きもち》が惡《わる》く、又其《またそ》の人《ひと》の性格《せいかく》が無精《ぶしやう》であるといふことも察《さつ》せられ、且《か》つ道徳的《だうとくてき》には不信《ふしん》の人《ひと》とも見《み》らるゝものであります、我《わ》が國《くに》は神國《しんこく》である、神《かみ》は清淨潔白《せいじやうけつぱく》を尙《たふと》ばれるのである、不潔《ふけつ》のものは決《けつ》して神《かみ》に近《ちか》づくことは出來《でき》ぬのであります、祭服等《さいふくとう》が白《しろ》であり、又朝鮮人《またてうせんじん》は多《おほ》く白《しろ》の衣服《いふく》を用《もち》ひますが、此《こ》れは早《はや》く汚《よご》れて損《そん》ではあるけれども、汚《よご》れ目《め》が早《はや》く知《し》れるから、早《はや》く清潔《せいけつ》にするといふ意義《いぎ》もあるので、衛生的《えいせいてき》には大《おほ》に味《あぢ》ふべきものであります。

此《こ》の他《た》に健康《けんかう》を迫害《はくがい》するものは幾多《いくた》ありますが、前《まへ》の壽命迫害《じゆめうはくがい》の五大項《だいこう》と、此《こ》の健康脅威《けんかうきようい》の五大項《だいこう》に注意《ちうい》して、此《こ》れを防《ふせ》ぐことが出來《でき》れば、其《そ》の他《た》は固《もと》より自然《しぜん》に豫防《よばう》するものでありますから、今茲《いまこゝ》には此《こ》の五項《こう》に止《と》めて置《を》きます、此《こ》の五項《こう》は大《たい》した問題《もんだい》ではないやうでありますが、實《じつ》に其《そ》の關《くわん》する所《ところ》が至大《しだい》であります、又《また》一見《けん》すれば此《こ》れを防《ふせ》ぐのも左程困難《さほどこんなん》ではないやうでありますけれども、實際《じつさい》に當《あたつ》て見《み》ますと中々《なかなか》六ヶ敷《し》いものであります。

第五章《だいしよう》　強健體《きやうけんたい》の靈異《れいい》

普通《ふつう》の人間《にんげん》ではどうしても出來《でき》ない藝當《げいたう》をやるものや、又如何《またいか》にしても人間業《にんげんわざ》とは思《おも》はれぬ、不思議《ふしぎ》の作動《はたらき》を爲《な》すのは、矢張《やつは》り心身共《しんしんとも》強健《きやうけん》でなくてはならぬ、例《たと》へば輕業師《かるわざし》が下駄《げた》を履《はい》て綱渡《つなわた》りをするとか、高竿《たかざを》の上《うへ》に立《た》つとか、飛《と》び移《うつ》りをやるのは、實《じつ》に魔術《まじゆつ》のやうであるが、實際《じつさい》やつて居《お》るのに違《ちが》ひはない、此《こ》れは非常《ひじやう》に稽古《けいこ》を積《つ》み、熟練《じゆくれん》を要《えう》するのは、云《い》ふまでもないのであるが、此《こ》の稽古《けいこ》此《こ》の熟練《じゆくれん》に堪《た》へて、眞《しん》に藝當《げいだう》の妙《めう》に達《たつ》するのは、どうしても強健体《きやうけんたい》でなくてはならぬ、決《け》つして病弱《びやうじやく》の身体《しんたい》や、薄志《はくし》のものは、出來得《できえ》ないのであります。

又武道《またぶだう》の達人《たつじん》が進退出汲《しんたいしゆつぽつ》の自在《じざん》を極《きは》め、多數《たすう》を相手《あひて》にして、神變《しんぺん》の働《はたら》きを爲《な》すのも、矢張《やつぱ》り心《しん》身共《くとも》に強健《きやうけん》でなくては、斯《か》かる劒術《けんじゆつ》の奥義《おくぎ》に達《たつ》することは出來《でき》ませぬ、荒木又右衛門《あらきまたうえもん》の三十六人《にん》斬《ぎ》り、岩見重太郎《いわみじゆうたらう》が數《すう》百人《にん》を相手《あひて》に敵打《かたきう》ちをしたのや、其他《そのた》武道《ぶだう》の名人《めいじん》が山賊退治《さんぞくたいぢ》、猛獸退治等《まうじゆたいぢとう》の仕業《しわざ》を見《み》ると、どうしても人間業《にんげんわざ》ではないやうにあるけれども、其妙境《そのめうけう》に到《いた》れば、如何《いか》なる不《ふ》思議《しぎ》をも現《あら》はし得《う》るものであつて、此等《これら》は皆本然《みなほんぜん》の強健体《きやうけんたい》を彌《いや》が上《うへ》にも鍛練《たんれん》するからであります

第《だい》一節《せつ》　不死身《ふしみ》の實説《じつせつ》

世《よ》に不死身《ふじみ》といつて、いくら打《う》ち擲《なぐ》つても、余《あま》り痛《いた》みを感《かん》せず、又普通《またふつう》のものであれば、即死《そくし》する程《ほど》の大傷《おほきず》を受《う》けても、左程《さほど》に苦《くる》しまず、特別《とくべつ》の手當《てあて》をせぬでも、自然《しぜん》に平癒《へいゆ》するといふのがある、眞《しん》に不思議《ふしぎ》と云《い》へば、不思議《ふしぎ》であるが、何《なに》も特別《とくべつ》の人間《にんげん》ではない、矢張《やは》り眞《しん》の强健体《きやうけんたい》であるからであります、何人《なんぴと》でも心身《しんしん》を本然《ほんぜん》の强健《きやうけん》に復《ふく》し、而《しか》して猶之《なほこ》れを鍛練《たんれん》するときは、此《こ》の不《ふ》死身《しみ》の如《ごと》き靈能《れいのう》を現《あら》はすことが出來《でき》るのであります。

昔《むかし》の勇士《ゆうし》や豪傑《がうけつ》の不死身《ふしみ》といふ話《はなし》は澤山《たくさん》あるが、それ等《ら》は昔話《むかしはなし》として暫《しばら》く措《お》き、現在生存《げんざいせいぞん》して居《お》り、而《し》かも女《をんな》であつて、不死身《ふしみ》とも云《い》ふべき一例《れい》を擧《あ》ぐれば、能《よ》く新聞《しんぶん》に現《あら》はれた、大防《おほさか》の六人斬《にんぎり》で有名《ゆうめい》なる妻吉《つまきち》といふ藝妓《げいぎ》が養父《やうふ》中川萬次郎《なかがわまんじらう》から、兩腕《れうで》を切《き》り落《おと》されたけれども、忽《たち》ち平《へい》癒《ゆ》して、口《くち》に筆《ふで》を咬《くは》へて畫《ぐわ》を書《か》くことを業《げふ》とし、又畫伯《またぐわはく》上田《うへだ》草平《さうへい》の妻《つま》と成《な》り、二人《り》の子《こ》まで儲《もう》け、十數年《すうねん》の間幾多《あひだいくた》の虐待《ぎやくたい》に堪《た》へ今年《こんねん》四十歳《さい》に當るも、猶《なほ》三十二三歳位《さいぐらゐ》の若《わか》さであり、血色《けつしよく》も非常《ひじやう》に好《よ》いといふのである、此等《これら》は眞《しん》に强健体《きやうけんたい》から來《く》る所《ところ》の靈異《れいい》であつて、所謂不死身《いはゆるふしみ》といふべきものであります。

第《だい》二節《せつ》　仙人不老童顔《せんにんふらうどうがん》の事説《じせつ》

支那《しなん》では仙人《せんにん》の、相貌《そうはふ》を評《へう》して童顔《どうがん》といふて居《お》るが、年《とし》は八十九十になつても、顔《かほ》を見《み》れば十七八歳《さい》の少年《せうねん》のやうであつて、生氣《せいき》があり、血色《けつしよく》が宜《よろ》しく、邪氣《じやき》がないのであります、此《こ》の童顔《どうがん》の例《れい》は、日本《にほん》にも昔《むかし》から澤山《たくさん》ありますが、今《いま》でもそういふ人《ひと》が少《すく》なくありませぬ、肥後《ひご》の五箇山《かさん》中《ちう》に、徳兵衛《とくべえ》といふ今年《ことし》九十八歳《さい》の老人《らうじん》があるが其《そ》の顔《かほ》を見《み》れば二十歳以上《さいいじよう》とは見《み》られぬ若《わか》さであつて、如何《いか》にも小供《こども》らしい至《いた》つて無邪氣《むじやき》の相貌《そうはふ》である、又其《またそ》の歩《ある》き方《かた》を見《み》ても、後《あと》の方《はう》から見《み》ても、どうしても十八九歳《さい》の少年《せうねん》のやうである、只《た》だ髪《かみ》に少《すこ》し白髪《はくはつ》があるから、被《かぶ》り物《もの》を除《の》くれば老人《らうじん》ではないかと思《おも》はれるだけで、若《も》し手拭《てぬぐい》なり、頭巾《づきん》なりを被《かぶ》つて居《お》れば、何人《なびと》も老人《らうじん》と見《み》るものはなく、族人《たびびと》が途中《とちう》にて出遇《であ》ひ、オイ坊《ばつ》ちやん安蘇《あそ》にはどちらに行《ゆ》くかと尋《たづ》ねたことがあるが、其《そ》の返事《へんじ》の聲《こゑ》までが小供《こども》らしかつたといふ實話《じつわ》がある、村《むら》のものも、年寄小供《としよりこども》の徳《とく》さんといつて尊《たつさ》んで居《お》る、仕事《しごと》も能《よ》く働《はたら》き人《ひさ》にも親切《しんせつ》で、耳《み》も齒《は》も目《め》も足《あし》も達者《たつしや》で、青年《せいねん》と更《さら》に異《こと》なることはない、自分《じぶん》にも此《こ》の工合《ぐあひ》なら百六七十歳《さい》までは生《い》きて居《お》られやうと云《い》ふことである、此等《これら》が所謂《いはゆる》不老不死《ふらうふし》の仙人《せんにん》であり、童顔《どうがん》の老人《らうじん》であつて、眞《しん》の强健体《きやうけんたい》と云《い》ふべきであります。

第《だい》三節《せつ》　飢《き》餓《が》に堪《た》ふ眞《しん》理《り》

病氣《びやうき》の爲《た》めに斷食《だんじき》するとか、又修業《またしゆげう》の爲《た》めに斷食《だんじき》や節食《せつしよく》するのは、全然別問題《ぜんぜんべつもんだい》である、それから窮乏《きゆうぼふ》して食《く》ふものが無いから、食《く》はぬで病人《びやうにん》の如《ごと》くなつて居《お》るといふのも、別意義《べついぎ》である、茲《こゝ》に飢餓《きが》に堪《た》ふるといふのは、平素普通《へいそふつう》の人《ひと》の半分《はんぶん》か、又《また》は三分《ぶん》の一か或《あるひ》は五分《ぶん》の一しか食《く》はずして、而《し》かも健康狀態《けんこうじやうたい》は、少《すこ》しの異《かは》りもなく、又普通《またふつう》の人《ひと》と同樣《どうやう》に働《はたら》いて、一向疲勞《かうひらう》もせねば、後《おく》れも取《さ》らぬといふのである、こういふ人《ひと》は千人《にん》に一人位《りぐらゐ》ある、又何《またなに》かの場合《ばあひ》に飲食物《いんしよくぶつ》がなくして二日や三日食《く》はぬでも、別《べつ》に衰弱《すゐじやく》もせず、仕事《しごと》は普通《ふつう》にやつてゆくといふこともある、此等《これら》の實《じつ》例《れい》は枚擧《まいきよ》に遑《いとま》のない程澤山《ほどたくさん》あるが、能《よ》く其《そ》の人物《じんぶつ》を調《しら》べて見《み》ると、平素《へいそ》の訓練《くんれん》もよいのではあるが、實《じつ》は眞《しん》の强健体《きやうけんたい》が基礎《きそ》になつて居《お》るのであります。

第《だい》四節《せつ》　水火《すゐくわ》に堪《た》ふ眞理《しんり》

火《ひ》の中《なか》でも水《みず》の中《なか》でもとか、火《ひ》に焚《たかれ》ず水《みや》にも溺《をほ》れずといふことがあるが、此《こ》の所《ところ》にいふのは、それ程荒《ほどあらつ》ぽい事《こと》ではない、酷暑《ごくしよ》でも左《さ》程熱《ほどあつ》からず、嚴寒《げんかん》でも左《さ》程寒《ほどさむ》からず、冬《ふゆ》は袷位《あわせくらゐ》で通《さう》し、夏《なつ》と雖《いへど》も裸《はだか》になるやうのこともなく、又火傷《またくわせう》しても凍傷《とうしやう》しても、不死身《ふじみ》の如《ごと》く、餘《あま》り痛《いた》まずして早《はや》く治癒《ぢゆ》し、普通《ふつう》のものが日射病《につしやびやう》で倒《たを》れるやうな場合《ばあひ》でも、平氣《へいき》で居《お》り、又嚴冬《またげんとう》に三十分間《ぷんかん》も水《すゐ》中に在《あ》れば、海女《あま》とか其《そ》の方面《はうめん》の業者以外《げうしやいぐわい》は、大抵凍死《たいていとうし》とか又《また》は半死《はんし》の狀態《じやうたい》になるものであるが一向水《かうみず》には慣《な》れないものであつて、一時間《じかん》も二時間《じかん》も水中《すゐちう》に在《あ》りながら、生命身体《せいめいしんた》に危害《きがい》のないといふのがある、此《こ》れも眞《しん》の强健体《きやうけんたい》から來《く》る所《さつろ》の靈異《れいい》であります、此《こ》のやうな人《ひと》は現在《げんざい》の世《よ》の中《なか》にも澤山《たくさん》あります、都會《とくわい》の人《ひと》には少《す》くないが、極邊鄙《ごくへんぴ》の所謂山家育《いはゆるやまがそだ》ちといふものに、飢餓《きが》に堪《た》ふるとか、苛責《かしやく》に堪《た》ふるとか、又《また》は水火《すゐくわ》に堪《た》ふるとかいふやうなものが多《おほ》いのであつて、心魔《しんま》の少《す》くないのも、其《そ》の主《おも》なる原因《げんいん》であります

第《だい》五節《せつ》　靈《れい》氣《き》人《ひと》を壓《あつ》す

身体《しんたい》が强健《きやうけん》であれば、精神《せいしん》も健全《けんぜん》であります、精神《せいしん》が强固《きやうこ》であれば、身体《しんたい》に生氣《せいき》が充滿《じゆまん》します心身《しんしん》が共《とも》に健全《けんぜん》であれば、心《こゝろ》は寛《ひろ》く、体《たい》は豐《ゆた》かであります、世《よ》の中《なか》には智者《ちしや》もあり、學者《がくしや》もあり慈善家《じぜんか》もあり、大事業家《だいじげうか》もあり、力士《りきし》の如《ごと》き体力《たいりよく》の强《つよ》いものもあり、美人好男子《びじんかうだんし》もあります、けれども其《そ》の多《おほ》くは、驕慢《けうまん》であるか、神經質《しんけいしつ》であるか、遲鈍《ちどん》であるか、陰鬱《いんうつ》であるか、險相《けんさう》であるかして、眞《しん》に人《ひと》の心服《しんぷく》し悅服《えつぷく》するはないのであります、然《しか》るに心《こゝろ》が寛厚《くわんこう》であつて、身体《しんたい》の豐壯《はうさう》なるものは、假令《たと》ひ其《そ》の人《ひと》の相貌《さうはふ》が醜であつても、學問智識才覺《がくもんちしきさいかく》には乏《とぼ》しいとしても、眉間《みけん》に一種《しゆ》云《い》ふべからざる德光《とくこう》が輝《かゞや》き渡《わた》りて、靈氣《れいき》が四圍《ゐ》に充《み》ち、不知不識何人《ふちふしきなんぴと》も悅服《えつぷく》し心服《しんぷく》するやうになるのであります、此《こ》れは智《ち》でも金《かね》でも、位《くらゐ》でも出來《でき》ぬことであつて、心身共《しんしんとも》に强健《きやうけん》で、眞面目《まじめ》でなくては、此《こ》れまで往《ゆ》かれぬのであります、自然《しぜん》に人《ひと》が頭《あたま》を下《さ》ぐる、あの人《ひと》を見《み》れば自然《しぜん》に頭《あたま》が下《さ》がるといふのが、眞《しん》の德《とく》であり、そこに神人《しんじん》一致《ち》の靈力《れいりよく》が存《ぞん》するのであります。

第《だい》六章《しやう》　仙術諸病全治法《せんじゆつしよびやうぜんぢはふ》

第《だい》一節《せつ》　仙家靈藥製法《せんかれいやくせいはふ》

○不飢《ふき》の仙藥《せんやく》、麻《あさ》の實《み》一升《せう》、糯米《もちごめ》一升《せう》とを細粉《さいふん》と爲《な》し、煮《に》たる紅棗《なつめ》一升《せう》と混《こん》じて、適宜《てきぎ》の丸《まる》となし、之《これ》を數日《すうじつ》に一粒《つぶ》づゝ食《しよく》すれば、其《そ》の他《た》に食事《しよくじ》を爲《な》さゞるとも、決《けつ》して飢《うへ》ることとなし。

又大豆《まただいづ》五升《せう》を淘洗《みづあら》ひ、三遍蒸《べんむし》て皮《かわ》を去《さ》り、大麻《おほあさ》の實《み》三升《ぜう》を水《みず》に浸《ひた》すこと一夜《や》にして、同《おな》じく三遍蒸《べんむし》て麻《あさ》の實《み》の口《くち》を開《ひら》く時皮《ときかわ》を去《さ》り、其《みぎ》二種《しゆ》を能《よ》く搗《つ》きて餅《もち》の如《ごと》く丸《まる》め、瓶《かめ》に入《い》れて初更《しよかう》より夜《や》半《はん》まで蒸《む》し、夜《よ》の寅《とら》の刻《こく》に瓶《かめ》より取出《とりだ》し、翌日《よくじつ》の晝晒《ひるさら》し乾《かわ》かして粉《こ》にし、此《こ》の粉《こな》を飽程食《あくほどしよく》して一切他《さいた》の物《もの》を食《く》ふべからず、斯《か》く始《はぢ》め一度飽《ごあく》ほど食《しよく》すれば、七日間《かかん》は飢《う》へず、それを過《すご》して又食《またしよく》すれば數《すう》十日間《にちかん》飢《う》へず、斯《か》くすること四五回《くわい》なれば遂《つひ》に年中《ねんぢう》飢《う》へざるに至《いた》る、若《も》し口喝《くちかつ》せば麻《あさ》の實《み》の湯《ゆ》を飲《の》むべし、又若《またも》し常《つね》の如《ごと》く食《しよく》せんと思《おも》はゞ、唐辛子《とうがらし》三合《がう》を紛《こ》にして、煎《せん》じ呑《の》むべし、左《さ》すれば、大便下《だいべんくだ》り、其後《そのご》は常《つね》に食進《しよくす》みて、少《すこ》しも身体《しんたい》に害《がい》なし、

○不溺《ふてき》の妙藥《めうやく》、六鳳草《はつまう》の根《ね》を細末《さいまつ》と爲《な》し、花粉《くわふん》と倶《とも》に雲雀《ひばり》の卵《たまご》の黄味《きみ》にて練《ね》り、之《これ》を一日《にち》十匁《もんめ》

位《くらゐ》百日間《にちかん》服用《ふくよう》すれば、身体《しんたい》自然《しぜん》に輕《かる》くなり、水上《すゐじやう》に立《た》つも決《けつ》して沈《しづ》むことなく、自由《じゆう》に歩行《ほかう》し得《う》

○早飛《はやとび》の妙薬《みようやく》、薄《すゝき》の葉《は》と六鳳草《ほうさう》とを黒焼《くろやき》にして、驅走《くそう》せんとする四五日前《まへ》より、一回《くわい》十五匁位《もんめくらゐ》服《ふく》すれば、普通《ふつう》よりは三倍以上《ばいいじやう》の速力《そくりよく》を増《ま》すものなり。

○飛行《ひかう》の仙薬《せんやく》、朱砂《しゆさ》、黄金《おうごん》、雌黄《しこう》、飛丹《ひたん》の四種《しゆ》を調剤《てうざい》して、之《これ》を神丹《しんたん》と云《い》ふ、此《これ》を服《ふく》すれば飛行《ひかう》自在《じざい》の仙術《せんじゆつ》を得《う》と云《い》ふ。

又金漿《またきんしよう》、玉醴《ぎよくれい》、交梨《かうり》、火棗《ひなつめ》の四種《しゆ》を調合《てうがう》したるものも同様《どうやう》の飛行薬《ひかうやく》なり。

○隠形《おんげふ》の妙薬《めうやく》、黒豆《くろまめ》、貫衆《かんす》、槐子《えんじゆのみ》の三種《しゆ》を粉《こな》にし、晒《さら》し乾《かわ》かし、丸薬《ぐわんやく》と爲《な》し、毎日《まいにち》五六粒《つぶ》づゝ服《ふく》し、肉食淫酒《にくしよくいんしゆ》、邪念《じやねん》を禁絶《きんぜつ》するときは、隠見出没自在《いんけんしゆつぼつじざい》を得《う》。

○長命酒《ちやうめいしゆ》、南芎《なんきう》一匁《もんめ》、當歸《たうき》三匁《もんめ》生地黄《なまぢわう》四匁《もんめ》、人參《にんじん》一匁《もんめ》、粉草《ふんさう》一匁《もんめ》、白茯苓《しろぶくりやう》二匁《もんめ》、白芍《はくしやく》二匁《もんめ》、白朮《びやくじゆつ》二匁《もんめ》、五加皮《かひ》八匁《もんめ》、核桃肉《がいさうけい》四匁《もんめ》、小肥紅《しようひこう》四匁《もんめ》、以上《いじやう》十一種《しゆ》を絹《きぬ》の袋《ふくろ》に入《い》れ、糯米《もちごめ》の酒《さけ》四十斤《きん》と混《こん》じつゝ能《よ》く煮《に》、此《これ》を壜《びん》に入《い》れて五日《か》乃至《ないし》七日《か》の間《あひだ》、土中《どちう》に埋《う》め置《お》き、然《しか》る後取出《のちとりだ》して、食前一回《しよくぜんくわい》一杯宛《はいづゝ》服用《ふくよう》すれば、無病長命《むびやうちやうめい》なることを得《う》と云《い》ふ。

○美音《びおん》の劑薬《ざいやく》、金硫黄《きんゐわう》一ゲレン、蜀葵根末《あほいのねまつ》十ゲレンの割《わり》にて調合《ちやうがう》し毎日《まいにち》三回《くわい》用《もち》ゆれば音聲《おんせい》のかる

ゝことなく非常《ひじやう》に高音《かうおん》を出《だ》すことを得《う》。

○童顔《どうがん》の仙薬《せんやく》、白小豆《しろあづき》五合《ごう》、滑石《かつせき》一匁《もんめ》、白檀《びやくたん》一匁《もんめ》の割《わり》にて粉末《ふんまつ》となし、常《つね》に顔《かほ》を洗《あら》ふ時《とき》に用《もち》ひ、又《また》は漿水《しやうすゐ》とて水《みづ》の中《なか》に赤土《あかつち》を溶《と》き一晝夜《ちうや》捨《す》て置《お》き、其《そ》の上水《うわみづ》を汲《く》むも良《よ》し、或《あるひ》は寢前《ねるまへ》に犢牛《こうし》の生《なま》肉《にく》の油《あぶら》を顔面《がめん》に塗《ぬ》り又能《またよ》く洗《あら》ひ落《おと》せば、決《けつ》して皺《しわ》の寄《よ》ること無《な》し。

○不飢酒《ふきしゆ》　蛤《はまぐり》の剝《む》きみを瓶《かめ》に入《い》れて密封《みつぷう》し、土中《どちゆう》に埋《うづ》むること三年《ねん》にして、更《さら》に米《こめ》を加《くは》へ、又密《またみつ》封《ぷう》して土中《どちゆう》に埋《うづ》むる事《こと》十年《ねん》なれば、一種《しゆ》の甘妙《かんめう》なる酒《さけ》となる、之《これ》を一杯飲《はいの》む時《とき》は、少《すこ》しく酔《よ》ふて三年《ねん》の間醒《あいださ》めず、他《た》に食事《しよくじ》せざるも飢《うえ》を感《かん》ずる事《こと》なし。

○明眼《めいがん》の秘薬《ひやく》　深山《しんざん》の岩石《がんせき》より滴《した》たる白《しろ》き水《みづ》に、芒硝《ばうしよう》六匁《もんめ》と食塩《しよくゑん》一つまみを入《い》れて溶《と》き、舊正月《きゆうしやうがつ》三日《か》、二月《がつ》八日《か》、三月《がつ》四日《か》、四月《がつ》四日《か》、五月《がつ》五日《か》、六月《がつ》四日《か》、七月《がつ》三日《か》、八月朔日《がつついたち》、九月《がつ》十三日《にち》十月《がつ》十三日《にち》、十一月《がつ》十六日《にち》、十二月《がつ》五日《か》の十二日《にち》に能《よ》く眼《め》を洗《あら》へば、老眼《らうがん》も童眼《どうがん》の如《ごと》くなり、暗《あん》夜《や》も物《もの》を見《み》る事《こと》を得《う》、尤《もつと》も右《みぎ》十二日《にち》の他《ほか》、毎朝毎夕《まいあさまいゆう》三年程續《ねんほどつゞ》けて洗《あら》へば、殊《こと》に宜《よ》し。

○去病長生《きよびやうちやうせい》の仙薬《せんやく》　槐子《くわいし》を舊《きゆう》十月巳《がつみ》の日《ひ》に、實《み》の相連《あひつらな》り多《お》きものを取《と》りて、皮《かわ》を去《さ》り、新《あたら》しき瓶《かめ》に入《い》れて密封《みつぷう》すること二七日《にち》、初《はじ》め一粒《つぶ》を呑《の》み、二日目《かめ》は二粒《つぶ》を呑《の》み斯《かく》くて一日毎《にちごと》に一粒《つぶ》を増《ま》し十日目《かめ》に十粒《つぶの》呑み、十一日目《かめ》に又《また》た一粒《つぶ》に返《かへ》るべし、斯《か》くする時《とき》は百病《びやう》を去《さ》り百歳以上《さいいじやう》の壽命《じゆめよう》を保《たも》ち、神通《しんつう》の境《きやう》に入《い》り、白髪《はくはつ》も童子《ごうじ》の如《ごと》くなり、疾下血等《しつかけつなど》をも治《なほ》し、身体輕妙《しんたいけいめよう》と爲《な》るものなり。

○不飢不疲《ふきふひ》の妙藥《めようやく》　糯米《もちごめ》三合《ごう》を能《よ》くいりこがし、黄蠟《おうろう》二兩《りやう》を能《よ》く沸《わか》し、此《これ》に糯米《もちごめ》の粉《こな》を入《い》れ、しばらくして火《ひ》を引《ひ》き、團子《だんご》の如《ごと》く丸《まる》めて食《しよく》する時《とき》は數日食《すうじつしよく》せざるも飢《うへ》へず、又遠足《またえんそく》するも疲《つか》るゝことなし、若《も》し普通《ふつう》の食事《しよくじ》を爲《な》さんとする時《とき》は、胡桃《くるみ》の實《み》二つを食《しよく》して、後《の》ちに常食《じやうしよく》に移《うつ》るべし。

又黄芪《またおうてい》、赤石脂《せきせきし》、龍骨各《りゆうこつかく》三匁《もんめ》、防風《ぼうふう》五匁《もんめ》、烏頭《うさう》一匁《もんめ》を混《こん》じて、石臼《いしうす》にて能《よ》く碎《くだ》き、蜜《みつ》にて煉《ね》りて團子《だんご》と爲《な》し、時々服用《ときふくやう》すれば、數百里歩《すうりあゆ》むとも、飢《うへ》へず、又疲《またつか》るゝ事《こと》なし、但《たゞ》し烏頭《うこう》は毒《どく》あるものなれば分量《ぶんりやう》を能《よ》く注意《ちゆうい》すべし。

○創傷《きりきず》の仙藥《せんやく》　岩石《いはいし》の穴間《あなま》に餅《もち》の如《ごと》き半流動体《はんりゆうどうたい》あり、之《これ》を石黄《せきくわう》と云《い》ふ、此《これ》に松《まつ》の髓《ずい》より脂《あぶら》を絞《しほ》り出《だ》したるものと混《こん》じて、一種《しゆ》の膏藥《かうやく》と爲《な》せり、此《こ》の藥《くすり》は、一切《せつ》の刀傷《たうしやう》、及腫物《およびできもの》、火傷《やけど》、凍傷《とうしやう》、破《は》傷風等《しやうふうなど》に妙効《めようかう》あり。

○除疫《ぢよえき》の仙藥《せんやく》　極上《ごくじやう》の辰砂《しんしや》二兩《りよう》を細《こま》かに碎《くだ》きて蜜《みつ》にて煉《ね》り、麻《あさ》の實《み》ほどの丸藥《がんやく》と爲《な》し、毎月朔日《まいつきついたち》、食前《しよくせん》に日出方《ひのでかた》に向《むか》ひ、二十一粒宛呑《つぶあての》めば、流行病其他《りゆうかふびやうそのた》一切《さい》の病《やまひ》に罹《かゝ》ることなし。

○除障《じよしやう》の秘法《ひはう》　時候惡《じかふあ》しき地《ち》、又《また》は瘴癘《しやうれい》の毒氣《どくけ》多《おほ》き地《ち》、或《あるい》は病人《びやうにん》に近《ちか》づく時《とき》は、其毒氣《そのどくけ》を避《さ》くる爲《た》め、左《さ》の方法《はうほう》を用《もち》ゆ。

新《あたら》しき布《ぬの》にて袋《ふくろ》を造《つく》り、之《こ》れに收穫《しゆうくわく》したての大豆《だいづ》一斗《と》を入《い》れ、井《いど》の中《なか》に一夜《や》浸《ひた》して取出《とりだ》し、危《き》險《けん》の場所《ばしよ》に趣《おもむ》かんとする時《とき》、七粒宛呑《つぶあてのむ》か、又《また》は毎朝《まいあさ》一粒宛服《つぶあてふく》するも宜《よ》し。

○除災《じよさい》の仙法《せんほう》　舊暦《きゆうれき》にて毎月《まいつき》一日《いたち》二日《か》三日《か》と月末《つきずえ》の廿七、廿八、廿九、三十日《にち》の七日間《かかん》（三十日《にち》なき月《つき》は廿六日《にち》より）毎朝黑胡麻《まいあさくろごま》を摺《す》り碎《くだ》きて白湯《はくたう》にて呑《の》めば、山澤《さんたく》に入《い》るも猛獸毒蛇及虫害《もうじゆうどくじやおよびちゆうがい》を受《う》くることなし。

又正月一日《またしようがつついたち》、二月《がつ》二日《か》、十二月《がつ》十二日《にち》の年《ねん》三回《かい》、拘杞《くこ》の葉《は》の煎湯《せんたう》にて沐浴《もくよく》すれば色麗《いろうる》はしく、百病生《びやうしやう》ずることなし。

第《だい》二節《せつ》　仙人《せんにん》の衛生長壽法《えいせいちやうじゆはう》

仙人《せんにん》と云《い》ふにも種々《しゆ〴〵》區別《くべつ》がある、或《あるい》は天仙地仙《てんせんちせん》とも云《い》ひ、或《あるい》は山《やま》に入《い》りて普通《ふつう》の人間社會《にんげんしやかい》と交《こう》際《さい》せぬものもあれば、或《あるい》は通常人《つうじようにん》と同樣《どうやう》の生活《せいかつ》をして居《ゐ》るものもある、或《あるい》は空氣《くうき》を吸《す》ひ霞《かすみ》を飲《の》み、雲《くも》に乘《じよう》じて飛行《ひかう》するものもあれば、妻子《さいし》を有《も》つたり、政官《せいかん》になつて居《ゐ》るものもある。併《しか》し孰《いづ》れにしても既《すで》に仙人《せんにん》と云《い》はれる以上《いじよう》は、普通《ふつう》の俗人《ぞくにん》とは大《おほい》に違《ちが》つた點《てん》がある。而《しか》して其《そ》の尤《もつと》も重《おも》なる相違點《さういてん》は第《だい》一に無病《むびやう》である。第《だい》二が長命《ちようめい》である、少《すく》なくとも二百才《さい》以上《いじやう》三百才五百才《さい》と生存《いきなが》らへて居《ゐ》るのである。何故《なぜ》に斯《か》く無病長命《むびやうちようめい》であるかと云《い》ふに、夫《そ》れは種々《しゆ〲》の修法《しゆうはう》をしたものもあれば、仙藥《せんやく》を用《もち》ゆるものもあるが。要《よう》するに特別《とくべつ》の衛生《えいせい》を行《おこな》ふて居《ゐ》るからである。勿論特別《もちろんとくべつ》の衛生法《えいせいはう》と云《い》つても、別《べつ》に六ケ敷《しい》ものではない、誰《た》れでもやれば出來《でき》る事《こと》であるが、只普通《たゞふつう》の人《ひと》は根氣《こんき》強《つよ》く永續《えいぞく》してやらぬから、夫丈効力《それだけかうりよく》が顯《あら》はれぬのである。

先《ま》づ第《だい》一に仙人《せんにん》の衛生法《えいせいはう》と云《い》ふのは、庶成子《しよせいし》が云《い》つて居《ゐ》るように、必《かなら》ず靜《しづか》に、必《かなら》ず清《きよ》く、汝《なんじ》が形《かた》を勞《らう》するなく、爾《なんじ》の粘《のり》を搖《うご》かさゞれば、乃《すなは》ち以《もつ》て長生《ちようせい》すべし。故《ゆへ》に千二百歳《さい》にして形《かた》未《いま》だ曾《かつ》て衰《おとろ》へず、無窮《むきゆう》の門《もん》に入《はいつ》て、無極《むきよく》の野《の》に遊《あそ》ぶ云々《うんぬん》とある如《ごと》く、心《こゝろ》を靜《しづか》に清《きよ》くして、妄《みだ》りに精神《せいしん》を動《うご》かさず、元氣《げんき》を消耗《しやうもう》せぬやうにするが肝要《かんよう》である。又鐵枴仙人《またてつかいせんにん》の贊《さん》には、仙人《せんにん》は不養生《ふやうじやう》せず、腹《はら》立《だ》てず、物《もの》ほしがらず、それで長生《ながい》きとあるように、疳癪《かんしやく》を起《おこ》すのと、無暗《むやみ》に貪《むさぼ》ること則《すなは》ち無理《むり》な金《かね》を欲《ほ》しがつたり、澤山《たくさん》食《く》ひ過《す》ぎたりするのは、病難《びやうなん》や縮命《しゆくめい》の基《もとい》である、夫《そ》れから又《ま》仙人《せんにん》は常《つね》に練丹《れんたん》と云《い》ふことを非常《ひじやう》に重《おも》じて居《ゐ》る。

練丹《れんたん》と云《い》ふのは、丹田《たんでん》に氣《き》を練《ね》り込《こ》むと云《い》ふ事《こと》で、丹田《たんでん》とは一名石門《めいせきもん》とも云《い》ひ、臍《へそ》の下《した》二寸《すん》の所《ところ》に在《あ》り、此《こ》の裡《うち》に氣《き》を練《ね》り込《こ》み、其《そ》の氣《き》の熟《じゆく》する時《とき》は。快《けつ》して病魔《びやうま》に侵《おか》さるゝ事《こと》がない。病氣《びやうき》がなければ身體《しんたい》の生氣《せいき》精分《せいぶん》が減退《げんたい》せぬから長生《ながい》きをする譯《わけ》である。

又《ま》た仙人《せんにん》は常《つね》に吸氣法《きうきはう》と云《い》ふ事《こと》を云《い》ふて居《ゐ》る、此《こ》れは今日《こんにち》の深呼吸《しこきう》である。此《こ》の吸氣法《きうきはう》が熟《じゆく》すれば斷食《だんじき》しても決《けつ》して飢《う》へる事《こと》はない、仙書《せんしよ》には常《つね》に死氣《しき》を口《くち》より吐《は》き、生氣《せいき》を鼻《はな》より取《さ》ると云《い》つてある。又常《またつね》に笑《わらい》を愼《つゝし》み、言語《げんご》を節《せつ》し、不斷《ふだん》に其形《そのかたち》を思《おも》ふともある。形《かたち》を思《おも》ふと云《い》ふのは、妄《みだ》りに不行儀《ふかうぎ》の態《てい》をしたり、無理《むり》の身体《からだ》を曲《かゞ》め等《など》して、身体《からだ》を痛《いた》めぬやうにする事《こと》である、夫《それ》から眞人《しんにん》六液《えき》を和《わ》すと云《い》つて、涙《なみだ》や唾《つば》を多《おほ》く出《だ》してはならぬ。常《つね》に咽味《いんみ》を吐《さ》納《なう》してよい唾《つば》を呑《の》み込《こ》むがよいとしてある。

次《つぎ》に又彌々《またいよ〱》上等《じやうたう》の仙人《せんにん》となれば、兩塵《りやうじん》を避《さ》け悟眞《ごしん》の境界《けようかい》に入《い》らねばならぬ、兩塵《りやじん》とは世俗《せぞく》の塵《ちり》を斷《た》ちて、眞理《しんり》の源底《げんてい》に達《たつ》し、大悟《だいご》徹底《てつてい》せねばならぬといふので、其《そ》の方法《はうはう》は一方《はう》に湛然靜寂《たんぜんせいじやく》として練丹《れんたん》に勉《つと》め、又《また》一方《はう》には節食減食《せつしよくげんしよく》初《はじ》めに肉《にく》や酒《さけ》を絶《た》ち、野菜類《やさいるい》を主《しゆ》とし、夫《それ》より大食《たいしよく》を絶《た》ちて果物《くだもの》を用《もち》ゐ、遂《つい》には松實《まつみ》や蕎麥粉《そばこ》のみを少《すこ》しづゝ食《しよく》し、更《さら》に水《みづ》のみを飲《の》み、最後《さいご》に一切《せつ》の飲食《いんしよく》を斷《た》ち、空氣《くうき》を吸《す》ひ霞《かすみ》を食《く》ふようになるのである。

要《よう》するに仙人《せんにん》の無病長命《むびやうちやうめい》の術《じゆつ》は、一方《ぱう》には精神修養《せいしんしゆうやう》を勵行《れいかう》し、一方《ぱう》には衛生法《えいせいはう》を實行《じつかう》し、雙方《さうはう》共並行《そのへいかう》して間斷《かんだん》なく怠《おこた》らぬでやるのである、今其《いまそ》の大要《だいよう》を條目《じやうもく》に依《よ》つて記《しる》せば左《さ》の通《とほ》りである。

一、分限《ぶんけん》に過《す》ぎたる慾《よく》を起《おこ》さぬ事《こと》。

二、余《あま》り歎《なげ》き悲《かな》しみ、愚痴《ぐち》を溢《こぼ》さぬ事《こと》。

三、不平《ふへい》癇癪《かんしやく》を愼《つゝし》む事《こと》。

四、余《あま》り余計《よけい》な世話《せは》をやかぬ事《こと》。

五、大食《たいしよく》せぬ事《こと》。

六、血液《けつえき》を腐餒《ふゐ》する如《ごと》き肉類《にくるい》や、酒類《さけるい》を用《もち》いぬ事《こと》

七、身体《しんたい》に無理《むり》をせぬ事《こと》。

八、妄《みだ》りに元氣《げんき》を表《おもて》に現《あら》はし、又精氣《またせいき》を耗《へ》らすようなことをせぬ事《こと》。

九、朝夕練丹《あさゆうれんたん》を行《おこな》ふ事《こと》。

十、妄《みだ》りに大言壯語《たいげんさうご》妄笑《きうせう》せぬ事《こと》。

十一、睡眠《すゐみん》を貪《むさぼ》らず、朝早《あさはや》く神氣《しんき》を吸《す》ふ事《こと》。

十二、山野《さんや》を跋渉《はつせう》して自然《じぜん》の風光《ふうかう》に接《せつ》し、心身《しん〳〵》を休養《きゆうやう》する事《こと》。

十三、清淨《せいじやう》なる冷水《れいすい》にて屢々《しば〳〵》顔面《がんめん》を洗《あら》ひ、眼《め》を清《きよ》め、鼻耳《はなみゝ》を濯《すす》ぎ、足《あし》の裏等《うらなご》を洗《あら》ふ事《こと》。

十四、毎朝《まいてう》壚湯《しほゆ》又《また》は梅干湯《うめほしゆ》を飲《の》み、他《た》の飲物《のみもの》を禁《きん》ずる事《こと》。

十五、衣服《ゐふく》を薄《うす》くし、濕陰《しついん》の居《きよ》を避《さ》くる事《こと》。

以上《ゐじやう》を仙家《せんか》の十五要《よう》と云《い》ふてある、此《これ》は勿論初級《もちろんしよきふ》の仙人《せんにん》の行《おこな》ふ事《こと》であつて、妻子《さいし》を持《も》ち、世間《せけん》普通《ふつう》の生活《せいかつ》をやつてゆく時代《じだい》の衞生法《えいせいはう》である。

此《こ》の他前項《たぜんかう》に記載《きさい》してある、長命不飢《ちやうめいふき》の藥等《くすりなご》を常用《ぜうよう》するものもある。夫《それ》から又仙家《またせんか》の通則《つうそく》として、怒《いかつ》て食《く》はず、泣《ない》て食《く》はず、笑《わら》つて食《く》はず、飢《う》へざれば食《く》はず、と云《い》ふ四不食戒《ふしよくかい》がある。此《これ》は實《じつ》に大切《たいせつ》な事《こと》で衞生法《えいせいはう》の最大要件《さいだいようけん》である。

又夢《またむ》窓國師《さうこくし》の仙人記《せんにんき》に曰《いは》く、人長生《ひとてふせい》せんと思《おも》はゞ、決《けつ》して嘘《うそ》をいふべからず、嘘《うそ》は心《こゝろ》をつかひて、少《すこ》しのことにも心氣《しんき》を勞《らう》す、人《ひと》は心氣《しんき》だに勞《らう》せざれば、命長《いのちなが》きこと疑《うたが》ふべがらず。とあり。

又陽勝仙人《またようしようせんにん》の修法記《しうはうき》に曰《いは》く、先《ま》づ初《はじ》めに穀物類《こくもつるい》の代《かは》りに蔬菜《そさい》を食《た》べよ。それより蔬菜《そさい》を止《や》めて、木實《きのみ》を食《しよく》させよ、次第《しだい》に食慾《しよくよく》を斷《た》ちて、日《ひ》に一粒《りふ》の粟《あは》を食《く》ふべし。然《しか》り而《しか》して後《のち》には遂《つい》に全《まつ》たく人間界《にんげんかい》の食物《しよくもつ》を採《と》らざるも可《か》なるに至《いた》るべし。

と、又仙術研究書《またせんじゆつけんきうしよ》に曰《いは》く、無病《むびやう》は即《すなは》ち長生《ちようせい》、人《ひと》の死《し》は病魔《びやうま》の爲《た》めと、又曰《またいは》く病魔《びやうま》は食《しよく》より入《い》る、食《しよく》を節《せつ》すれば病魔從《びやうましたが》つて入《い》るを得《え》ず、病災《びやうさい》を除《のぞ》くは斷食《だんじき》を最大《さいだい》一の極意《ごくゐ》とする。

近時《きんじ》仙術療法《せんじゆつれうはう》と云《い》ふものが八ケ間《ま》敷《しく》研究《けんきう》せられて居《ゐ》る、其《そ》の第《だい》一は、不正《ふせい》の慾《よく》を去《さ》りて心氣《しんき》を活潑《かつはつ》にし、血液《けつえき》の鬱結《うつけつ》を解《と》きて其《そ》の循環《じゆんくわん》を能《よ》くする事《こと》。第《だい》二は待饑療法《たいきれうはう》とて、非常《ひじやう》に飢《う》へて堪《た》へられぬまで飲食《いんしよく》せぬ法《はう》。第《だい》三は斷食療法《だんじきれうはう》である。此《こ》の三つを順次《じゆんじ》に行《おこな》へば、如何《いか》なる難病《なんびやう》も全治《ぜんじ》して、無病長生《むびやうちようせい》することが出來《でき》ると云《い》ふのである。

第《だい》三節《せつ》　仙術神傳胃病全治秘法《せんじゆつしんでんゐびやうせんじひはう》

抑《そもそ》も胃《ゐ》を天地《てんち》陰陽《いんやう》五行《げう》に配當《はうたう》するときは土《つち》に屬《ぞく》するものとす。而《しか》して之《これ》を易《えき》の卦象《くわしよう》に取《と》るときは坤《こん》の卦《くわ》とす、坤《こん》を嚢《ふくろ》として受《う》け納《い》るゝとす、乃《すなは》ち是《こ》れ外實《そさじつ》にして内虛《うちきやう》なるの象《しやう》にして、之《これ》を脾《ひ》胃《ゐ》に配《はい》する所以《ゆゑん》とす。之《こ》れを以《もつ》て之《これ》を觀《み》るときは、此《こ》の病《やまひ》に侵《おか》さるゝ人《ひと》は其生年月日《そのせいねんぐわつぴ》によりて各《かく》人多少輕重差違《じんたしやうけいぢうさゐ》ありと雖《いへ》ども、概《がい》して丑辰未戌《うしたつひつじいぬ》の年《さし》の人《ひと》に多《おほ》しとす。是《こ》れ他《た》の理《り》あるにあらず、唯天地《たゞてんち》陰陽《いんやう》五行《げう》の相生相剋《さうじやうさうこく》に因《よ》りて然《しか》るものなれば、豫《あらか》じめ其相生相剋《そのさうじやうさうこく》の理《り》を推《お》し究《きわ》め、併《あは》せて時《とき》の適不適《てきふてき》に注意《ちうゐ》して、發病《はつびやう》せざる様注意《やうちうゐ》すること肝要《かんよう》とす。又既《またすで》に病《やまひ》に難《なや》める者《もの》は醫療《いれう》を怠《おこた》るべからざるは勿論《もちろん》なれども、此《こ》の天地《てんち》陰陽《いんやう》五行《げう》六氣《き》の義理《ぎり》を以《もつ》て、之《こ》れを推究《すゐきう》し、其逆節相剋《そのぎやくせつさうこく》を調理《てうり》するときは時《とき》に難病《なんびやう》を治《ぢ》し、所謂天《いわゆるてん》に代《か》はりて抜苦與樂《はつくよらく》の大仁術《だいじんじゆつ》を受《う》くるに至《いた》るべし。是《こ》れ易術《えきじゆつ》の妙理《めうり》なる所以《ゆえん》なり。今左《いまさ》に之《こ》れに關《かん》する易術《えきじゆつ》の効顯《かうけん》の一班《はん》を知《し》らしめんが爲《た》め、其占筮《そのせんぜい》の實例《じつれい》を記《しる》すべし。

北海道旭川《ほくかいだうあさひがは》の某氏《ほうし》（殊《こと》に名《な》を匿《さく》す）本館《ほんかん》に來《きた》りて病占《びやうせん》を乞《こ》ふ。即《すなは》ち筮《ぜい》して左《さ》の卦《くわ》を得《え》たり。

坎《かん》爲《ゐ》水《すゐ》之《ゆく》二水《すゐ》澤《たく》節《せつ》一

斷《だん》じて曰《いは》く、是《こ》れ飲食度《ゐんしよくど》に過《す》ぎ、房事節《はうじせつ》を失《しつ》したるに因《よ》りて、脾胃《ひゐ》の臟《ざう》に痛《いたみ》を生《しやう》じ、脾土疲勞《ひどひらう》して腎水枯《じんすいか》れたるの象《しやう》とす。是《こ》れ胃《ゐ》非常《ひじやう》に惡《あ》しく、飲食物停滯《いんしよもつていたい》して、滋養分爲《ぢやうぶんた》めに分泌《ぶんぴつ》せず、良《れう》血不足《けつふそく》を生《しやう》じ、胸疼痛《むねとうつう》して、小腸急《しやうちやうきゆ》に痛《いた》むべし。是《これ》坎を痛《いたみ》とし曳《ひ》くとするを以《もつ》てとす（故《ゆへ》に醫《ゐ》を求《もと》め治療《ちれう》せず全快《ぜんかい》すべし。而《しか》して之《こ》の卦節《くわせつ》となるは、飲食《いんしよく》を節《せつ》し、房事《ばうじ》を節《せつ》し、程能《ほどよ》くする。此《これ》神告《しんこく》なれば、能《よ》く之《これ》を守《まも》り、務《つと》めて滋養分《ちやうぶん》ある消化《しようか》し易《やす》き食品《しよくひん》を取《さ》り、適宜《てきぎ》に運動《うんだう》して消化《しやうか》を助《たす》くべし。然《しか》るときは日《ひ》を經《へ》ずして治癒《ぢゆ》すべしと占《うらな》う。

此《こ》の人直《ひとたゞ》ちに大學《だいがく》の診斷《しんだん》を受《う》けしに、果《はた》して、胃《ゐ》非常《ひじやう》に惡《あ》しく、腎臟《じんぞう》にも障《さわ》りありたりとて、大《おほい》に易《えき》の妙理《めうり》を悟《さと》り、服藥《ふくやく》すること三週日《しうじつ》にして、大《おほい》に快方《くわうはう》に向《むか》ひ、醫師《いし》の證明《しようめい》により歸國差支《きこくさしつか》へなしとて、處方《しよはう》を乞《こ》ひ歸國《きこく》せんとすると、特《とく》に來《きた》りて、易占《えきせん》の妙《めう》を稱《しよう》し、出立《しつたつ》の日《ひ》を撰《えら》びて歸《かへ》りたり。實《げ》に神易《しんえき》の妙理《めうり》と云《い》ふべし。

是《こ》れより醫術《いじゆつ》の治療《ぢれう》を記述《きじゆう》することゝす。

夫《それ》胃病《ゐびやう》は精神過勞不攝養貧血衰弱重病《せいしんくわらうふせつやうひんけつすいじやくじうびやう》の回復期《くわいふくき》及《およ》び運動不足《うんだうふそく》等《など》其《そ》の重《おも》なる原因《げんいん》にして、之《こ》れが爲《た》に胃液《ゐえき》の分泌《ぶんぴ》を減少《げんしよう》し、食物《しよくもつ》の消化力《しようかりよく》に影響《えいきやう》し、胃《ゐ》の活動《くわつどう》を鈍《にぶ》からしめ、滋養分《ちやうぶん》を吸収《きうしゆう》し、良《りよう》血《けつ》を補《おぎな》ふの機能《きのう》を不完全《ふかんぜん》に陷《おちい》らしむるに起因《きいん》するものとす。而《しか》して又老年期《またらうねんき》に至《いた》れば胃《ゐ》の筋肉衰《きんにくすゐ》弱《じやく》して胃病《ゐびやう》を起《おこ》すに至《いた》るものありとす。

豫《よ》防《ばう》法《はふ》

一、食物《しよくもつ》は充分《じうぶん》に噛《か》み碎《くだ》きて之《これ》を呑《の》み下《くだ》し精神《せいしん》を落付《おちつけ》て食事《しよくじ》をなすべし。

二、食後直《しよくごたゞ》ちに寢《ね》るべからず、必《かなら》ず食後《しよくご》二時間位《じかんぐらい》を經《へ》て適宜《てきぎ》の運動《うんどう》をなし、然《しか》る後《のち》に寢《しん》に就《つ》く様《やう》なすべし。

三、便通《べんつう》の不正《ふせい》は胃《ゐ》の病《やまゐ》を惹起《ひきおこ》し易《やす》きものなれば、毎日《まいにち》一回宛《かいづゝ》ある様心掛《やうこゝろが》くべし。

四、酒《さけ》、煙草《たばこ》等《など》は少許《すこし》は用《もち》ゆるも害《がい》なけれ共《ども》、濫用《らんよう》するに至《いた》りては胃《ゐ》を傷《そこな》ふの恐《おそ》れあるを以《もつ》て愼《つゝし》むべし。

五、屢々入浴《しば〳〵にうよく》して身體《しんたい》を清潔《せいけつ》にし、其强固《そのきやうこ》を圖《はか》ること必要《ひつよう》なり。但《たゞ》し食前《しよくぜん》は一時間《じかん》、食後《しよくご》は二時間《じかん》の前後《ぜんご》に於《おい》て湯《ゆ》に入《い》る様《やう》なすべし。

六、婦人月經《ふじんげつけい》の有時《あるとき》は成《な》るべく軟《やわらか》き消化《しようか》し易《やす》き食料《しよくれう》を取《と》り胃《ゐ》の働《はたら》きを助《たす》くる様注意《やうちうゐ》すべし。

七、むし齒《は》あるものは特《さく》に食物《しよくもつ》の噛《か》み碎《くだ》きを充分《じうぶん》にし、且《か》つむし齒《は》は其《そ》の初期《しよき》に於《おい》て治療《ぢれう》をなすべし。

八、房事《ばうじ》、手淫《しゆゐん》、徹夜《てつや》等《など》精神《せいしん》の過勞《くわらう》を愼《つゝし》むべし。

右《みぎ》は豫《よ》防《ばう》の最《もつと》も重《おも》なるものとす。

養《やう》生《せい》法《はう》

世《よ》に病氣《びやうき》の治療上食餌《ちれうじやうしよくじ》の攝生《せつせい》を要《えう》するもの少《すく》なからざるも、此《こ》の胃病《ゐびやう》に於《お》けるが如《ごと》く、實《じつ》に緊《きん》要《えう》なるはなし、故《ゆえ》に胃病攝生《ゐびやうせつせい》は病者自身《びやうしやじしん》をして注意《ちうゐ》して、消化《しやうか》し難《がた》き食品《しよくひん》を食《しよく》せしめざるにあり、而《しか》して胃病者《ゐびやうしや》に禁《きん》ずべき食品《しよくひん》は、酸味《さんみ》強《つよ》き物《もの》、塩味《しほみ》強《つよ》き食料《しよくれう》、塩漬《しほづけ》の魚《うを》、乾魚等《ほしうをなど》の類《るい》にして、此《これ》等《ら》は皆《みな》消化《しようか》し難《がた》し。又《また》脂肪《しばう》多《おほ》き肉類《にくるゐ》、即《すなは》ち豚肉《とんにく》、鰻《うなぎ》、鰯《いわし》、秋刀魚《さんま》、鯉《こひ》、鯨《くぢら》、油揚《あぶらあげ》、天麩羅等《てんぷらなど》を食《しよく》す可《べか》らず。酒類《しゆるい》は良好《れうかう》の物《もの》を少量《せうれう》に用《もち》ゆるは、消化《しやうか》を催進《さいしん》せらるゝ人《ひと》あれども、概《がい》して酒《さけ》を多量《たれう》に飲《の》むが爲《た》めに胃病《ゐびやう》に罹《かゝ》り苦《くる》しむ人多《ひとおほ》し。故《ゆへ》に酒《さけ》は禁《きん》ずるを最《もつと》も良《よ》しとす、又《また》熔《い》り豆《まめ》、菓子《くわし》、赤《せき》飯《はん》、餅《もち》、澤庵《たくあん》、漬菜《つけな》、漬具類《つけがいるい》、章魚《たこ》、烏賊《いか》、蟹《かに》、海老等《ゑびなど》を食《しよく》すべからず。又《また》夏日氷水《かじつかうりみづ》を用《もち》ゆべからず、胃《ゐ》に害多《がいおほ》し故《ゆへ》に該病《がいびやう》の攝生《せつせい》は成《な》るべく消化《しやうか》し易《やす》き滋養分《じやうぶん》ある食物《しよくもつ》を取《と》り、適宜《てきぎ》の運動《うんどう》をなし、精神《せいしん》の過勞《くわらう》を避《さ》け、冷水洗拭電氣療法等《れいすいせんしよくでんきれうはうなど》を行《おこな》ひ、便通《べんつう》を調《とゝの》ふ様注意《やうちうい》すべし。而《しか》して此《こ》の病氣《びやうき》は終日靜坐《しうじつせいざ》して外出《ぐわいしゆつ》せざる者《もの》に多《おほ》きを以《もつ》て該病者《がいびやうしや》は特《とく》に日々《ひゞ》一定時間《ていじかん》に於《おい》て戸外運動《こうぐわいうんどう》を取《とる》べし。

療《れう》法《はう》

胃病《ゐびやう》の治療法《ちれうはふ》は飲食物《いんしよくもつ》の攝生《せつせい》を忽《ゆるかせ》にするときは、如何《いか》なる妙藥《めうやく》と雖《いへど》も其効果《そのかうくわ》を收《をさ》むるものにあらず、故《ゆへ》に攝生肝要《せつせいかんえう》とす。而《しか》して溫泉鑛泉等《おんせんかうせんなど》の入浴《にふよく》をなし、適宜《てきぎ》の運動《うんどう》を取《と》り、便通《べんつう》を調《とゝの》へ、胃《ゐ》部《ぶ》に電氣《でんき》を行《おこな》ひ、時宜《じぎ》に依《よ》りては轉地療養《てんちれうやう》をなすべし。又屢々噯氣《またしばしばおくび》を發《はつ》するものは胃《ゐ》の洗滌法《せんでうはふ》を行《おこな》ひ重曹《じうぞう》三、〇苦味丁幾《くみちんき》二、〇を一日《にち》三回《かい》づゝ服藥《ふくやく》するを善《よ》しとす。又胃痛即《またゐつうすなは》ち癪《しやく》には胃部《ゐぶ》に芥子《から》泥《し》を貼《は》り、或《あるひ》は日本酒《にほんしゆ》の良好《りやうかう》なるものを三勺程《しやくほど》を三四回《かい》に分服《ぶんぷく》せしむべし、大《おほい》に効《かう》あり。又日常《またにちじやう》酒《さけ》を嗜《たしな》む人《ひと》には少《すこ》しく、多量《たれう》にするも害《がい》なし。素人《しらうと》は兎角《とかく》病《や》めば藥《くすり》と云《い》ふも、何病《なにびやう》に限《かぎ》らず何《いづ》れも藥《くすり》を用《もち》ひずして他《た》の法《はふ》によりて全治《ぜんじ》せしむるを得《う》るは最《もつと》も身體《しんたい》に効《かう》あるものなれば宜《よろ》しく注意《ちうい》すべし。

第《だい》四節《せつ》　神傳肺病全治《しんでんはいびやうぜんち》の秘法《ひはう》

世俗《せぞく》一般《はん》に肺病《はいびやう》と稱《しよう》する所《ところ》のものは醫家《ゐか》の所謂肺結核《いはゆるはいけつかく》、即《すなは》ち肺勞《はいらう》と云《い》ふものにして、通例春情《つうれいしゆんぜう》發動期《はつどうき》（二十歳未滿《さいみまん》）に於《おい》て發《はつ》すること多《おほ》し。而《しか》して肺病《はいびやう》は難治《なんち》の疾病《しつびやう》にして、病理診斷等《びやうりしんだんなど》の幼《えう》稚《ち》なる時代《じだい》に於《おい》ては全《まつた》く不治《ふち》の病《やまひ》と稱《せう》せられ、其《そ》の死亡數《しばうすう》の如《ごと》きも世界人口《せかいじんかう》の七分《ぶん》の一は該病《がいびやう》の爲《た》めに命《いのち》を失《うしな》ふものなりし。今《いま》や醫術進步《ゐじゆつしんぽ》の今日《こんにち》に於《お》いては、現《げん》に歐州《をうしう》の肺病療養所《はいびやうれうやうじよ》に於《お》ける最《さい》近《きん》の正確《せいかく》なる統計《とうけい》に據《よ》るも毎年《まいねん》百人《にん》の肺病患者中《はいびやうかんじやちう》二十五人《にん》は全治《ぜんぢ》し、五十人《にん》は殆《ほとん》ど快方《くわいはう》となり、再《ふた》び業務《ぎやうむ》に從事《じうじ》し得《う》るに至《いた》れり。之《これ》を以《もつ》て肺病《はいびやう》は必《かならず》しも不治《ふぢ》の病《やまひ》と稱《しよう》するを得《え》ず、然《しか》りと雖《いへど》も本《もと》肺病《はいびやう》の絶對的治療《ぜつたいてきちりよう》は困難《こんなん》の事《こと》に屬《ぞく》するも、其病苦《そのびやうく》を去《さ》り健康者《けんかうしや》と同《どう》一の作業《さぎやう》、同《どう》一の生命《せいめい》を持《じ》續《ぞく》し得《う》べき程度《ていど》に至《いた》らしむるは適當《てきたう》の時期《じき》に、善良《ぜんりやう》の治療《ちれう》を施《ほどこ》すときは、極《きは》めて容易《ようい》なるものなり。今《いま》左《さ》に之《こ》れが豫防《よはう》と其攝生法《そのせつせいはう》を記述《きじゆつ》すべし。人此法《ひとこのはう》により該病《かいびやう》を豫防《よはう》し、又快癒《またくわいゆ》するものあらば、實《じつ》に人生《じんせい》の幸福《かうふく》にして、實《じつ》に神傳《しんでん》の秘法《ひはふ》ならずとせんや。

肺《はい》の起《き》因《ゐん》

肺病《はいびやう》の原因《げんゐん》に二あり、一は遺傳性《ゐでんせい》とす。遺傳性《ゐでんせい》とは其家系《そのかけい》より來《きた》るものにして、傳染性《でんせんせい》とは世《ぜ》人《じん》の所謂《いはゆる》肺病《はいびやう》の病毒《びやうどく》（結核病菌《けつかくびやうきん》）を吸收《きうしう》して、遂《つい》に該病《かいびやう》に罹《かゝ》る者《もの》を云《い》ふ。而《しか》して此《こ》の病毒《びやうどく》は多《おほ》く肺病患者《はいびやうかんじや》の肺中《はいちう》に含り、痰中《たんちう》に交《まじ》りて體外《たいぐわい》に咯出《かくしつ》せられたる此咯出《このかくしつ》せられたる痰液《たんえき》日光《につかふ》に遇《あ》ひ、乾《かわ》きて塵埃《ほこり》となり、風《かぜ》に吹《ふ》かれて空氣中《くうきちう》に浮游《ふいう》せる咯痰《かくたん》の細粉末《さいふんまつ》を吸入《きうにう》して、遂《つい》に不知不識《ふちふしき》の間《ま》に該病《がいびやう》を惹起《じやくき》するに至《いた》るものなり。又此《またこ》の病毒《びやうどく》は肺《はい》の外腸管及《ほかちようかんおよ》び皮膚《ひふ》の瘡口《きづぐち》より傳染《でんせん》するものなれば大《おほい》に注意《ちうい》を拂《はら》ふべし。

豫《よ》防《はう》法《はう》

一、身體《しんたい》を健康《けんかう》にし體力《たいりよく》を强固《きようこ》ならしむる爲《た》め、冷水摩擦《れいすいまさつ》、冷浴《れいよく》及《およ》び適宜《てきぎ》の運動《うんどう》をなすべし。

二、傳染《でんせん》を媒介《ばいかい》するものは、喀痰《かくたん》を甞《なめ》たる蠅《はい》、皮膚《ひふ》の創口《きずぐち》に止《とゞ》まる事《こと》なれば能《よ》く注意《ちうい》すべし。

三、若《も》し家內《かない》に該病者《がいびやうしや》あるときは、成《な》るべく居室《きよしつ》を異《こと》にし、器物《きぶつ》の凡《すべ》てを健康者《けんかうしや》と區別《くべつ》して混同使用《こんごうしよう》せざる樣注意《やうちうい》すべし。

四、該病患者《かくびやうかんじや》に近接《きんせつ》すべからず、特《とく》に氣管支加答兒《きくわんしかたる》あるものは傳染《でんせん》し易《やす》きを以《もつ》て一層注意《そうちうい》すべし。

五、空氣流通《くうきりうつう》の不良《ふりやう》なる家屋工場《かおくかうじやう》の執務塵埃《しつむぢんあい》の吸入等《きうにふなど》を避《さ》け、務《つと》めて皮膚《ひふ》を清潔《せいけつ》になす爲《た》め適宜《てきぎ》に入浴《にうよく》すべし。

右《みぎ》は重《おも》なる豫防法《よはうはう》の一班《いつはん》とす。餘《よ》は各自適宜《かくじてきぎ》に之《こ》れを防《ふせ》ぐの術《じゆつ》を講《かう》ずべし。

攝《せつ》生《せい》法《はう》

肺病《はいびやう》に就《つい》て養生法《やうぜうはう》の簡易《かんい》にして適當《てきたう》なるものを左《さ》に列記《れつき》すべし。

一、居室《きよしつ》を清潔《せいけつ》に掃除《さうぢ》し、室內《しつない》には湯氣《ゆげ》を發散《はつさん》せしめて空氣《くうき》を濕《うる》ほし、溫暖《おんだん》ならしめて呼吸《こきう》せしむべし。

二、身体《しんたい》を安静《あんせい》にすることは論《ろん》を俟《ま》たず言語《げんご》を少《すくな》くし、且《か》つ音聲《おんせい》を發《はつ》することを禁《きん》ずべし。

三、身体《しんたい》の衰弱《すいじやく》を補《おぎな》ふ爲《た》めに善良《ぜんりよう》なる消化《しようか》し易《やす》き滋養物《ぢやうぶつ》を取《と》るべし。殊《こと》に柔《やはら》かき肉類《にくるい》、牛乳《ぎうにう》雞卵《けいらん》、牛酪等《ぎうらくなど》を多量《たりよう》に用《もち》ゆべし。但《たゞ》し牛乳《ぎうにう》を用《もち》ゆるには一旦煮沸《たんしやふつ》して之《これ》を用《もち》ひ、決《けつ》して生《なま》の牛乳《ぎうにう》を用《もち》ゆべからず。

四、殊《こと》に衰弱甚《すいじやくはなはだ》しきものには赤葡萄酒《あかぶどうしう》、或《あるひ》はシャンパン酒等《しゆとう》を少量《しやうりよう》用《もち》ゆべし、又肺病《またはいびやう》に忌《い》むべき食物《しよくもつ》は左《さ》の如《ごと》し。

五、椎茸《しいたけ》、數の子《かやのこ》、松茸《まつたけ》、蕎麥《そば》、海老等《えびとう》とす。故《ゆえ》に之《これ》を節《せつ》するか若《もし》くは全《まつた》く之《これ》を避《さ》くべし。

又肺病《またはいびやう》に適《てき》する食物《しよくもつ》は左《さ》の如《ごと》し。

牛肉《ぎうにく》、鳥《とり》、牡蠣《かき》、玉子《たまご》、牛乳《ぎうにう》、パン、溫飩《うどん》、葛湯《くずゆ》、豆腐《とうふ》、味噌《みそ》、麩《ふ》、大根《だいこん》、林檎《りんご》、蕪《かぶら》、南瓜《かぼちや》、三葉《みつは》、鯉《こひ》、比魚目等《ひらめとう》とす。

・治《ち》療《りよう》法《はう》

治療法《ちりようはう》を左《さ》の三種《しゆ》に分《わか》つ。

一、氣《き》候《かう》療《りよう》法《はう》

二、攝《せつ》生《せい》療《りよう》法《はう》

三、藥《やく》餌《じ》療《りよう》法《はう》

總《すべ》て肺病《はいびやう》に罹《かゝ》りたる人《ひと》は其初期《そのしよき》、即《すなは》ち輕症《けいしよう》の時《とき》に於《おい》て未《いま》だ肺《はい》の病變甚《びやうへんはなは》だ進まざるときに於《おい》て、食物《しよくもつ》の養生《やうぜう》は勿論《もちろん》、轉地《てんち》氣候療法《きかうりようはう》を行《おこな》はしむるを良《よ》しとす。故《ゆえ》に肺病《はいびやう》の初期《しよき》には、先《ま》づ空氣清淨《くうきせいじやう》にして、氣候溫順《きかうをんじゆん》なる、海濱《かいひん》、山間《さんかん》、森林等《しんりんとう》の地《ち》に移住《いじう》すべく、夏季《かき》には森林《しんりん》、殊《こと》に松林《まつばやし》に富《と》める村落《そんらく》、或《あるひ》は海濱《かいひん》に轉地《てんち》せしめ、冬季《とうき》には南方溫暖《なんはうおんだん》の地方《ちはう》に滯留《たうりう》せしめ、且《か》つ天氣清朗《てんきせいらう》にして、無風《むふう》の日《ひ》には徐々林間《じよゞりんかん》、或《あるひ》は海濱《かいひん》を逍遙散步《せうえうさんぽ》せしむるを良《よ》しとす。然《しか》れども素《もと》より難治《なんち》の病症《びやうしやう》なるを以《もつ》て妄《みだ》りに素人考《しらうとかんが》へを以《もつ》て世《よ》に流布《るふ》する妙法《めうはう》などを信《しん》じて、治療《ちりよう》を忽《ゆるがせ》にすべからず、常《つね》に能《よ》く專門家《せんもんか》の診斷《しんだん》を受《う》けて、熱《ねつ》の發《はつ》したるとき、消化《しよゝか》惡《あ》しき時《とき》、咯血《かくけつ》したる時等《ときなど》、各場合《かくはあい》に於《おい》て適當《てきたう》の藥餌《やくじ》を醫師《いし》に求《もと》むべし。而《しか》して**ケレヲソート**、**ヴヤコール**、次亞燐酸舍利別《じありんさんしやりべつ》、スコマツ乳菓《にうくわ》、肝油等《かんゆうとう》は本病《ほんびやう》の特効薬《とくかうやく》とも稱《しやう》すべし然《しか》りと雖《いへど》も其初期《そのしよき》にあるものは藥餌《やくじ》に重《おも》きを措《お》かんより一般身體《ぱんしんたい》の强壯法《きやうさうはふ》を行《おこ》ふべし之《こ》れを以《もつ》て該病者《がへびやうしや》は務《つと》めて毎朝早起《まいあさはやおき》し適宜《てきぎ》の散歩《さんぽ》逍遥《しようゑう》冷水洗拭《れいすゐせんしく》をなし、冬季《とうき》には腹部《ふくぶ》を溫包《おんはう》して寒冒《かんばう》を戒《いま》しめ日光浴《につこうよく》をなし夜《よ》は早《はや》く寢《ね》て精神《せいしん》を安靜《あんせい》にし過勞《くわらう》を禁《きん》ずべし但《たゞ》し健康《けんかう》に適《てき》する業《げう》に從事《じゆうじ》し一定《てい》の運動《うんどう》をなすは差支《さしつかへ》なし。

肺《はい》を易《えき》の象《しやう》に配《はい》するときは之《これ》を兌《だ》の象《しやう》とす蓋《けだ》し兌《だ》の象《しやう》一陰上《いんじやう》にありて側立《そくりつ》し二の數《かず》あり二陽下《やうした》に垂《た》れて六の數《かず》あり易《えき》に陽《やう》を三の數《かず》とし陰《いん》を二の數《かず》とす是《こ》れ天地《てんち》と易《えき》との定數《ていすう》たり參天兩地即《さんてんれうちすなは》ち是《こ》れなり而《しか》して又易《またえき》の例陰《れいいん》を小《せう》とし陽《やう》を大《だい》とす此《こ》の故《ゆゑ》に上《うへ》の二つの耳《み》は短《みじか》く下《した》の六つの葉《は》は長《なが》し是《こ》れ肺《はい》の象《しやう》にして兌《だ》に配《はい》するの義《ぎ》なり又《また》五行《ぎやう》に配《はい》すれば肺《はい》は金《きん》に屬《ぞく》し兌《だ》も亦金《またきん》に屬《ぞく》するを以《もつ》てとす聊《いさゝ》か茲《こゝ》に之《こ》れを記《しる》して易《えき》の靈妙能《れいめうよ》く疾病《しつぺい》を治《なを》する妙《めう》ある一班《はん》を知《し》らしめんと欲《ほつ》するのみ。

第《だい》五節《せつ》　神傳腹《しんでんはら》の病《やまひ》全治《ぜんち》の呪咀《じゆそ》

腹痛《はらいた》む時《とき》に左《さ》の歌《うた》を讀《よ》むべし

秋《あき》すきてふゆのはじめの十月《ぐわつ》に

霜《しも》かれたれば虫《むし》の子《こ》すなし
秋《あき》風《かぜ》は冬《ふゆ》のはじめに立《たつ》物《もの》を
木《き》草《くさ》も枯《か》れて虫《むし》もしづまる

右《みぎ》の二首《しゆ》を誦《よ》めば不思議《ふしぎ》に治《ち》するなり

又法《またはふ》

男腹痛《をとこはらいた》むときの符《ふだ》

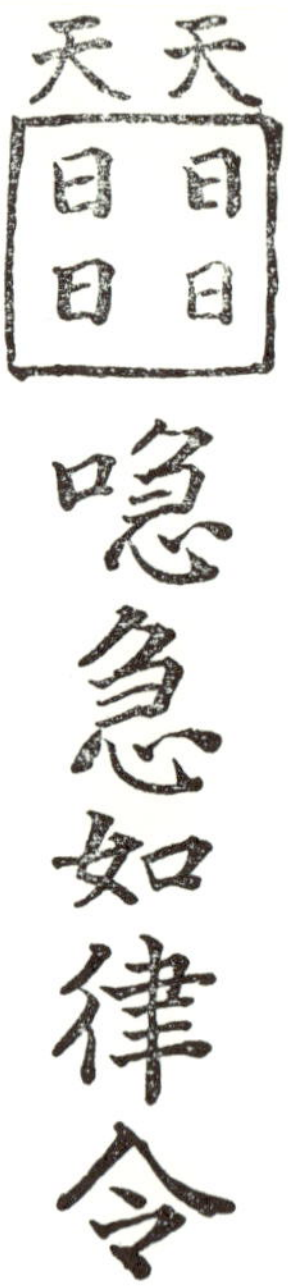

女腹痛《をんなはらいた》むときの符《ふだ》

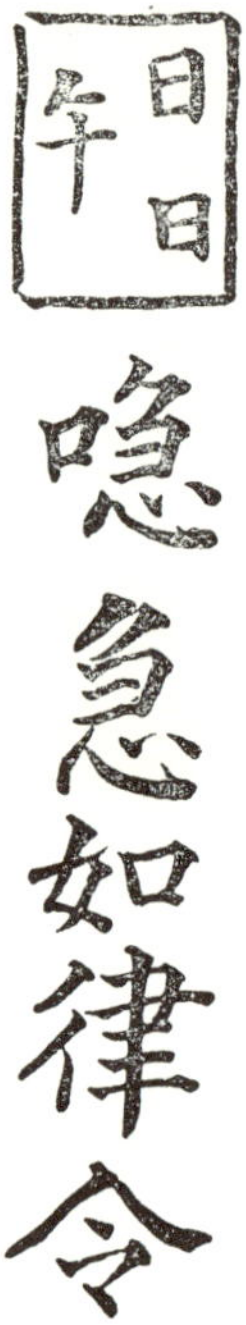

右何《みぎいづ》れも腹痛《はらいた》む時小《ときちい》さき紙《かみ》に認《したゝめ》て清水《しみず》にて呑《の》むべし
又赤《またあか》はらの時《とき》

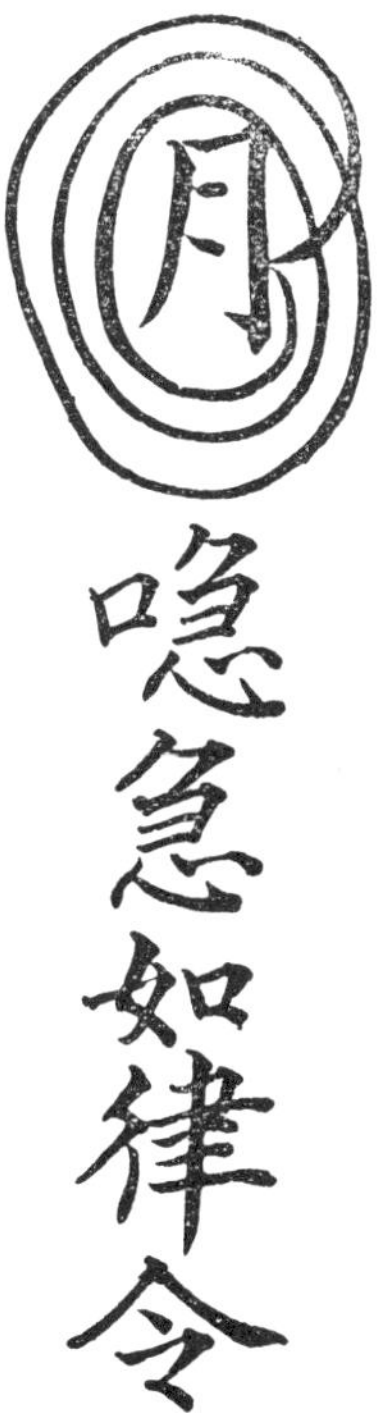

此符《このふだ》を呑《の》むべし止《と》まること妙《めう》なり

又《また》　腹痛《はらいた》みて耐へ難《がた》き時《とき》は生姜《しやうが》を臍《へそ》の上《うへ》に載《の》せ其上《そのうへ》に灸《きう》すべし又塩《またしほ》を敷《し》きて上《うへ》に灸《きう》するもよし

又以下《またいか》醫術上《いじゆつじやう》の治療《ちれう》を示《しめ》すべし

腹痛《ふくつう》は種々《しゆく》なる原因《げんいん》によりて起《おこ》るも其《そ》の最《もつと》も多《おほ》きは腹部足脚《ふくぶそくきやく》の寒冒飲食物不攝生《かんぼういんしよくもつふせつせい》の結果胃腸《けつくわいちやう》を傷《そこな》ひ若《も》しくは便秘久《べんぴひさ》しきより起因《きいん》するものなれば宜《よろ》しく注意《ちうい》せざるに於《おい》ては之《これ》れが原因《げんいん》となりて諸《しよ》種《しゆ》の病《やまひ》を惹起《ひきおこ》すの恐《おそれ》あり之《これ》を以《もつ》て單《たん》に腹痛《はらいた》とても之《こ》れが攝生《せつせい》を忽《ゆるがせ》にすべからず。

治《ち》療《りやう》法《はふ》

腹痛《はらいたみ》は前項《ぜんこう》述《の》べたるが如《ごと》く種々《しゆ〃》なる原因《げんいん》より來《きた》るものなれども概《がい》して之《これ》を治療《ちれう》せんとするには强《つと》めて攝生《せつせい》を守《まも》り不適當《ふてきたう》なる飲食物《いんしよくもつ》を避《さ》け熱治《ねつち》（熱《あつ》き湯《ゆ》にて身體《しんたい》を行水《げうずゐ》する事《こと》）芥子浴《からしよく》（芥子粉《からしこな》を水《みづ》にて溶解《ようかい》し膝《ひざ》より下《した》を浴《よく》する法《はふ》）を取《と》り腹部《ふくぶ》にフランネルを溫湯《おんとう》に浸《ひた》して軟《やはらか》に絞《しぼ》りたるものを當《あ》てるときは多《おほ》く効《かう》ありとす又强壓《またきやうあつ》すれば緩解《くわんかい》するものなれば疼痛劇《とうつうはげ》しきときは手指《てゆび》を腹部《ふくぶ》に當《あ》てゝ壓迫《あつぱく》を試《こゝろ》むるも効《かう》あるものなり又便秘《またべんぴ》にて痛《いたみ》を起《おこ》すものにはヒマシ油《ゆ》の如《ごと》き緩下劑《くわんげざい》を用《もち》ゆるもよろし蛔虫異物等《くわいちうぶつとう》によりて起《おこ》るものは宜《よろ》しく除去《ぢよきよ》すること肝要《かんえう》にして醫《い》の診療《しんれう》を乞《こ》ふべし

備考《びかう》

異物《いぶつ》とは例《たと》へば釘針果物《くぎはりくだもの》の種入齒碁石鉛《たねいれはごいしなまり》のメンコ等《とう》を云《い》ふ人若《ひともし》し誤《あやま》つて此等《これら》を呑《の》み下《くだ》したるときは野菜芋類《やさいもるゐ》を成《な》るべく多量《たりやう》に食《しよく》すべく然《しか》るときは遲《おそ》くも四十八時間後糞塊《じかんごふんくわい》に包《つゝ》まれて肛門《こうもん》より出《い》づるものなれば決《けつ》して狼狽《らうばい》して、妄《みだ》りに下劑《げざい》を用《もち》ふべからず是《こ》れ最《もつと》も注意《ちうい》すべき事項《じかう》なり

第《だい》六節《せつ》　神傳腦病全治《しんでんのうびやうぜんち》の祕法《ひはふ》

腦病《のうびやう》（頭痛《づつう》）の種類《しゆるゐ》に至《いた》りては其原因數多《そのげんいんあまた》ありと雖《いへど》も腦充血《のうじうけつ》、炎症《えんしやう》、腦貧血《のうひんけつ》、腦膜《のうまく》の諸症《しよしやう》頭《づ》

上外部《じやうぐわいぶ》のリヨウマチス及《およ》び胃子宮《ゐしきう》の諸病等《しよびやうなど》より來《く》るもの最《もつと》も多《おほ》しとす然《しか》して此等《これら》の諸原因《しよげんいん》たる疾病《しつぺい》は多《おほ》く身體《しんたい》の激動情《げきどうぜう》の興奮便通《こうふんべんつう》の不正暴飲熱浴咳嗽等《ふせいばういんねつよくがいそうとう》とす故《ゆゑ》に今左《いまさ》に此《こ》の原因《げんいん》を推《お》して之《こ》れが治療及《ちれうおよ》び呪咀數種《じゆそすうしゆ》を記述《きじゆつ》すべし。

治療法《ちれうはふ》

療法《れうはふ》としては務《つと》めて精神《せいしん》を安靜《あんせい》にし消化《せうくわ》し易《やす》き食物《しよくもつ》を取《と》り便通《べんつう》を調《とゝの》へ森林野外庭園等《しんりんやぐわいていゑんとう》を散歩《さんぽ》し過度《くわど》の勞働《らうどう》を避《さ》け夜《よ》は早《はや》く寢《しん》に就《つ》き充分《じゆうぶん》に睡眠《すいみん》し朝《あさ》は務《つと》めて早起《はやおき》し冷水摩擦《れいすいまさつ》をなすべし又頭痛劇《またづつうはげ》しきときは頭部《とうぶ》を冷却《れいきやく》し熱脚浴《ねつきやくよく》をなし頭圍《とうゐ》を拘縛《こうばく》するも効《かう》ありとす又服藥用《またふくやくよう》としては左《さ》の二三効《かう》ありとす。

一、安知《あんち》ヘブリン　〇、二五
　右頓服《みぎとんぷく》すべし

二、ブラム加里《かり》　三、〇
　橙皮舍利別《さうひしやりべつ》　一〇、〇
　水《みづ》　一〇〇、〇

右《みぎ》能《よ》く混和《こんわ》して一日《にち》三回《くわい》に分服《ぶんふく》すべし

又呪咀《またじゆそ》として左《さ》に數種《すうしゆ》を述《の》ぶべし

頭痛《づつう》を治《ち》する法《はふ》

頭痛劇《づつうはげ》しくして耐《た》へられぬ時《とき》は生大根《なまだいこん》のをろし汁《しる》を少《すこ》しく鼻《はな》の孔《あな》へ吹込《ふきこ》むときは忽《たちま》ちに治《ち》す若《も》し左斗《ひだりばか》りの偏痛《へんつう》なれば左《ひだり》の鼻《はな》の孔《あな》へ吹込《ふきこ》み右斗《みぎばか》りなれば右《みぎ》の孔《あな》に吹《ふ》き込《こ》むべし又兩方《またれうはふ》なれば左右《さゆう》へ吹込《ふきこ》むべし如何《いか》なる劇《はげ》しき頭痛《づつう》にても忽《たちま》ちに治《ち》する神傳秘法《しんでんぴはふ》なり。

又《また》編笠《あみがさ》を冠《かむ》り其上《そのうへ》より冷水《れいする》にて冷《ひや》すもよろし

又《また》大蒜《にんにく》を切《き》りへぎて臍《へそ》の上《うへ》にし其上《そのうへ》より灸《きう》し病人《びやうにん》の口中《こうちう》より蒜《にんにく》の臭《にほ》ひ出《で》る迄灸《まできう》すべし治《ち》すること妙《めう》なり

又《また》年久《さしひさ》しく頭痛《づつう》にて苦《くる》しむには白芷《びやくし》（藥店《やくてん》にあり）を細末《さいまつ》にし三分《ぶ》づゝ茶《ちや》と荊芥《けいかい》とを煎《せん》じたる汁《しる》にて服用《ふくよう》すべし如何《いか》なる永年《ながねん》の頭痛持《づつうもち》にて苦《くるし》みしものも忽《たちま》ちに治《ち》するの神法《しんはふ》なり

第《だい》七節《せつ》　神《しん》傳《でん》心《しん》臟《ざう》病《びやう》全《ぜん》治《ぢ》の妙《めう》法《はふ》

心臟《しんぞう》は人體《じんたい》に於《おい》て最《もつと》も貴重《きちよう》なる臟腑《ざうふ》にして本病《ほんびやう》は病中《びやうちう》甚《はなは》だ重劇《ぢうげき》なるものにして就中《なかんづく》心臟《しんぞう》の麻《ま》痺《ひ》は尤《もつと》も危險《けん》に陷《おちい》るものにして人《ひと》の將《ま》さに死《し》せんとするとき先《ま》づ此心臟《このしんぞう》の麻痺《まひ》を來《きた》すものなり而《しか》して心臟《しんぞう》より起《おこ》る所《ところ》の病《やまひ》も幾多《いくた》の種類《しゆるゐ》あり其重《そのおも》なるものを心臟瓣膜《しんぞうべんまく》心臟痙攣《しんぞうけいれん》絞心症《こうしんせう》心悸亢進《しんきこうしん》（ムナサワギ）等《とう》とす此等《いまこれら》の症《しやう》に就《つ》き左《さ》に原因及攝生法《げんいんおよびせつせいはふ》を記述《きじゆつ》し併《あは》せて之《こ》れが治療法《ちれうはふ》を述《の》ぶべし。

該《がい》病《びやう》の原《げん》因《いん》

心臟瓣膜《しんぞうべんまく》は關節《くわんせつ》リヨマチス心臟內臟炎《しんぞうないぞうえん》の後《のち》に起《おこ》る病《やまひ》にして僅《わづか》に勞働《らうどう》するも心腑《しんぷ》に冬痛《とうつう》を發《はつ》し苦《く》悶《もん》に耐《た》へざるの症《しやう》なり。

心臟痙攣絞心症《しんぞうけいれいこうしんしやう》は卒然心臟部《そつぜんしんぞうぶ》に劇痛《げきつう》を發《はつ》し往々肩及《わうくかたおよ》び二の腕《うで》に痛《いた》みをおぼへ胸《むね》絞《しぼ》らるゝが如《ごと》く苦《くる》しきものにして原因《げんいん》は重《おも》に暴酒過煙《ばうしゆくわえん》等《とう》に原因《げんいん》するものなれば之《こ》れが飲用《いんよう》を節《せつ》し其他《そのた》一般《はん》に攝生《せつせい》を行《おこな》ふべし。

心悸亢進《しんきこうしん》とはムナサワギの事《こと》にして此《こ》の原因《げんいん》は多《おほ》く神經衰弱《しんけいすゐじやく》ヒステリー貧血手淫房事過度茶及《ひんけつしゆいんばうじくわどちやおよ》

び煙草《たばこ》の亂用等《らんようとう》より來《きた》る又生殖器病便秘胃病等《またせいしよくきびやうべんぴいびやうとう》より來《きた》る事等《ことゝう》もあり

豫《よ》防《ばう》及《およ》び養《やう》生《じやう》

一、リヨウマチース、梅毒《ばいどく》、痛風等《つうふうとう》に罹《かゝ》りたるときは嚴重《げんぢう》に治療《ちれう》を加《くわ》へ飲酒喫煙《いんしゆきつゑん》を節《せつ》し身体《しんたい》の過《くわ》勞《らう》を避《さ》くべし。

二、心臟病《しんぞうびやう》は靜《しづ》かに身体《しんたい》を保《たも》つを肝要《かんえう》とするを以《もつ》て務《つと》めて精神《せいしん》を安《やす》んじ言語《げんご》を少《すくな》くし妄《みだ》りに身体《しんたい》を動《うご》かすべからず。

三、騎馬體操競走登山等《きはたいさうきやうさうとざんとう》を愼《つゝ》しむべし又辛《またから》き物香竄料等《ものかうざんれうとう》の飲食《いんしよく》を一切禁《さいきん》ずべし

四、冷浴熱浴《れいよくねつよく》を嚴禁《げんきん》し偶々微《たま〳〵び》溫浴《おんよく》を取《と》るべし

五、精神《せいしん》の亢進《かうしん》となる事情《じじやう》を避《さ》くべし

六、飲食《いんしよく》の料《れう》には消化《せうくわ》し易《やす》きもの即《すなは》ち牛乳《ぎうにう》スープ、タヽキ肉等《にくとう》を用《もち》ひ酒茶《さけちや》コーヒー等《とう》は嚴禁《げんきん》して決《けつ》して用《もち》ゆべからず

該《がい》病《びやう》の治《ぢ》療《れう》法《はふ》

心悸《しんき》亢進《かうしん》

此症《このしやう》の治療法《ちれうはふ》は其原因《そのげんいん》となる處《ところ》の事情《じじやう》を除去《じよきよ》するに務《つと》め發作《ほつさ》したる時《とき》に於《おい》ては最《もつと》も閑靜《かんせい》なる室《しつ》内《ない》に安臥《あんぐわ》せしめ心臓《しんぞう》の位置《いち》を氷嚢《ひやうのう》を用《もち》ひて冷《ひや》すべし又藥品《またやくひん》としては左《さ》の處方《しよはう》によりて之《これ》を服用《ふくよう》すべし

臭素加里《しうそかり》　六、〇

苦味丁幾《くみちんき》　三、〇

水《みず》　二〇〇、〇

右《みぎ》の分量《ぶんりやう》を一日《にち》六回《くわい》二日《か》に分服《ぶんぷく》すべし

心臓痙攣絞心症《しんぞうけいれんかうしんしやう》

此《こ》の治療法《ちれうはふ》は其發作《そのほつさ》したる時《とき》に於《おい》ては芥子油《けじゆう》を塗附《とふ》したる布《ぬの》を以《もつ》て心臓《しんぞう》の部分及《ぶぶんおよ》び足《あし》の上下《じやうげ》を摩擦《まさつ》し以《もつ》て醫師《いし》を迎《むか》ふべし此症《このしやう》は最《もつと》も恐《おそ》るべきものなれば怱《ゆるが》せにすべからず成《な》るべく閑靜《かんせい》にして空氣《くうき》の流通《りうつう》良《よ》き場所《ばしよ》に靜穩《せいおん》に臥《ふ》せしめ飲食品《いんしよくひん》に注意《ちうい》して便通《べんつう》を調《とゝの》ふべし

心臓瓣膜病《しんぞうべんまくびやう》

此《こ》の病《やまひ》の治療法《ぢれうはふ》は前記《ぜんき》の治療法《ぢれうはふ》と大同小異《だいどうせうい》なるを以《もつ》て宜《よろ》しく酌量《しやくりやう》すべし

又古來傳《またこらいつた》はりし妙法《めうはふ》は左《さ》の各種《かくしゆ》とす

胸腹《むねはら》こだはりて死《し》せんとする樣《やう》の時《とき》には延胡索《えんこさく》を粉《こな》にして酒《さけ》にて服《ふく》すべし如何《いか》に苦悶《くもん》するものも須臾《しゆゆ》にして必《かなら》ず治《ち》するの妙法《めうはふ》にして應急手當《おうきうてあて》として大《おほい》に簡便《かんべん》なるの神法《しんはふ》なり

又左《またさ》の神符《しんぷ》を呑《の》むもよし

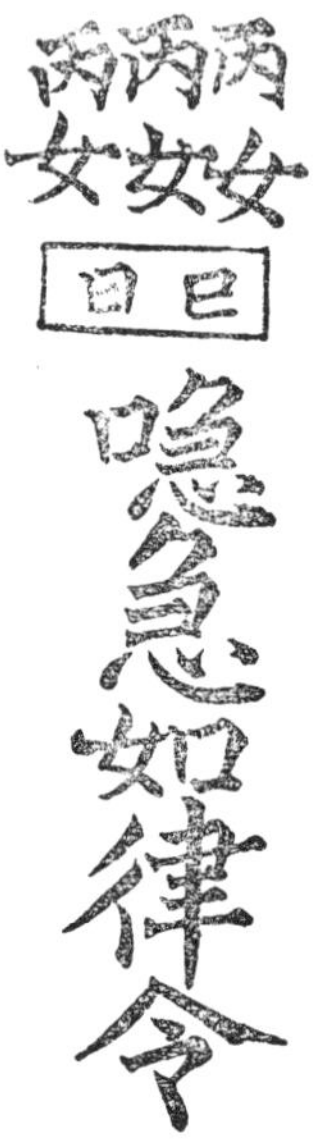

右《みぎ》の符《ふだ》を白紙《はくし》に小《ち》さく切《き》りたるものに硯《すゞり》水の淸潔《せいけつ》なるものにて藥師《やくし》の呪《にゆ》百返唱《とな》へて之《これ》を認《した》め飲《の》むべし不思議奇妙《ふしぎきめう》の神秘《しんぴ》なり。

第八節《だいせつ》　斷食《だんじき》の修法《しゆうはふ》

斷食《だんじき》と謂《い》つても今迄《いままで》牛飮馬食《ぎういんばしよく》して居《を》つた者《もの》が、一足飛《そくとび》に斷食《だんじき》するのではない、或時日迄《あるじじつまで》勞働《らうどう》して盛《さかん》に飲食《いんしよく》して居《お》つた者《もの》が今日《けふ》から俄《にはか》に斷食《だんじき》するのは、病氣《びやうき》の他《ほか》は決《けつ》して出來《でき》ぬ、夫《それ》で斷食《だんじき》にも一定《てい》の順序《じゆんよ》がある其順序《そのじゆんじよ》の大要《たいえう》は左《さ》の如《ご》し。

先《ま》づ美食《びしよく》より粗食《そじよく》に移《うつ》る事《こと》。次《つぎ》に徐々《じよじよ》に減食《げんしよく》する事《こと》。次《つぎ》に火食《くわしよく》即《すなは》ち火《ひ》で煮《に》た食物《しよくもつ》を絶《た》ちて蕎麥粉《そばこ》とか梅干《うめぼし》とか果實《くわじつ》とか食《しよく》する事《こと》、次《つぎ》は食《しよく》を斷《た》ち、暫《しばら》く水《みず》を飲《の》む事《こと》。

人間《にんげん》は斷食《だんじき》したからとて決《けつ》して死《し》ぬるものではない、普通《ふつう》の者《もの》でも三週間位《しうかんくらゐ》は斷食《だんじき》しても別條《べつぜう》はない況《ま》して修行《しゆげう》の爲《た》めにやるのであればいくら久《ひさ》しくても立派《りつぱ》に生命《せいめい》を保續《ほぞく》する事《こと》が出來《でき》る獨《ひと》り生命《せいめい》を保續《ほぞく》するばかりでなく、心身《しんしん》の健康《けんかう》は少《すこ》しも平日《へいじつ》に異《こと》ならず或《あるひ》は却《かへ》つて健康活潑《けんかうくわつぱつ》の狀態《じやうたい》を顯《あら》はすものである。

此《こ》の斷食《だんじき》が永續《ながつゞき》して最早《もはや》再《ふた》び食事《しよくじ》が仕《し》たくないようになれば、所謂仙人《いはゆるせんにん》になつたので、心身共《しんしんとも》に漸次《ぜんじ》輕妙《けいめう》になり、遂《つい》に空中《くつちう》をも飛行《ひこう》し又《また》は形《かたち》を隱《かく》し、出沒隱顯自在《しゆつぼついんけんじざい》に至《いた》るものである、勿論仙《もちろんせん》人《にん》も何時《いつ》かは死《し》ぬるけれど、人《ひと》として七十年《ねん》生《い》きるものなれば、仙人《せんにん》は五百年《ねん》七百年《ねん》と生《い》きる事《こと》が出來《でき》るのである、夫《それ》は飲食物《いんしよくもつ》の爲《た》めに生活《せいくわつ》の諸器官《しよきくわん》を消耗《せうもう》せずに、只《たゞし》自然《ぜん》に減退《げんたい》する丈《だけ》であるからである、例《たと》へば烈《はげ》しく使《つか》へば早《はや》く損《そん》じる剃刀《かみそり》でも始終使《しじうつか》ひ、始終磨《しじうとげ》ば早《はや》く減《へ》るが、磨《と》がず妄《みだ》りに使《つか》はずに、只錆《たゞさび》のいらぬ程度《ていど》に時々《ときどき》拭《ふ》く位《くらゐ》であれば、磨《さい》て一二年《ねん》で使《つか》へなくなるのは、拭《ふ》く丈《だけ》なれば二十年《ねん》二十年《ねん》と減《へ》らぬ譯《わけ》である。

斷食《だんじき》の修業《しゆげう》は昔《むかし》から宗教家《しうけうか》や、特別《とくべつ》の祈願《きぐわん》ある信者《しんじや》は能《よ》く行《おこ》ふたもので、其靈驗効力《そのれいけんかうりよく》も亦著《またいちじる》しいものである、明治《めいぢ》三十六年《ねん》七月に伊豆《いず》韮山《にらやま》の安井《やすゐ》次郎《じろう》と云《い》ふ師範學校《しはんがくかう》を卒業《そつげう》して教員《きやうゐん》をも勤《つと》めた人《ひと》が節食又《せつしよくまた》は斷食《だんじき》の癖《くせ》があるので、帝國醫科大學《ていこくいくわだいがく》で、大澤博士《おほさわはかせ》が試驗《しけん》した事《こと》がある、始《はじ》め減《げん》食《しよく》から遂《つい》に三週間斷食《しうかんだんじき》したが、体量《たいりよう》一貫《くわん》六百十匁減《もんめげん》じた丈《だけ》で氣力《きりよく》は却《かへつ》て盛《さかん》であつた、斷食中《だんじきちう》は毎《まへ》朝早《あさはや》く起《お》きて自《みづか》ら井戸端《ゐどはた》に出《い》で、冷水《れいすゐ》を酌《く》み身体《しんたい》を拭《ふ》き夫《それ》より体操《たいさう》を爲《な》し、六時《じ》より十時《に》までは讀書《どくしよ》し其後《そのご》は手紙《てがみ》を認《した》め或《あるひ》は看護人《かんごにん》と碁《ご》を圍《かこ》む等少《とうすい》しも疲勞《ひらう》せる体《てい》なく、廿一日の中《うち》一日は春木《はるき》座《ざ》の芝居《しばゐ》見物《けんぶつ》に行《ゆ》き、一夜《や》は寄席《よせ》に行《ゆ》きて落語《らくご》を聞《き》き、途中《とちう》も歩《ほ》行頗《こうすこぶ》る正確《せいかく》にて、看護人《かんごにん》に先《さきだ》つ位《くらゐ》なり、夜《よ》の睡眠《すゐみん》は僅《わづ》か三十分位《ぶんくらゐ》にて、元氣《げんき》は平日《へいじつ》に倍《ばい》せり等本人《などほんにん》は言《い》つて居《お》つた、身体《しんたい》は瘦《や》せたれど力量《りきりよう》は更《さら》に變《かわり》なかりしと云《い》ふ、而《しか》して大澤博士《おほさわはかせ》の鑑定《かんてい》に猶此上《なほこのうへ》一週間以上斷食《しうかんいじやうだんじき》するも左《さ》したる變《かわり》はなかるべしとの事《こと》であつた。

斷食《だんじき》すれば肉体《にくたい》の諸器官《しよきくわん》は漸次《ぜんじ》半休止《はんきうし》より、殆《ほと》んど全《まつた》く休止《きうし》するようになる、而《しか》して精神力《せいしんりよく》のみ獨《ひと》り盛《さかん》に活動《くわつどう》する上《うへ》に、肉慾的《にくよくてき》の野心《やしん》がなくて、誠《まこと》に神聖《しんせい》な精神作用《せいしんさよう》になるから、どんな事《こと》でも分《わ》かるのである、所謂天地《いはゆるてんち》見透《けんとう》の仙人《せんにん》になるのである。

斷食《だんじき》の修行《しゆげう》をするには、市中《しちう》でも普通《ふつう》の人家《じんか》でも差支《さしつかへ》はないけれど、幽邃《ゆうすゐ》な神地《しんち》とか、山寺《やまでら》とかでやるがよい、又山籠《またやまこもり》をしてやれば一層妙《そうめう》である、即《すなは》ち斷食修行《だんじきしゆげう》と山籠修行《やまごもりしゆげう》とを一同《どう》に兼《か》ねてやるのである、此《こ》の兼用修行《けんようしゆげう》は其結果誠《そのけつくわまこと》に宜《よろ》しい、兩方共速《れうはうともすみや》かに成就《じやうじゆ》するのである、

斷食《だんじき》の際《さい》に於《お》ける主神《しゆしん》は守本尊又《まもりほんぞんまた》は平素《へいそ》信仰《しんかう》する主神《しゆしん》で宜《よろ》しい、而《しか》して又其觀念《またそのくわんねん》の仕方《しかた》は、人間《にんげん》の精神《せいしん》は本來神《ほんらいかみ》の分靈《ぶんれい》であつて、清淨無垢《せいじやうむく》玲瓏《れいらう》たるものである、然《しか》るに肉体《にくたい》の衣《きぬ》を着《き》て、肉体《にくたい》の慾望《よくばう》の爲《た》めに汚《けが》されて仕舞《しま》ふ、肉体《にくたい》は母乳《ほにう》や食物《しよくもつ》に由《よ》つて發育《はついく》するもので、乳《ち》や食物《しよくもつ》は元《もと》と土《ご》石《せき》より成立《なりた》つたものである、即《すなは》ち人間《にんげん》の食《くら》ふ動物《どうぶつ》は植物《しよくぶつ》を食《くら》ひ、植物《しよくぶつ》は土石《ごせき》から養分《やうぶん》を吸收《きうしう》して生育《せいいく》して居《お》る、つまり肉慾《にくよく》は土石《ごせき》の精撰《せいせん》されたものに過《す》ぎぬ、夫《それ》で重量《じゆうりよう》があつて固着《こちやく》して不自在《ふじざい》である、夫《それ》で此《こ》の肉慾《にくゆく》を斷《た》つ時《とき》は、精神《せいしん》が神明《しんめい》の本体《ほんたい》に立《た》ち歸《かへ》つて、變通自由《へんつうじゆう》になる、そうなれば肉体《にくたい》も肉慾《にくよく》を離《はな》れ、心力《しんりよく》で之《これ》を生活《せいくわつ》せしむる事《こと》が出來《でき》て輕妙敏捷《けいめうびんせう》になると云《い》ふように考《かんが》へ込《こ》んで精神《せいしん》の氣力《きりよく》で肉体《にくたい》を養《やしな》ふて往《ゆ》くのである。

第《だい》七章《しやう》 治《ち》病《びやう》加《か》持《じ》祈《き》禱《たう》秘《ひ》傳《でん》

第《だい》一節《せつ》 病者《びやうしや》祈禱《きたう》の祓《はらひ》

元來人間《ぐわんらいにんげん》の精神《せいしん》は產靈《むすび》の神《かみ》の分靈《ぶんれい》であつて、又身體《またしんたい》は體化《たいくわ》の神《かみ》たる諾冊兩尊《たくさつれうそん》の分身《ぶんしん》である、夫《それ》で人間《にんげん》の心身《しんしん》には本質《ほんしつ》に於《おい》て決《けつ》して病氣等云《びやうきとうい》ふものはない、然《しか》るに實際《じつさい》は病氣《びやうき》の多《おほ》いのは何故《なにゆゑ》であるかと云《い》ふに、夫《それ》は自分《じぶん》で此《こ》の神聖《しんせい》なる心身《しんしん》を汚《け》がすのと、又或《またあるひ》は同業同果《どうげうごうくわ》の理《り》に由《よ》りて他《た》の爲《ため》に汚《けが》されて災難《さいなん》を受《う》くるのとある、急性《きうせい》の中毒《ちうどく》とか傳染病《でんせんびやう》に罹《か》るとか云《い》ふのは、全《まつ》たく自分《じぶん》の不注意《ふちうい》や臨時《りんじ》の災難《さいなん》であつて、夫《それ》は又特別《またとくべつ》の法式《はふしき》を用《もち》ひねばならぬが、一体人間《たいにんげん》が漫性的《まんせいてき》の長病《ちやうびやう》をすると云《い》ふのは、自分《じぶん》を汚《けが》して居《お》る上《うへ》に、神明《しんめい》まで汚《けが》して居《お》るとか、或《あるひ》は他《た》から怨氣《おんき》を受《う》けて居《お》るとか、單《たん》に身体《しんたい》の上《うへ》の病氣《びやうき》ばかりではない、どうしても天地自然《てんちしせん》の大法《たいはふ》に背《そむ》いて、神氣《しんき》を害ひ、精氣《せいき》を傷《きず》けて居《お》るのである、醫藥《いやく》も必要《ひつえう》であり、自分《じぶん》の養生《やうじやう》も肝要《かんえう》ではあるが、夫《そ》れ以上《いじやう》に特《さく》に此《こ》の汚《けがれ》を拂《はら》ひ、神明《しんめい》の怒《いかり》を慰《なぐさ》め、天地《てんち》の生氣《せいき》を融和《ゆうわ》して、病者《びやうしや》と神明《しんめい》とを感應《かんおう》せしめて、本《ほん》然《ぜん》の性《せい》に復《かい》らしめねばならぬ。

病氣祈禱《びやうききたう》の方法《はつはふ》は我國《わがくに》にては既《すで》に神代《かみよ》より、大巳貴命《おほあなむちのみこと》之《これ》を始《はじ》め給《たま》ひ、爾來《じらい》益々《ます／＼》其法式《そのはふしき》は整《とゝの》ひ備《そなは》つて、朝廷《てうてい》に於《おい》ても常《つね》に之《これ》を行《おこな》はせられて居《を》る、支那《しな》や印度《いんど》にても病者祈禱《びやうしやきたう》と云《い》ふ事《こと》は盛《さか》に行《おこな》はれて、其法《そのはふ》も亦極《またきわ》めて完全《くわんぜん》に出來《でき》て居《を》る、今左《いまさ》に神道《しんたう》の病者祈禱祓《びやうしやきたうはらひ》の文《ぶん》を揭《かゝ》ぐ此《これ》は長病《ちやうびやう》を治《なを》する禁厭《きんえん》で、祭式祈禱《さいしききたう》は常《つね》の如《ごと》く、又黄《またき》色《いろ》の幣帛を用《もちゆ》ふれば速《すみやか》に治《ち》すと云《い》ふ。

第《だい》二節《せつ》　病者祈禱祈詞《びやうしやきたうのりと》

謹美敬天《つゝしみうやまつて》行奉留夫《おこなひたてまつるそれ》天地開闢《てんちかいびやく》國常立尊《くにとこたちのみこと》分身爾而《ぶんしんにて》伊邪那岐命《いざなぎのみこと》伊邪那美命《いざなみのみこと》血脈而爾《ちすじにて》天照皇大神《あまてらすおほかみ》乃生《のう》美靈止成給布《みたまとなしたまふ》然波《しかれば》天津御末爾天《あまつみすえにて》夫八成加故爾《それびさなるがゆゑに》目爾觸禮《めにふれ》口仁觸禮《くちにふれ》身爾觸禮《みにふれ》愚成《おろかなる》心爾志天《こゝろにして》其身乃神光乎《そのみのしんくわうを》失給布加故仁《うしなひたまふがゆゑに》今一心《いまいつしん》乃源乎《のみなもとを》清久清良加仁《きよくきよらかに》改天《あらためて》神代乃古實乎《かみよのこじつを》崇天《あがめて》此身仁《このみに》神光乎《しんくわうを》返志《かへし》鎮《しづめ》祭奉留《まつる》所乃《ところの》八百萬《やほよろづ》乃大神《のおほかみ》乃大前爾《のおほまへに》愼美敬比《つゝしみうやひ》恐美《かしこみ》恐美《かしこみ》白位久《まうさく》此身《このみ》病乎《やまひへ》癒成佐志米給布《いゆなさしめたまふ》爲爾《ために》神光乎《しんくわうを》返《かへし》鎮《しづめ》祭《まつろ》故仁《ゆゑに》澳《おき》津鏡《つかゞみ》邊津鏡《へつかゞみ》八握劔《やつかのつるぎ》生玉死玉足玉《いくたままかるたまたるの》道返玉《みちかへしたま》蛇比禮《をろちひれ》蜂乃比禮《はちのひれ》品々物比禮《くさぐさもののひれ》捧奉留《さゝげまつる》一二三四五六七八九十《ひふみよいむなやこと》止加持《とかぢ》奉留《たてまつる》布留部《ふるべ》由良由良《ゆらゆら》死止毛《まかるとも》生返天《いきかいして》命乃御名乎《みことのみなを》申天《まうして》稱詞意《たゝへことを》奉天《まつりて》萬民乃《まんみんの》病患留者波《やまひうれうるものは》毛穴九竅《もうけつきうけわ》座須《まします》八萬四千乃《はちまんしせんの》神也《かみなり》然波《しかれは》則《すなはち》五行乎《ごぎやうを》以天《もつて》其体止《そのたいと》須《す》五行《ごぎやう》則《すなはち》木火金土水乎《もくくわきんごすいを》以天《もつて》五行止《ごぎやうと》須《す》五臟波《こざうは》則《すなはち》青黄《せいおう》

赤《しやく》白《びやく》黒《くろく》成加《なるが》故爾《ゆゑに》五臓《ござう》止須《とす》五臓《ござう》波《は》心肝腎脾肺《しんかんじんぴはい》也《なり》然波《しかれは》心乃臓《しんのざう》波《は》赤色《あかきいろ》成加《なるが》故爾《ゆゑに》天之五十合魂命《あまのいそあひむすびのみこと》乎《を》鎮《しづめ》祭玉布《まつりたまふ》肝乃臓《かんのざう》波《は》青岐色《あほきいろ》成加《なるが》故爾《ゆゑに》天之八十萬日魂命《あめのやそよろずひむすびみこと》乎《を》鎮《しづめ》祭《まつり》給布《たまふ》腎乃臓《じんのざう》波《は》黒伎色《くろきいろ》成加《なるが》故爾《ゆゑに》天乃三降魂《あめのみくだりむすびの》命乎《みことを》鎮《しづめ》祭《まつり》玉布《たまふ》脾乃臓《ひのざう》止波《は》黄色《きいろ》成加《なるが》故爾《ゆえに》天之八百日魂命《あめのやほひむすびのみこと》乎《を》鎮《しづめ》祭《まつり》給布《たまふ》肺《はいの》臓《ざう》波《は》白色《しろきいろ》成加《なるが》故爾《ゆゑに》天之合魂《あめのあいむすびの》命乎《みことを》鎮《しづめ》祭《まつり》給布《たまふ》如斯《かくのごとき》五臓爾《ござうに》神光《しんくわう》乎《を》返《かへし》給布《たまふ》五体《ごたい》不具爾《ふぐに》不成時波《ならざるときは》如何《いか》成難病《なるなんびやう》多利共《たりとも》速爾《すみやかに》身体《しんたい》乎《を》放禮《はなれ》給《たま》布加故爾《ふがゆゑに》無上靈寶神道加持《むじやうれいはうしんごうかじ》三元三行《さんげんさんぎやう》三妙加持《さんみやうかぢ》以《い》加行《かぎやう》神力《しんりき》神道加持《しんごうかぢ》乃《の》神秘《しんぴ》乃《の》秘文《ひもん》乎《を》唱戸《となへ》然波《しかれは》此身《このみ》爾《に》如《い》何《か》成難病《なるなんびやう》多利共《たりとも》速《すみやかに》爾退《しりぞけ》介增無加故爾《まさむがゆゑに》由良湯津美須《よらよづみす》眞留乎《たまるを》延續岐《のべつづき》千秋長秋《ちあきながあき》萬代迄爾《よろずよまでに》布理《しり》續岐《つゞき》長久《ながく》久　久《ひさしく》皇御孫《すめらみこ》乃《の》命乃《みことの》公民乎《おほたからを》守良世《まもらせ》給《たまひて》天加持《かじ》奉留《たてまつる》身《み》乃《の》内與利《うちより》起留《をこる》病奈久《やまひなく》外與利《そとより》病來留事無久《やまひきたることなく》當病《さうびやう》立所爾《たちごころに》速《すみやか》平癒令爲給《へいゆなさしめたまへ》常盤爾《ときはに》堅盤爾《かきはに》夜能守《よのまもり》日乃守《ひのまもり》護利《まもり》給《たまひて》天神佛乃《かみほとけの》咎米《とがめ》生靈死靈《いきれうしれう》乃《の》崇利《たゝり》宇津毛《うつも》禮家能《れいへの》古井能《ふるゐの》障利《さわり》乎除《をよけ》狐狸《こり》能《の》災禍《わざわひ》無久《なく》祓《はらひ》給比天《たまひて》稱言竟《たゝへことをへ》奉留事《まつること》別爾《ことわけに》申左久《まうさく》神直日《かんなほび》大直日《おほなほび》爾毛禮奈須《にもれなす》事有乎波《ことのあらをは》深久正久《ふかくまさしく》祭《まつり》爲《なし》疾病《しつぺい》災難《さいなん》波《は》少名彦那命《すくなびこなのみこと》大巳貴命《おほあなむちのみこと》是乎《これを》守里《もり》玉布《たまふ》故爾《ゆゑに》病《びやう》災《さい》波《は》木乎《きを》以天《もつて》土乎《つちを》剋須《こくする》加如志《ごとし》水乎《みづを》以天《もつて》火《ひを》消須加如久《けすがごとく》祈念《きねん》能《の》當病《たうびやう》立所爾《たちごころに》平癒令爲玉布《へいゆなさしめたまふ》加故爾《がゆゑに》年月日時《ねんげつじつじ》今日《けふ》生日《いくひ》能《の》足日《たるひ》能《の》宇豆《うづ》能《の》御幣乎帛《みてぐらを》捧《さゝげ》奉禮波《まつれは》萬上萬天《はんじやうはんてん》明加爾《あきらかに》而鏡《してかゞみに》爾影能《かげの》移世留加《うつせるが》如久《ごとく》家内安全息災延命《かないあんぜんそくさいえんめい》當病平癒爾《たうびやうへいゆに》守里《まもり》幸《さいわい》比給止《たまへと》畏美《かしこみ》畏美毛《かしこみも》申《まう》須《す》

御神歌《ごしんか》を唱《とな》ふべし。

惡鬼《あくき》惡靈《あくりやう》生靈《いきりやう》死靈《しりやう》怨敵《をんてき》靈神《れいじん》高天原《たかまがはら》邊歸𠀋世給布《かへらせたまふ》物《もの》の化《け》を引《ひ》て放《はな》してあづさゆみ受取給《うけとりたま》ひ今日《けふ》の聞《き》き神惡《かみあく》は去《さ》る神《かみ》は此座《このざ》へ神座《しんざ》して願最成就《ぐわんもつにやうじゆ》うたがひなし。

第《だい》三節《せつ》　諸病封加持秘文《しよびやうふうじかじひぶん》

病者《びやうしや》に向《むか》ひて九字護身法《じごしんはふ》、白幣束《しろへいそく》を以《もつ》て加持《かじ》すべし。

夫《そ》れ淸《すめ》るを天《てん》とし濁《にご》るを地《ち》とす陰陽交《いんやうまじは》り萬物《まんぶつ》を生《しやう》じ悉《こと〴〵》く身佛生《しんぶつしやう》あり最《もつと》も人倫《じんりん》をえらみ身佛《しんぶつ》となる故《ゆゑ》に八葉《やう》のうてなに大《だい》さい二十八宿《しゆく》を三界《かい》とす行者《ぎやうしや》謹《つゝし》み敬《うやま》ひ白《まう》す火《ひ》もやく事不能水《ことあたわずみづ》もたゞよはす事不能刀兵《ことあたわずとうへい》も勝事不能壽《かつことあたわずじゆ》は百壽《じゆ》の秋《あき》を保《たも》ち頭《あたま》は五智《ち》寳冠《ほうくわん》の大日如來《だいにちによらい》髮《かみ》は倶利加羅《くりから》大日大聖不動明王《だいにちだいしやうふどうめうおう》、耳《みゝ》は彌勒菩薩《ほさつ》、左《ひだり》の眼《め》は日天子《にちてんし》、右《みぎ》の眼《め》を月天子《げつてんし》、鼻《はな》は薬師如來《やくしによらい》、口《くち》は地藏菩薩《ぢざうほさつ》左手《ひだりて》は千珠菩薩《じゆほさつ》、右手《みぎて》は普賢菩薩《ふけんほさつ》、左《ひだり》の足《あし》は正觀世音菩薩《せいくわんせおんほさつ》、右《みぎ》の足《あし》は大勢至菩薩《だいせいしほさつ》、膝《ひざ》は地持天肝《ちじてんかん》の臟《ざう》は降三世夜叉明王心《かうせやしやめうおうしん》の臟《ざう》は軍《ぐん》荼利夜叉明王《やしやめうおう》、肺《はい》の臟《ざう》は大威德夜叉明王《だいいとくやしやめうおう》、腎《じん》の臟《ざう》は金剛夜叉明王《こんがうやしやめうおう》、脾《ひ》の臟《ざう》は中央大日聖不動明王其心諸神諸菩薩住《ちうおうだいにちしやうふどうめうおうそのしんしよしんしよほさつすみ》し始《たま》ふ其《そ》の德廣厚《とくこうこう》として諸天善神金輪奈落《しよてんぜんしんきんりんならく》の底《そこ》までも之《これ》を照《てら》す阿吽《あうん》の息風《いきかぜ》と成《なつ》て衆生《しうせい》の苦《くるし》み災《わざは》を吹散《ふきちら》し大智《たいち》の劔《つるぎ》を定規《じうき》とす四方《はう》の趣意《しゆい》愚《をろか》なる心《こゝろ》にして恨《うら》みて爲《な》すもの祓《はら》ひ淸《きよ》め行者《げうしや》の經數《けうかず》なしと雖《いへど》も神佛擁護《しんぶつようご》の加持《かじ》を以《もつ》て守護頭《しうごかしら》に頂《いたゞ》き怨敵諸《おんてきもろ》の障《しやう》碍《げ》をなす物皆《ものみな》悉《こと〴〵》く退散《たいさん》し去《さら》ん、唵者儞志陀儞娑婆訶と唱ふべし。

第《だい》四節《せつ》　流行病《りうかうびやう》送《おく》り出《だ》し法《はふ》

流行病《りうかうびやう》は黴菌《はいきん》の傳播《でんは》である、此《こ》の黴菌《はいきん》は天地間《てんちかん》に浮遊《ふゆう》して據《よ》る所《ところ》の無《な》き、怨靈陰濕《おんれいいんしつ》の氣《き》に依《よ》て化成《くわせい》するものである、夫《それ》で何人《なにびと》でも心《こゝろ》に邪念《じやねん》を抱《いだ》くものや、恐怖《きようふ》の念《ねん》ある者《もの》には、直《たゞ》ちに感染《かんせん》するものである、夫《それ》で傳染病《でんせんびやう》の流行《りうかう》する際《さい》には、誰《たれ》も一層素直《そうすなを》で、元氣《げんき》を鼓舞《こぶ》して、之《これ》に恐《をそれ》ず畏《おそ》れぬのが肝要《かんえう》である、尤《もつと》も恐《をそ》れぬようにと云《い》つても、亂暴《らんはう》をして病地《びやうち》や病人《びやうにん》に接《せつ》せよと云《い》ふのではない、出來《できう》得る丈《だけ》の豫防《よはう》はせねばならぬ、愼《つゝし》みは必要《ひつえう》であるが、感染《かんせん》せぬか〳〵と、恐怖心《きよふしん》があつてはならぬ。

左《さ》れど既《すで》に流行病《りうかうびやう》に罹《かゝつ》たり、又家《またか》内中《ないちう》に傳染《でんせん》した際《さい》には最早單《もはやたん》に人間《にんげん》の元氣《げんき》ばかりで抑《をさ》へきれぬ、そこで神秘《しんぴ》の力《ちから》を借《か》り、其正陽《そのせいやう》の精氣《せいき》で以《もつ》て、病虫《びやうちう》を壓迫《あつぱく》し退散《たいさん》せしめねばならぬのである其神力《そのしんりき》を受《う》けて流行病《りうかうびやう》を送《おく》り出《だ》ず方式《はうしき》は左《さ》の如《ごと》くするのであつて、先《ま》づ第《だい》一に神前《しんぜん》に幣束《へいそく》と赤飯《せきはん》とを供《そな》へて祀《まつ》り、家内中《かないちう》を祓《はら》ひ清《きよ》め、祭《まつ》り祓《はらひ》が終《をは》つたならば、此《こ》の幣束《へいそく》と赤飯《せきはん》とを持《も》ちて野外《やぐわい》に送《おく》り出《だ》して棄《すて》るのである、斯《か》くすれば病災《びやうさい》は消滅《せうめつ》して他《た》に傳染《でんせん》する恐《をそれ》もないのである、此《これ》は誠《まこと》に小兒欺《こどもだな》し見《み》たように思《おも》はるべけれども、今日《こんにち》の衛生法《ゑいせいはふ》から考《かんが》へても、傳染病《でんせんびやう》は大低食物《たいていしよくもつ》から傳播《でんぱ》するのであるから、家内《かない》を清《きよ》め、黴菌《ばいきん》を赤飯《せきはん》と祓た幣とに集《あつ》めて之《これ》を放逐《はうちく》するのであるから、道理上尤《だうりじやうもつとも》もな譯《わけ》である上《うへ》に、神威力《しんいりよく》を加《くは》へ信念力《しんねんりよく》を活用《くわつよう》するのであるから必《かなら》ず効果《かうくわ》が現《あらは》れるのである。

送《おく》り出《だ》し法式《はふしき》 （此法は一切の病氣にも用て宜し）

第《だい》一　未敷蓮華印《みふれんげいん》　をん天神《てんじん》ならゑんずいきそわか。

第《だい》二　八葉印《はちえういん》　をんさりさりちならゑんそわか。

第《だい》三　四方結印《はうけついん》　をんはらていごづ天王《てんわう》せいくわんいんめいそわか。

第《だい》四　金剛合掌《こんごうがつしやう》　をん天神王子《てんじんわうし》地《ら》神王子《しんわうし》ずいきゑんめいそわか。

第《だい》五　内《ない》縛《はく》印《いん》　をん王神王子《おうしんおうし》をんぎいんめいそわか。

第《だい》六　智《ち》拳《けん》印《いん》　をんきりきりしよつりそわか。

先護身法《せんごしんはふ》　獨古印《どくこじるし》次《つぎ》に文《ぶん》を唱《とな》へ。

抑《そもく》も嘗病《たうびやう》なやまし給《たま》ふ頓欲中途《とんよくちうと》又流行神生靈死靈呪咀《またりうこうしんしやうれいしれいじうそ》唯今行者《たゞいまげうしや》の敎化《きよくわ》に隨《したがつ》て病者身《びやうしやみ》の内《うち》を立《たち》退《の》き給《たま》ひ病家《びやうか》に來《きた》り給《たまへ》ば流行疫神此《りうこうえきしんこ》の八葉《えう》に乘《の》り給《たま》ひ天魔《てんま》外道《げだゝ》生靈死靈《せいれいしれい》四足《そく》二足靈氣《そくれいき》各此《かくこの》八葉《えう》に乘《の》り給《たま》ひ成就《じやうじゆ》し給《たま》ひ他方《たはう》へ歸《かへ》らせ給《たま》へ　次《つぎ》の神歌《しんか》を唱《とな》ふ。

峯《みね》の八ッ谷《たに》は九ッ山《やま》こゑて道《みち》は一ッで迷《まよ》ふ方《かた》なし

水《みづ》よりも風《かぜ》こそなみをたつるなり元《もと》の水《みづ》には煩《わづら》ひもなし

倶利加羅《くりから》の敎《おしゑ》にまかせて住《すみ》たるや幣《へい》の上《うへ》には物《もの》のけはなし

車路印《しやろいん》にてをんとろとろ　三返《べん》

なくまくしつちりやぢびきやなんをんざざろうぎやらんらん

祈禱後《きたうご》　わらだに幣帛《へいはく》をさして外《そと》へ持《もち》いだし歌《うた》に曰《いは》く

神《かみ》さいて穢《けが》れ祓《はら》ふといふことは此身《このみ》此儘神《このまゝかみ》のみたまぞ

次《つぎ》に　わらだを持《も》ちいだす時不動縛文《ときふどっはくぶん》を唱《さな》へ。
動《うご》くともよもゆるさず縛《ばく》のなは不動《ふどう》の心《こゝろ》あらん限《かぎ》りは五大尊《だいそん》の名號《めうがう》を唱《さな》へ。
心經陀羅尼《しんけうだらに》を唱《さな》へ壚《しよ》をまき家内《かない》を淸《きよ》むる（野神作法に口傳あり）
先《ま》づもとの野原《のはら》なりけるとなへ。
次《つぎ》に送《おく》り車路《しやろ》の印《いん》　をんとろとろそん
寶車路《はうしやろ》の印《いん》
なりまくちりやぢびきやなんをんばろうぎやうきやらんそわか　九字十字《じじ》内祓金剛合掌《うちはらひこんがうがつしやう》して
諸經諸眞言《しよけうしよしんごん》を唱《とな》へて内《うち》に入《い》る時護身法《ごしんはふ》九字十字《じじ》唵《おん》けいしやけつしやそわか。
以上《いじやう》の眞言《しんごん》は皆除垢護身除災《みなぢよくごしんぢよさい》の陀羅尼《だらに》で、病魔折伏息災延命《びやうませつふくそくさいえんめい》を意味《いみ》するものなり

第《だい》五節《せつ》　六算《さん》除《よけ》守《しゆ》護《ご》

六算《さん》とは星雲《せいうん》の運行及家相方位等《うんかうおよびかさうはうゐとう》の兇災《きよさい》に依《よ》つて六種《しゆ》の災難又《さいなんまた》は、人体《じんたい》六所《しよ》の孰《いづ》れかにそれ
く～場所《はしよ》に應《おう》じたる六種《しゆ》の病難《びやうなん》を起《おこ》すことのあるを云《い》ふのであつて、此《これ》は星祭《ほしまつり》や病魔退治《びやうまたいぢ》の原理《げんり》

に基《もとづい》て、加持祈禱《かぢきたう》を爲《な》し、又其年《またそのとし》に當《あた》る人《ひと》は夫《そ》れに相當《さうたう》した守護《しゆご》を受《う》けて、之《これ》を念《ねん》ずれば以上《いじやう》の災難《さいなん》を除《のぞ》く事《こと》が出來《でき》るのである、今左《いまさ》に其守護《そのしゆご》を示《しめ》すべし。

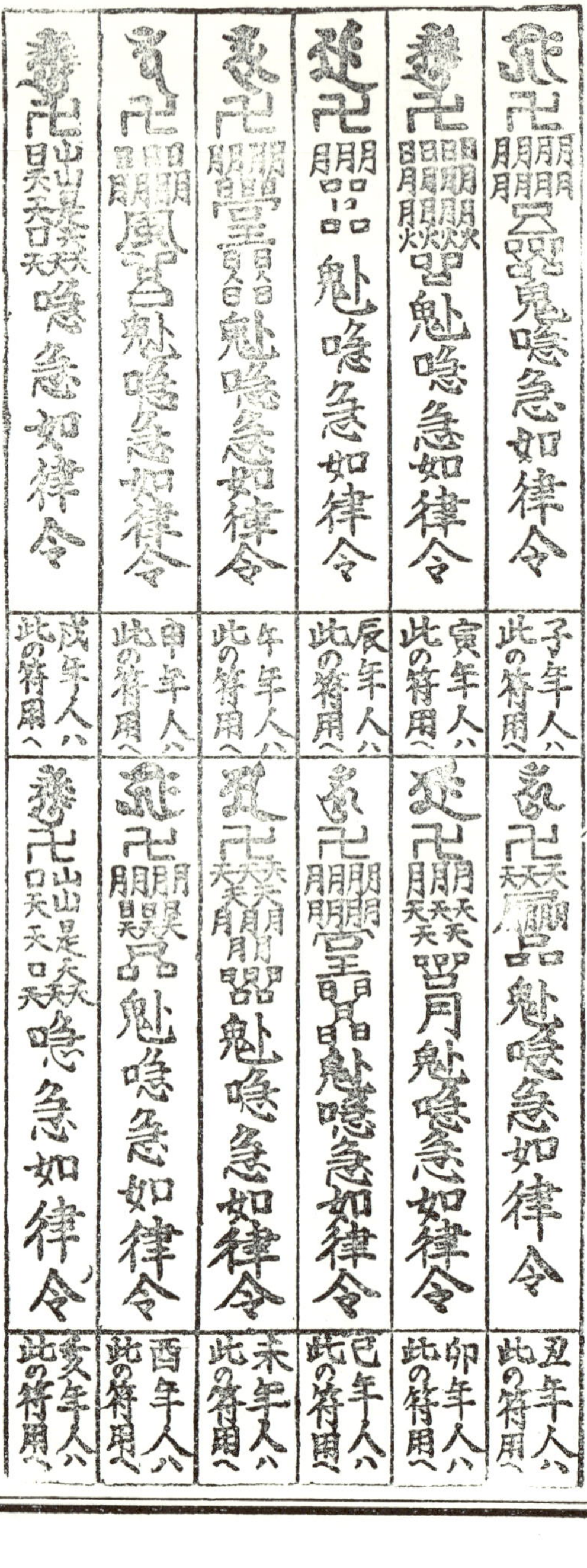

右《みぎ》の守《まも》りを作《つく》りて祈禱《きたう》し神歌《しんか》をよみ、又左《またさ》の眞言《しんごん》を唱《とな》ふべし。

神代《かみよ》よりちかひまさしきみことにて雲井《くもゐ》にちかき桃《もゝ》の木《き》のさと

ヲンシラバツタニリウンソワカ　此《これ》は降魔《かうま》延命《えんめい》の眞言《しんごん》なり。

ヲンキリガクソワカ　此《これ》は荼吉尼《だきに》天《てん》即《すなは》ち稲荷《いな》大神《だいじん》の眞言《しゝごん》なり。

ウンダキウンジヤウンシツヂ　此《これ》は愛染明王《あいせんみやうおう》の眞言《しんごん》なり、以上《いじやう》皆《みな》除災《ぢよさい》增福《ぞうふく》の眞言《しんごん》なり。

又禁厭《またきんえん》の秘法《ひはふ》は左《さ》の如《ごと》し。

經文《きうぶん》信心《しんしん》次第《しだい》

左《さ》の歌《うた》を唱《とな》ふべし。

千早振神《ちはやふるかみ》の祟《たゝ》りを身《み》に受《う》けて六算除《さんよ》けに身《み》こそかなへる。

西《にし》の海大海原《うみおほうみはら》の神《おき》の瀬《せ》は六算拂《さんはら》へ荒《あら》いその浪《なみ》

祓《はらひ》には荒振神《あらふるかみ》の宿《やど》らねば諸病《しよびやう》こそともにけしめる

又《また》　アラビウンケンソワカ　三遍唱《さんべんとな》ふ此《これ》は大日如來《だいにちによらい》の眞言《しんごん》にて宇宙《うちう》の本体《ほんたい》と其功德《そのこくとく》を示《しめ》せるもの

なり

又《また》　ヲンコロコロセンダリマトウギソワカ　此《これ》は藥師《やくし》如來《によらい》の救病《きうびやう》の眞言《しんごん》なり。

ヲンポタロシニヤソワカ　此《これ》は神眼尊《よつがんそん》の除垢《ちよく》延命折伏《えんめいじやつふく》の眞言《しんごん》なり。

ヲンロケイジンバラキリハソワカ　此《これ》は十一面觀音降魔《めんくわんおんかうま》の眞言《しんごん》なり。

ヲンベイシラマンダラヤソワカ　此《これ》は毘沙門天增福《びしやもんてんぞうふく》の眞言《しんごん》なり。

ヲンキリガクソワカ　此《これ》は荼吉尼天除災如意寶珠《だきにてんぢよさいによいはうじよ》の眞言《しんごん》なり。

右《みぎ》の眞言《しんごん》を三遍唱《べんさな》へて幣《へい》にて摩《す》り此《こ》の幣《へい》を河又《かわゆた》は海《うみ》に流《なが》すべし。

又左《またさ》に六算《さん》の障《さは》りを知《し》るの歌《うた》を記《しろ》す。

九は頭《かしら》五七の肩《かた》に六二脇《わき》四腹《はら》八つ股《もゝ》一三の足《あし》

右《みぎ》の歌《うた》にて障《さわ》りある所《さころ》を知《し》るべし。

又男《またをこ》は

一歳左足《さいひだりあし》　二歳臍《さいへそ》の下《した》　三歳右足《さいみぎあし》　四歳上腹《さいうへはら》　五歳右手《さいみぎて》　六歳脇腹《さいわきはら》　七歳左《さいひだり》の手《て》

八歳股《さいまた》　九歳頭《さいあたま》

又女《またをんな》は

一歳右足《さいみぎあし》　二歳臍《さいへそ》の下《した》　三歳左足《さいひだりあし》　四歳上腹《さいうへはら》　五歳左手《さいひだりて》　六歳脇腹《さいわきはら》　七歳右手《さいみぎて》

八歳股《さいまた》　九歳頭《さいあたま》

右《みぎ》の如《ごと》くにして凡《すべ》て九で拂《はら》ふて之《これ》を知《し》るなり。

第《だい》六節《せつ》　諸病間接祈禱法《しよびやうかんせつきたうはふ》

此《こ》の法《はふ》は病人《びやうにん》が重病《ぢうびやう》とか遠方《ゑんはう》とかにて祈禱者《きたうしや》の許《もと》へ來《く》ることの出來《でき》ぬ時《とき》、祈禱者《きたうしや》の方《はう》も亦病人《またびやうにん》の家《いへ》に行《ゆ》くことの出來《でき》ぬ時《とき》に祈禱者《きたうしや》は自分《じぶん》の内《うち》にて通常《つうじやう》の祈禱《きたう》を爲《な》し、夫《そ》れより下《しも》の如《ごと》き法式《はふしき》に由《よ》つて神符《しんふ》を造《つく》り夫《それ》を以《もつ》て病者《びやうしや》に與《あた》へ、病人又《びやうにんまた》は家人《かじん》をして病者《びやうしや》の身体《しんたい》を撫《なで》しむる法《はふ》である。

全體病人《ぜんたいびやうにん》が醫者《いしや》に掛《かゝ》り、藥《くすり》を呑《の》んで病氣《びやうき》を癒《なを》すのでも第一《だい》に醫藥《いやく》の力《ちから》が相當《さうたう》でなくてはならぬ即《すなは》ち醫者《いしや》の診察見立《しんさつみたて》と云《い》ふものが充分《じゆうぶん》で、又藥《またくすり》も夫々相當《それ〲さうたう》な良藥《りやうやく》でなくてはならぬ、夫《そ》れから病人自分《びやうにんじぶん》の方《はう》では、此《こ》の醫者《いしや》は良《よ》い、此《こ》の藥《くすり》は必《かなら》ず利《き》く、此《こ》の病氣《びやうき》は是非《ぜひ》癒《なを》さねばならぬと云《い》ふ信念《しんねん》が無《な》くてはならぬ、即《すなは》ち病人《びやうにん》の信念力《しんねんりよく》と醫藥力《いやくりよく》とが相《あひ》一致《ち》せねば癒《なを》らぬ、併《しか》し夫丈《それだけ》でもいけぬ、第《だい》三に看護《かんご》の力《ちから》が充分《じゆうぶん》でなーてはならぬ、大抵《たいてい》の病氣《びやうき》は看護人《かんごにん》の手《て》で七分《ぶ》方癒《かたなを》るとしたものである、醫藥《いやく》と信念《しんねん》と看護《かんご》、此《こ》の三力《りよく》が具足《ぐそく》して始《はじめ》て病氣《びやうき》も癒《なを》るのである、天地万物《てんちまんぶつ》は皆《みな》こういふ工《ぐ》合《あひ》に三つの力《ちから》が相頼《あひよ》らねば何事《なにごと》も成功《せいこう》せぬ、難病《なんびやう》や醫藥《いやく》の力《ちから》の及《およ》ばぬ、長病等《ちやうびやうとう》は、どうしても神力《しんりよく》を借《か》らねばならぬ、神力《しんりよく》と祈禱者《きたうしや》の法術《はふじゆつ》の力《ちから》と病人《びやうにん》の信神力《しんしんりよく》とが相《あひ》一致《ち》すれば病氣《びやうき》は屹度《きつと》癒《なを》るものである、夫《それ》で間接《かんせつ》の祈禱《きたう》でも、神力《しんりよく》や法力《はふりよく》は立派《りつぱ》に整《とゝの》ふけれど、直接《ちよくせつ》でやる程《ほど》病人《びやうにん》の信念《しんねん》力《りよく》を強《つよ》むる事《こと》が出來《でき》ぬ、そこで神力《しんりよく》と法力《はふりよく》の籠《こもつ》た神符《しんぷ》で、病人《びやうにん》の體《からだ》を撫《な》で、病人《びやうにん》の信力《しんりよく》を起《おこ》さすると同時《どうじ》に三力合《りよくあは》して病魔《びやうま》を壓迫《あつぱく》するのである。

第《だい》七節《せつ》　諸病全治神符《しよびやうぜんちしんぷ》の作法《さはふ》

先《ま》づ神符《しんぷ》の中符《ちうふ》十種神寶《とくさのかんたから》の圖《つ》を書《か》くなり但《たゞ》の紺紙《こんし》か青紙《せいし》を以《もつ》てすべし

外符《ぐわいふ》は邪氣打出法《じやきうちだしはふ》の呪字《じゆじ》また九字《じ》の印《いん》を第《だい》一番《ばん》より二十番《はん》まで式《しき》の如《ごと》く祈念《きねん》して書《か》き之《これ》を包紙《つゝみがみ》として内符《ないふ》を包《つゝ》み調《とゝな》ふ但《たゞ》し呪字《じゆじ》また九字《じ》の印《いん》いづれも

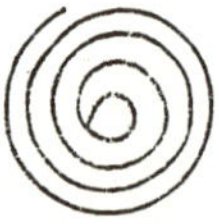

と書《か》き廻《まわ》して黒符《こくふ》となす上包《うはつゝみ》は別紙《べつし》を以《もつ》て左《さ》の如《ごと》く封《ふう》ず

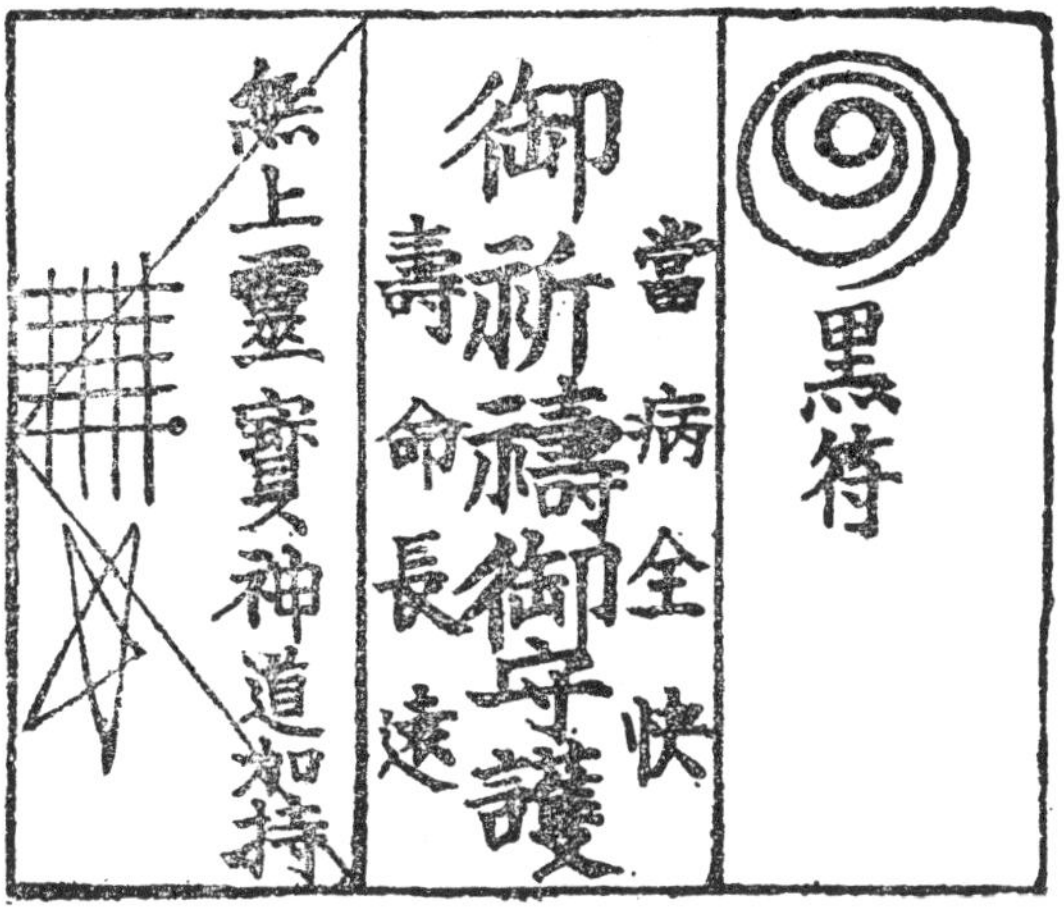

但《たゞ》し神霊朱印《しんれいしゆいん》又《また》は水引《みつひき》をかくることは随意《ずゐい》たるべし拝《はい》受者口《じゆしやくち》を嗽《すゝ》き手《て》を洗《あら》ひ朝《あさ》は東方《とうはう》に向《むか》ひて拝《はい》し夕《ゆふ》は西方《せいはう》に向《むか》ひて拝《はい》し符《ふ》を頂《いたゞ》き心《こゝろ》の内《うち》にて天照《あまてらす》　大神《おほかみ》天神《あまつかみ》　地祇《くにつかみ》八百萬神《やほよろづかみ》と念《ねん》じて神符《しんぷ》を以《もつ》て身体《しんたい》を撫《な》で兩眼《りやうがん》を閉《と》ぢ此《こ》の災禍《さいくわ》を除《のぞ》き給《たま》へと此病《このやまひ》を祓《はら》ひ給《たま》へと幾度《いくど》もくりかへし唱《とな》ふべし毎日朝夕《まいにちてうせき》二度《ご》づゝ七日《か》間《かん》行《おこな》ふべし

第《だい》八章《しやう》 治《ち》病《びやう》禁《きん》厭《えん》秘《ひ》傳《でん》

眼病《がんびやう》全治《ぜんぢ》の禁厭法《きんえんはふ》

流行眼病《りうかうがんびやう》の全治法《ぜんぢはふ》は前《まへ》に示《しめ》せる流行病《りうかうびやう》送《をく》り出《だ》し法《はふ》と其原理《そのげんり》は同《どう》一である左《さ》れば若《も》しはやり目《め》に罹《かゝ》りたる時《とき》は左《さ》の神歌《しんか》を唱《とな》へ水《みづ》にて屢々目《しば〳〵め》を洗《あら》ふべし

奥山《おくやま》の檜木《ひのき》の板目《いため》なり買人《かひひと》あらば賣《うり》やなかさん

影清《かげきよ》き浮目《うきめ》を照《てら》す水鏡《みづかゞみ》末《すえ》の子《こ》までも曇《くもら》ざりけり

但《たゞ》し此《こ》の時《とき》は自分《じぶん》の平常信心《へいじやうしんじん》する神《かみ》に水《みづ》を備《そな》へて其《そ》の水《みづ》にて洗《あら》ふべきなり

又流行眼病《またりうこうがんびやう》に限《かぎ》らず一切《さい》の眼病《がんびやう》を全治《ぜんぢ》する禁《きん》厭《えん》の秘法《ひはふ》として下《しも》の如《ごと》く

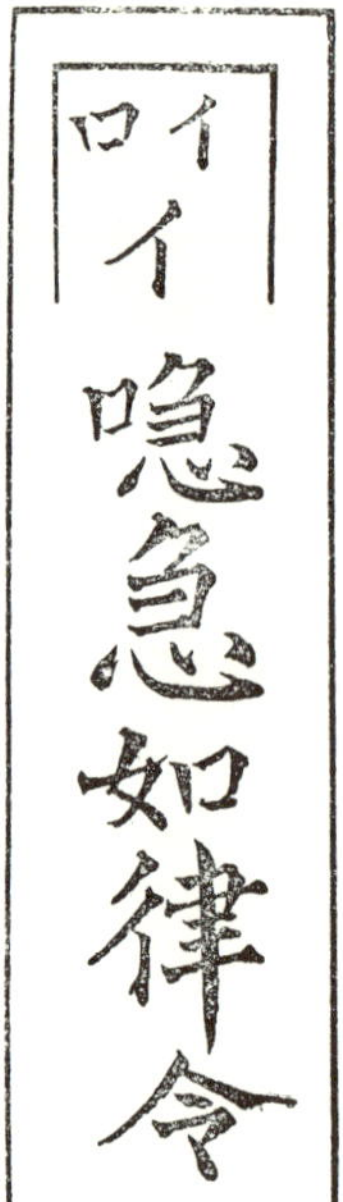

上《うへ》の符《ふ》を白紙《はくし》に認《したゝ》め二つと も一度《ど》に清水《せいすい》

き神符《しんふ》あり此《こ》の符《ふ》は小《ちい》さき紙《かみ》に淡《うす》き墨《すみ》にて小《ちい》さくかくべし

日子喼急如律令
日子

にて飲《の》むべし治《ち》する事妙《ことめう》なり

又目《またのめ》俄《には》かに赤《あか》くなりたるには生姜《しやうが》の絞《しぼ》り汁《しる》を小量《すこし》目《め》に差《さ》すべし直《たゞ》ちに治《ぢ》すなり

又流行眼《またはやりめ》全治《ぜんち》の呪咀《じゆそ》あり左《さ》の如《ごと》し

間柱《まはしら》のなき一間《けん》の壁《かべ》へ兩手《りやうて》を擴《ひろ》げ折《だ》き付《つき》病眼《びやうがん》の方《はう》の手《て》の中指《なかゆび》の傍《そば》に七火《ひ》灸《きう》すべし妙効《めうかう》あり

小兒《こども》夜啼《よなき》禁止法《きんしはふ》

小兒《せうに》の夜《よ》むつがりて啼《か》くは病氣《びやうき》よりするのもあるけれど要《えう》するに夜陰《やいん》の邪氣《じやき》に襲《おそ》はれて其《それ》に抵抗《ていかう》する丈《だけ》の元氣《げんき》が無《な》いから泣《な》くのであるそこで此《これ》を治《なを》すには矢張《やは》り神秘《しんぴ》の法力《はふりよく》に由《よ》つて妖邪《えうじや》の夜氣《やき》を拂《はら》はねばならぬ、今《いま》左《さ》に其禁厭法《そのきんえんはふ》を示《しめ》すべし

神前護身法《しんぜんごしんはふ》、九字《じ》諸種《しよしゆ》を讀誦《どくしよう》し左《さ》の通《とほ》りに守《まも》りを作《つく》りて神歌《しんか》を唱《さか》ふべし

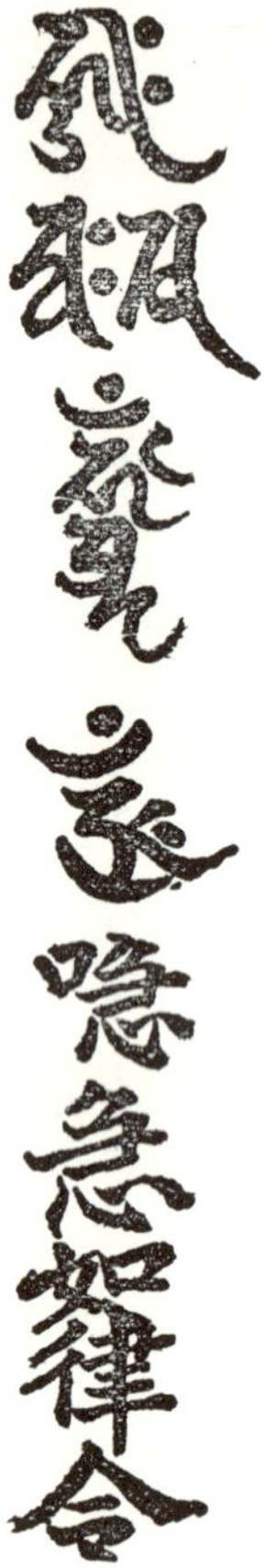

歌《うた》に曰《いは》く

信濃《しなの》なるさくしがかげに夜《よる》は居《ゐ》よひるきてなけ伊奈《いか》の笹原《さゝはら》

夜鳴《よなき》する君《きみ》が御館《みたち》で古狐《ふるきつね》なをもなきなば伊勢島《いせしま》へやれ

葦原《あしはら》やちばの里《さと》に鳴《な》く狐《きつね》ひるやなくとも夜《よる》は鳴《なか》すな

右《みぎ》の法《はふ》を行《おこな》ひ札《ふだ》を神棚《かみだな》へ供《そな》へて信心《しんじん》すれば止《と》まること疑《うたがひ》なし

又法《またはふ》

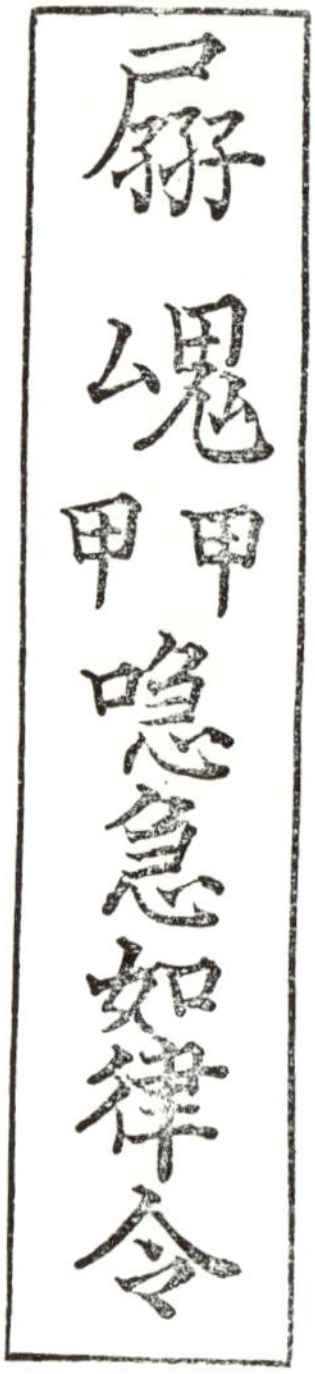

此《こ》の符《ふだ》を白紙《はくし》に認《したゝ》め小児《せうに》の

左右《さいう》の掌《てのひら》に貼《は》るべし

又法《またはふ》

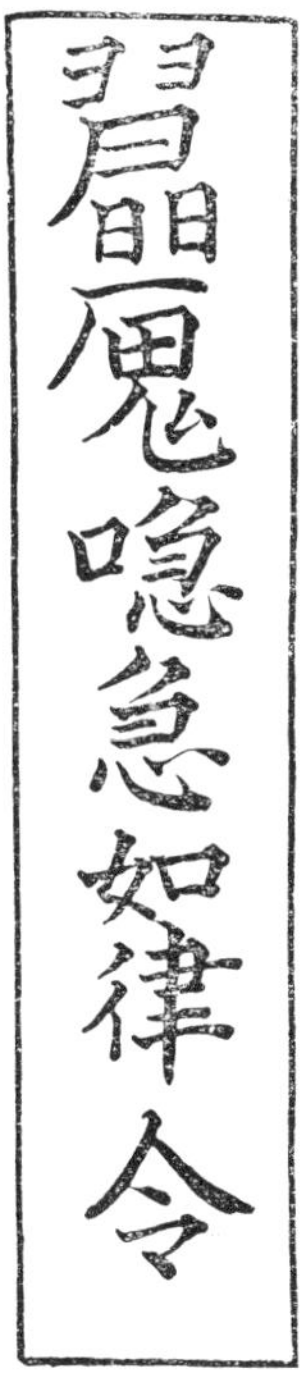

此《こ》の符《ふだ》を認《したゝ》め小児《せうに》の枕《まくら》に貼《は》るべし

秋《あき》すぎて冬《ふゆ》のはじめの十月は霜枯《しもがれ》なれば蟲《むし》の子《こ》もなし十種神寶祓《とぐさかみだからはら》ひ唱《とな》へ大祓諸神祝詞信心《おほはらへしよしんのりとしんじん》に依《よ》て御歌御眞言《ぎよかごしんごん》を唱《とな》ふべし

小児虫封じ禁厭法《せうにむしふうじきんえんはふ》

此《これ》は前《まへ》の蟲封《むしふうじ》と其《そ》の理《り》同《おな》じ、左《さ》に其方法《そのはうはふ》を示《しめ》す

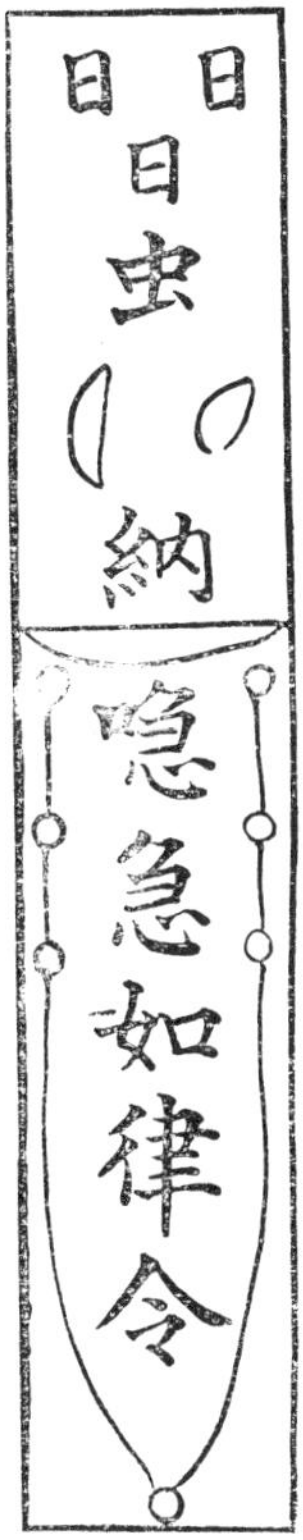

右《みぎ》の如《ごと》く書《しよ》して之《これ》を五つに折《を》り蟲《むし》と云《い》ふ字《じ》を表《おもて》に出《だ》して虫《むし》の頭《かしら》に當《あた》る所《ところ》を針《はり》にて巽《たつみ》に向《むかつ》て柱《はしに》に三打《うち》して之《これ》を打付《うちつ》くべし

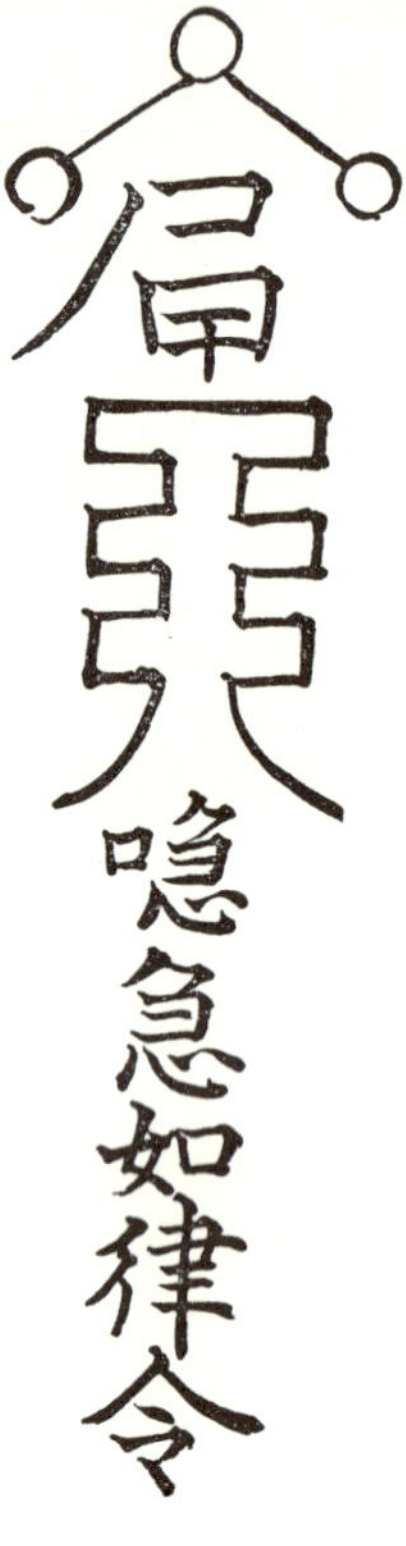

右《みぎ》の符《ふ》を認《したた》め天地玄妙行神變通力《てんちげんめうきよしんへんつうりき》と唱《さな》へて小兒《せうに》の胸《むね》及《およ》び左右《さいう》の手《て》を摩《ま》し然《しか》る後《のち》に之《これ》を清潔《せいけつ》なる紙《かみ》に封《ふう》じ表《おもて》に蟲封《むしふう》じと書《しよ》し裏《うら》には左《さ》の如《ごと》く書《しよ》して之《これ》を柱《はしら》に打付《うちつ》く可《べ》し

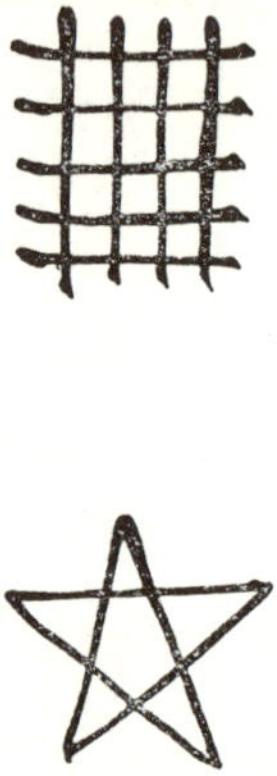

如斯《かくのごとく》裏《うら》に書《か》く可《べ》

し又御嶽山《またみたけさん》の秘法《ひはふ》として病人《びやうにん》の守《まもり》とすべき符《ふ》は左《さ》の如《ごと》し

少彥名神《すくなひこなのかみ》の御手《みて》は苦手《にがて》に撫《なづ》れば蟲《むし》の毒《どく》と爲《な》る

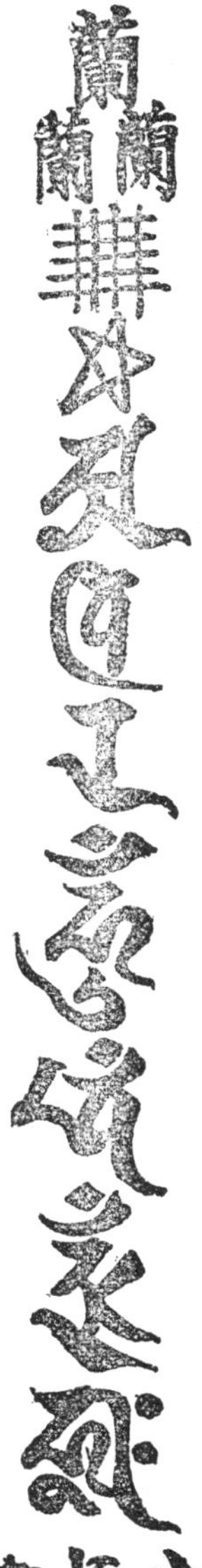

小兒手に此字書べし

下よ《さがれ》佐賀禮《さがれ》よ毒《どく》の蟲癒《むしいや》せよ命《いのち》の蟲《むし》

手《て》を洗《あら》ひて男《をとこ》は左《ひだり》の手《て》女《をんな》は右《みぎ》の手《て》に書《か》くべし

天照皇大神《あまてらすおゝかみ》大己貴神《おほあなむちのかみ》　少彦名神《すくなひこなのかみ》　產土大神《うぶすなのおほかみ》惡蟲《あくちう》を祓給《はらへたま》へ嚴《いつ》の御靈《みたま》を　幸《さいはひ》し給《たま》へ

一《ひ》二《ふ》三《み》四《よ》五《い》六《む》七《な》八《や》九《こ》十《と》布《ふ》留《る》部《べ》由《ゆ》良《ら》止白《とまを》須《す》口《く》傳《でん》あり　體内《たいない》に苦《くるし》む病《やまへ》を祓《はら》ふには甲《きのへ》乙《きのと》の不動《ふどう》八幡《まん》

又法《またはふ》

揆火揆火杖君作神将捉善
夜啼鬼打殺莫要致
口急急如律令

右《みぎ》の札《ふだ》を柴《しば》一本《ほん》四五寸《すん》に切《き》りて面《おもて》を平《たいら》にし朱《しゆ》にて書《か》き之《こ》れを小兒《せうに》の額《ひたひ》に貼《は》るべし

痳《りん》病《びやう》消《せう》渇《かち》全《ぜん》治《ち》法《はふ》

痲病消渇《りんびやうせうかち》は不浄《ふじやう》より起《おこ》る毒菌《どくきん》なり故《ゆゑ》に不浄《ふじやう》を拂《はら》ひ毒菌《どくきん》を殺《ころ》す禁厭《きんえん》を要《えう》す其法《そのはふ》左《さ》の如《ごと》し

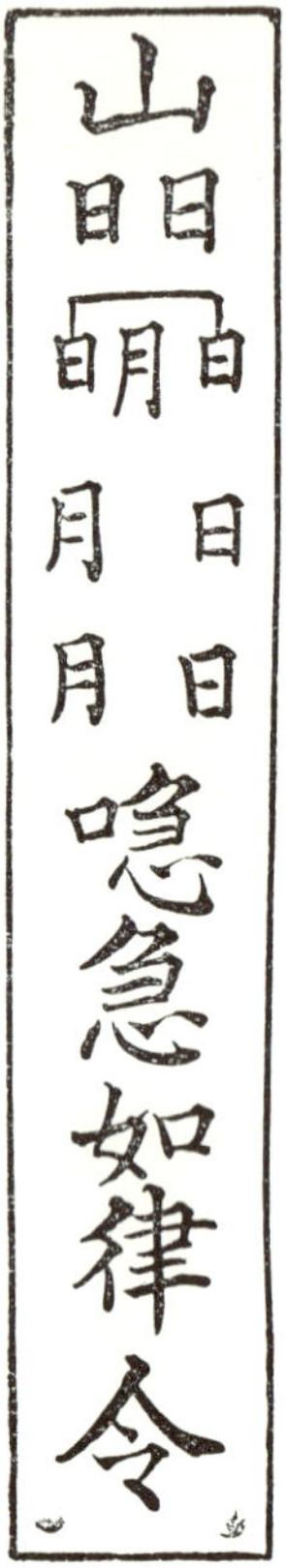

消渇《せうかち》の時《とき》に右《みぎ》の符《ふだ》を認《した》め早朝《さうてう》の汲立《くみだて》し水《みづ》にて之《これ》を服《ふく》すべし忽《たちま》ちにして治《なを》すべし夢疑《ゆめうたが》ふべからず

又痲病《またりんびやう》の呪咀《じゆそ》

大棗《だいそう》二つを以《もつ》て呪《じゆ》して曰《いは》く華表柱念《くわへうちうねん》と七遍唱《へんとな》へて天《てん》に向《むか》ひ氣《き》を吹《ふ》き右《みぎ》の棗《なつめ》の上《うへ》に吹《ふ》き掛《か》け其《そ》の棗《なつめ》を病人《びやうにん》に白湯《さゆ》にて飲《の》ますべし治《ぢ》する事妙《ことめう》なり

又長病《またちやうびやう》の際《さい》は左《さ》の符《ふ》を用《もち》ふべし

日日日
火火火
日日日
喼急如律令

此《この》符《ふ》を認《したゝ》めて病人《びやうにん》の臥床《とこ》の下《した》に置《を》くときは病長引《やまひながび》きしものも次第《しだい》に快方《くわいはう》に向《むか》ふべし加持《かじ》には不《ふ》動《どう》の陀羅尼《だらに》を百遍唱《べんとな》ふべし

神《しん》道《だう》蟲《むし》封《ふうじ》法《はふ》

此《これ》は諸病《しよびやう》封呪咀《ふうじじゆそ》祈禱加持《きたうかじ》の法式《はふしき》と其理《そのり》は同一《どう》である、凡《およ》そ人《ひと》の体中《たいちう》に虫《むし》の發生《はつせい》する時《とき》は元氣《げんき》衰《おさろ》へ精氣《せいき》を虫《むし》の爲《た》めに吸《す》はるゝ故《ゆゑ》、神力《しんりよく》に由《よ》りて精氣《せいき》を旺《さかん》にし、蟲《むし》の勢《いきよ》を抑《おさ》へて、体力《たいりよく》を回復《くわいふく》するのである、左《さ》の法《はふ》を三回行《くわいおこな》へば如何《いか》なる蟲《むし》も止《と》まるなり。

清淨《せいじやう》の箱《はこ》か竹《たけ》の筒《つゝ》に入《い》れ祈念《きねん》すべし、中札《なかふだ》左《さ》の如《ごと》く神《しん》歌を唱《とな》ふべし。

三日月《みかづき》の月《つき》かと見《み》ればしやくのむしこの蟲《むし》ころせ十五夜《や》の月《つき》　と一心《しつしん》に唱《とな》ふべし。

中札

奉請國常立尊產夫神

大己貴命大直日神

少彦名命神直日神

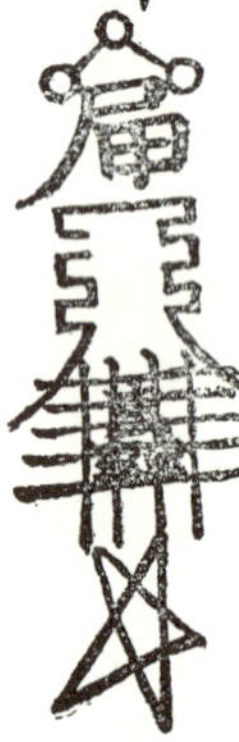

歳姓名書

封箱

奉修請神感應蟲封祈禱守護

身體堅固

息災延命　何歳男女

右《みぎ》の札《ふだ》を作《つく》りて十種《とぐさ》の神寶《かんたから》を唱《とな》へ水《みづ》を神前《しんぜん》に供《そな》へて祈念《きねん》すべし、札《ふだ》は南向《みなみむ》きの柱《はしら》にはるべし。

又兩部《またれうぶ》の秘法《ひはふ》に由《よ》れば左《さ》の如《ごと》し。

箱《はこ》の中《なか》へ五色《しよく》の幣帛《へいはく》一本小豆《ほんあづき》十五粒《つぶ》、米《こめ》七粒《つぶ》を入《い》れて守護《おまもり》一枚《まい》を入《い》るべし。

中符　天魔外道皆佛性四魔三障成道來

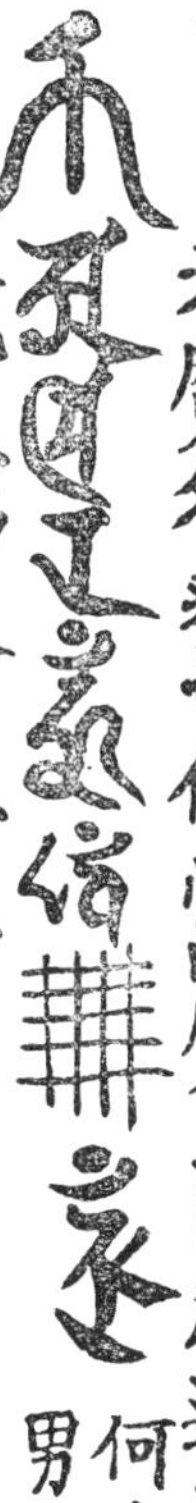

魔鬼佛界同妙理一相平等無差別

何歳
男女

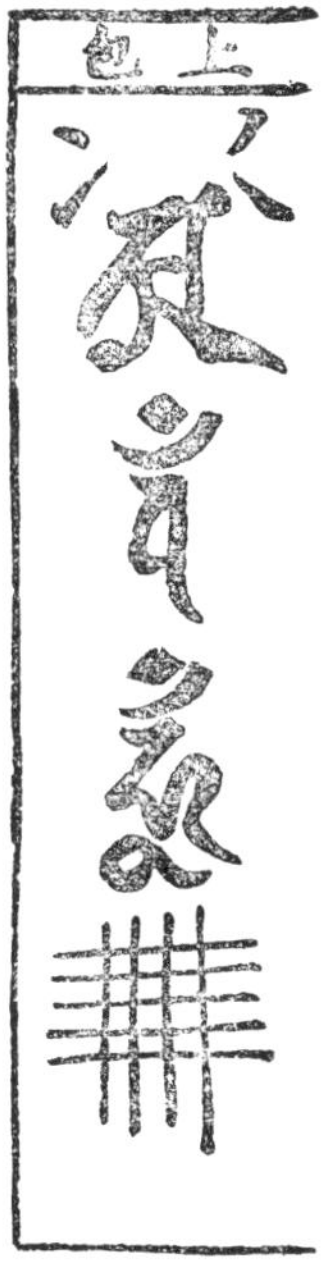

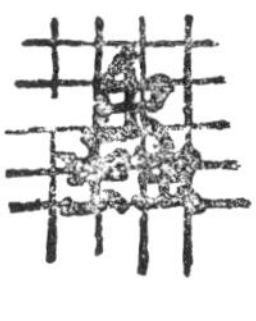

蟲を書く上に九字を書く也

光明眞言《くわうめうしんごん》百遍《べん》アラビウンケン百遍《べん》。

幣串《へいくし》三寸箱《づんはこ》に入《い》れ守《まも》りを入《いれ》て祈禱《きたう》すべし。

襄俱利尊天信心《じやうくりそんてんしんじん》すべし襄俱利尊天《じやうくりそんてん》の眞言《しんごん》を唱《とな》ふべし。

ヲンアンジクベイ、シユ、ジカベイ、バサラキヤイ、キヤサ、ジカベイ、バサラ、キヤイ、キヤラマカユギ、ジンバラ、エイ、ヲンバダボダラケイソワカウンバツタソワカヲンポクソワカ次《つぎ》に經文《けようぶん》を適宜《てきぎ》に讀《よ》みてよし供物《くぶつ》は心《こゝろ》に任《まか》す。

乳《ち》の出《い》づる禁厭法《きんえんはふ》

天既《てんすで》に人《ひと》を生《しやう》ず、乳《ち》は嬰兒《えいじ》が天與《てんよ》の食祿《しよくろく》である、子《こ》を産《う》む位《くらゐ》の婦人《ふじん》であれば相應《さうおう》の健康体《けんかうたい》である、夫《それ》で乳《ち》の出《で》ない譯《わけ》はない、又產前後《またさんぜんご》は何人《なにびと》でも飮食《いんしよく》に注意《ちうい》するものであるから、飮食物《いんしよくもつ》の爲《た》めに乳《ち》の出《で》ない理由《りゆう》も滅多《めつた》にない、併《しか》し事實《じじつ》に於《おい》ては乳《ち》の出《で》ない婦人《ふじん》が多《おほ》い、夫《それ》は其婦人《そのふじん》が道德《だうとく》上缺點《じやうけつてん》がある爲《た》めに神明《しんめい》が之《これ》を誡《いまし》むるのと又《また》一つは神經《しんけい》の不調《ふてう》から乳《ち》の出《で》ない事《こと》になるのである要《えう》するに乳《ち》の出《で》ないと云《い》ふのは、其婦人《そのふじん》の不德《ふとく》と神經不整不穩《しんけいふせいふおん》の結果《けつくわ》である、夫《それ》でいくら飮食《いんしよく》物《ぶつ》に注意《ちうい》しても藥《くすり》を吞《の》んで、夫《そ》れ丈《だけ》で乳《ち》の出《い》づるものではない、此等《これら》の婦人《ふじん》が乳《ち》の出《で》るようにするには反省謹愼《はんせいきんしん》が必要《ひつえう》であると同時《どうじ》に、神經《しんけい》の調和《てうわ》を圖《はか》り神譴《しんけん》を謝《しや》せねばならぬ、今其神法《いまそのしんはふ》を左《さ》に示《しめ》すべし。

乳生生水ロロロ鬼喼如律令

地藏《ぢぞう》を念《ねん》じ其呪《そのじゆ》を百遍唱《べんとな》へて書《しよ》すべし。

右《みぎ》の符《ふだ》を清水《しみづ》に浮《うか》べて呑《の》むべし、又盃《またさかずき》の内《うち》に書《しよ》して清水《しみづ》にて之《これ》を洗《あら》ひ其水《そのみづ》を呑《の》むも宜《よ》し。

又穿法小用《またせんはうせうよう》を火《ひ》にて焙《あぶ》り粉《こな》にして日本酒《にほんしゆ》の最良《さいりやう》なるものにて服用《ふくよう》し、然《しか》る後《の》ちに鬢櫛《びんぐし》にて乳《ち》の上《うへ》をしきをろすべし、乳日《ちちび》ならずして出《い》づること泉《いづみ》の如《ごと》し。

腫《はれ》物《もの》禁《きん》厭《えん》法《はふ》

腫物《はれもの》は外部《ぐわいぶ》より毒汁等《どくしるなど》の入《い》りたるものもあるが要《えう》するに邪熱《じやねつ》の爲《た》めに惡血《わるち》の凝《こ》りて神經《しんけい》を激痛《げきつう》せしむるものである、夫《それ》で此《こ》の邪熱《じやねつ》を拂《はら》ふには水性《すゐせい》の神氣《しんき》を勸請《くわんじやう》して冷却《れいきやく》せしめねばならぬ、古來《こらい》より腫物《はれもの》になやむ時《とき》は富士山《ふじさん》を念《ねん》じて燈明神酒《とうめうしんしゆ》を供《そな》へ左《さ》の禁厭法《きんえんはふ》を行《おこ》へば速《すみやか》に治癒《なを》りて痕《あざ》をも留《と》めぬと云《い》ふて居《を》る此《これ》は先《さき》に火傷全治《くわしやうぜんちはふ》の所《ところ》で論《ろん》じたのと同《おな》じ意味《いみ》である又神經《きたしんけい》の靜平《せいへい》になる

ようにするには接神法《せつしんはふ》が尤《もつと》も必要《ひつえう》である、夫《それ》で加持祈禱《かじきたう》に依《よ》り神氣《しんき》を體内《たいない》に充《み》たしめねばならぬ

禁厭《きんえん》の法式《はふしき》は左《さ》の如《ごと》し。

先《ま》づ腫物《はれもの》のところを祕《はら》ひ清《きよ》めて左《さ》の神歌《しんか》を誦《よ》み吹《ふ》きまじなうべし

卯月《うづき》さる流《なが》るゝ川《かわ》の惡水《あくすゐ》もなし山川《やまかわ》こへて海《うみ》を渡《わた》らず

晴渡《はれわた》る光《ひかり》をみれば萬代《よろづよ》の富士《ふじ》の白砂《しろた》へ四方《はう》に開《ひら》くる

草《くさ》も木《き》もなへての川《かわ》のうろくづは生《せい》あるものゝ意《こゝろ》　てすめ

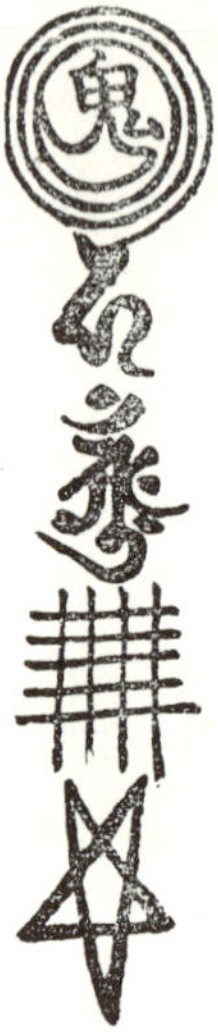

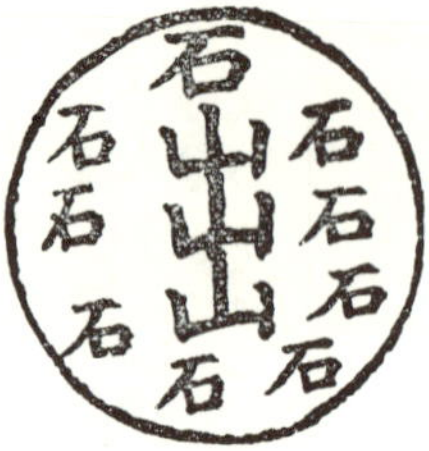

男は順女は逆にかくなり

はれわたる光《ひかり》をみれば万代《よろずよ》の富士《ふじ》のしろたへ四方《はう》にひらくる

右《みぎ》の神歌《しんか》を唱《とな》へ珠數《じゆず》又《また》みさぬにても鬼《をに》の輪《わ》を三度《ご》かきまわすべし

又腫物《またはれもの》の口《くち》開《あ》けたき時《とき》呑《の》む符《ふだ》

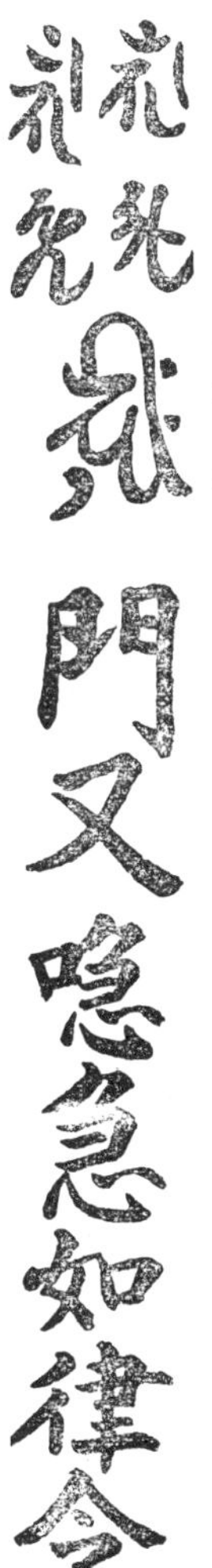

右《みぎ》の符《ふだ》を白紙《はくし》を適宜《てきぎ》に切《き》りて認《したゝ》め清水《しみづ》にて呑《の》むべし

加持《かじ》には大威《だいえ》徳呪《とくじゆ》を三遍《べん》唱《とな》へて祈念《きねん》すべし

ひましの油《ゆう》　甘草《かんさう》の粉《なこ》

右《みぎ》二味《み》を練《ね》り合《あは》せて移《うつ》さんと思《おも》ふ所《ところ》に針《はり》を浅《あさ》く立《た》て針《はり》の先《さき》に右《みぎ》の薬《くすり》を付《つけ》て置《お》くときは奇妙《きめう》に其《その》塲所《はしよ》に移《うつ》るものなり

又腫物《またはれもの》の上《うへ》に書《か》く符《ふ》

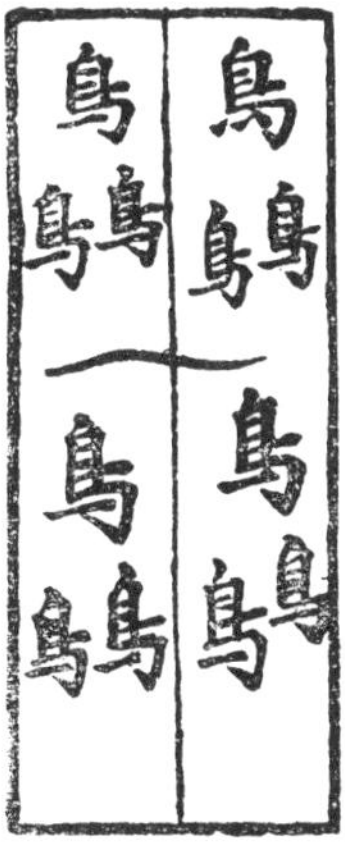

上圖の如く書き加持に薬師の呪千遍唱ふべし

又《また》乳《ちち》の痛《いた》む所《ところ》は其《そ》の痛所《いたむところ》を拭《ぬぐ》ひ清《きよ》めて平《たへ》らかに癒《いや》させ給《たま》へと祈念《きねん》して左《さ》の如《ごと》くすべし

鯛《たひ》 或《あるひ》は乳首《ちちくび》の右方《みぎかた》に鯉《こひ》 左右《さゆう》に鮒《ふな》と云《い》ふ字《じ》を書《かい》てもよろし

右《みぎ》の字《じ》を百遍重《べんかさ》ね書《か》きするなり

但《ただ》し乳《ちち》の下《した》に數取《かずと》りの點《てん》を打《う》つべし

又乳《またちち》の腫《はれ》たる時《とき》の符《ふだ》

集魚集魚集魚　鬼喼急如律令

右《みぎ》の符《ふ》は藥師《やくし》の呪《じゆ》を唱《とな》へながら書《か》くべし

脚氣病《かつけびやう》全治《ぜんぢ》の禁厭法《きんえんはふ》

脚氣《かつけ》は第《だい》一に養生《やうじやう》が肝要《かんえう》である、麥《むぎ》ばかりの飯《めし》を食《く》ひ、又勉《またつと》めて小豆野菜《あづきやさい》を食《しよく》し、乾燥《かんそう》せる土《と》地《ち》に住居《じゆきよ》し精神《せいしん》を安寧《あんねい》に保《たも》つべきものである、全体脚氣《ぜんたいかつけ》は陰濕邪水《いんしつじやすゐ》の氣《き》に觸《ふ》れて其毒癘《そのどくれい》より起《おこ》つたものであるから、陽火《やうくわ》の生氣《せいき》を以《もつ》て之《これ》を治《をさ》めねばならぬ、夫《それ》で日拝《にちはい》と日光加持《につくわうかじ》とは尤《もつと》も効《かう》がある、何人《なにびと》でも脚氣《かつけ》に罹《かゝ》つたときは先《ま》づ日待祭《ひまちまつり》を鄭重《ていちよう》に行《おこな》ふが宜《よ》い、夫《それ》から又病《またや》む所《ところ》に墨《すみ》にて左《さ》の神佛《しんぶつ》の名《な》を書《かく》すべし。

大己貴命《おほあなむちのみこと》、少名彥命《すくなひこのみこと》、軻遇突智命《かぐつちのみこと》、毘沙門天《びしやもんてん》、十一面觀音《めんくわんおん》、如意輪觀音《によいりんわんおん》、不動明王《ふどうめうわう》、愛染明王《あいせんめうわう》、正觀音《しやうくわんおん》、阿彌陀如來《あみだによらい》、彌勒菩薩《みろくぼさつ》、文珠菩薩《ぶんじゆぼさつ》

又脚氣《またかつけ》にて足《あし》が腫《は》れて水氣《すゐき》を持《も》ちたる時《とき》は、夜寝《よね》るとき芭蕉《はせう》の葉《は》にて足《あし》を捲《ま》きて寝《ね》れば妙《めう》に水氣《すゐき》のとれるものなり、又米糖《またこめさたう》を味噌汁《みそしる》の中《なか》に入《い》れて食《しよく》するも宜《よ》し。

又呪咀法《またじゆそはふ》としては

四月八日に花《はな》の下《した》に新《あたら》しき草鞋《わらぢ》を一足紙《そくかみ》に包《つゝ》み水引《みずひき》を掛《か》け、日天様《にてんさま》、何歲《なんさい》の男《をとこ》（女《をんな》なれば女《をんな》）と記《しる》して天《てん》に供《そな》へ脚氣《かつつ》を病《やま》ざる様《やう》、又《また》は速《すみやか》に平癒《へいゆ》する様《やう》に祈念《きねん》し、（此時日天《このときにちてん》の眞言《しんごん》毘沙門天《びしやもんてん》の眞言《しんごん》を唱《さな》ふれば尤《もつさ》も妙《めう》なり）更《さら》に入日過《いりひす》ぎて川《かわ》へ流《なが》すべし。

蟲《むし》歯《は》全《ぜん》治《ち》法《はふ》

虫歯《むしは》の痛《いたみ》は黴菌《ばいきん》が歯質《ししつ》を腐蝕《ふしよく》せしむるより起《おこ》るのである、歯《は》には尤《もつと》も鋭敏《えいびん》なる神經《しんけい》が通《さほ》つて居《お》るから特《さく》に苦勞《くつう》を感《かん》ずるのである夫《それ》で一方《はう》には此《こ》の神經《しんけい》を休《やす》め一方《はう》には毒菌《どくきん》を拂《はら》はねばならぬ、それには禁厭《きゝえん》の他《ほか》に法《はふ》はない古來《こらい》より歯痛程《しつうほど》能《よ》く禁厭《きんえん》の利《き》くものはない今《いま》左《さ》に戸隱山《とかくしやま》の秘法《ひはふ》を示《しめ》すべし。

祭神《さいしん》に御酒《みき》神燈《しんとう》を供《そな》へて祓《はら》ひ祝詞《のりと》を唱《とな》へて祈念《きねん》すべし札《ふだ》の中《なか》に此《こ》の祭神《さいじん》を書《か》くべし。

白山比賣大御神《しろやまひめのおほみかみ》　大巳貴命《おほあなむちのみこと》

祭神戸隱山丸頭龍大神《さいしんとかくしやまくづりうだいじん》、產土大御神《うぶすなおほみかみ》守里幸比給比止白須《まもりさいはいたまへとまうす》

竈三柱大御神《かまどみはしらおほみかみ》　少名産那命《すくなひこなのみこと》

右《みぎ》の祭神《さいしん》を守《まも》り札《ふだ》にして此《こ》の守《まも》り以《もつ》て左《さ》の神歌《しんか》をよみ病人《びやうにん》をまじなふべし

日《ひ》の出日《でひ》の入波留邊由良由良《いるはるべゆらくら》と唱《とな》へ左右《さゆう》めぐらし神歌《しんか》を唱《とな》ふべし

うづきには巽《たつみ》の山《やま》の谷《たに》かづら本《もと》たちきればはもかるるらん

香具山《かぐやま》の木《き》の葉《は》を喰《くら》ふ虫《むし》あらば皆刺《みなさ》しころせ萬代《よろづよ》の神此《かみこ》の神歌《しんか》を唱《とな》へ荒神《くわうじん》の柱《はしら》のある所札《ところふだ》の中《なか》へ釘《くぎ》にて打病者《うちびやうしや》の年《とし》の數《かず》ほど打《う》つなり虫《むし》ばの止《とま》る後《のち》は釘《くぎ》を抜《ぬ》きて細《ほそ》くたゝみて雨垂《めまだれ》の下《した》へ埋《うづ》めてあとをしつかりとふむべし。

蚖蛇蝮蠍《くわんだふくかつ》　上《うへ》の字《じ》にてまじなつてもよろし

四字書《じかき》て四ツに折《をり》て虫《むし》に釘打《くぎう》つなり

又法《またはふ》

歯痛《はいたみ》を止《とゞ》むるには白紙《はくし》に指《ゆび》の大《おほ》きさ程《ほど》に呪《まじなひ》を書《しよ》したゝんで七重《なゝへ》にし釘《くぎ》にて蟲《むし》と云《い》ふ字《じ》の頭柱《かしらはしら》の高《たか》き處《ところ》に打付《うちつけ》て置《お》き又其呪《またそのじゆ》を七遍《へん》唱《とな》ふべし直《たゞち》に治《ぢ》すべし

其呪曰《そのじゆういはく》

虫是江南虫《むしはこれこうなんのむし》　郄來喰我歯《しりぞききたりてわかはをくらふ》

釘在《くぎえん》ニ椽頭上《とうのうへにあり》ー　永世《えいせい》不レ還レ家《いへにかへらず》

右《みぎ》の如《ごと》く白紙《はくし》へ二行《ぎやう》に書《しよ》すべし

又法《またはふ》

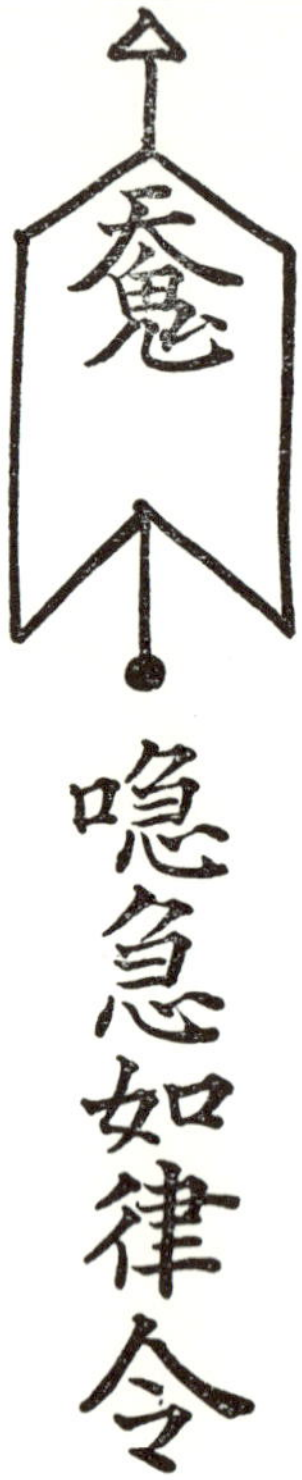

此《これ》の白紙《はくし》に認《したた》め痛《いた》む歯《は》に挾《はさ》むべし

第《だい》九章《しやう》　神道諸病全治法《しんだうしよびやうぜんぢはふ》

第《だい》壹節《せつ》　床堅《しやうけん》五輪《りん》觀法《くわんはふ》

(神佛に對するとき之を唱ふれば利益廣大なり大峰行者の眞傳とす)

我《が》即《そく》阿《あ》毘《び》羅《ら》吽欠《うんけん》　如次《によじ》腰腹心額頂《ようふくしんかくてう》　腰下《ようげ》阿字《あじ》本不生《ほんふじやう》　金色方形佛心地《こんじきほうきやうぶつしんち》　臍輪毘《さいりんび》字《じ》離《り》言說《ごんせつ》

白色圓形大悲水《はくしきえんぎやうだいひすい》　心上羅字《じんじやうらじ》無垢染《むくせん》　赤色三角大智火《しやくしきさんかくだいちくわ》　額下《がくげ》吽字《うんじ》離《り》因業《いんごう》　黑色年月大力風《こくしきねんぐわつたいりきふう》

頂上欠字等虚空《ちやうしやうけんじとうこくう》　青色圓形大空輪《せいしきゑんぎやうたいくうりん》　重重相累無隔別《ちうぢうさうるいむかくべつ》　如如一体不雜乱《によくいつたいふざうらん》　高下大小本不二《かうげだいせうほんふに》

彼此《ひし》橫竪輪圓即《わうじゆりんえんそく》　帝網瑜伽遍法界《たいもうゆかへんほうかい》　心佛衆生無差別《しんぶつしうじやうむさべつ》　不改自身名即身《ふかいじしんめうそくしん》　覺悟此分爲成佛《かくごしぶんゐじやうぶつ》

右之《みぎの》觀法內《くわんはふない》五輪觀是《りんくわんこれ》より後《のち》は外《ぐわい》　五輪觀經後《りんくわんけうご》に之《これ》に誦《よ》むなり

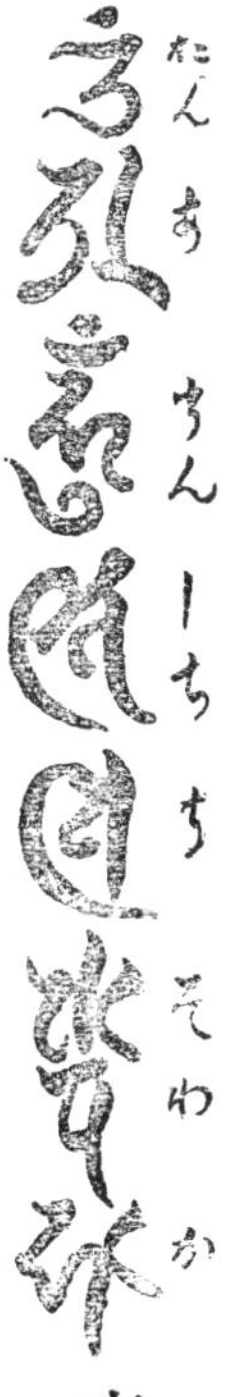

たん　あ　うん　しち　ち　そわ　か

東西南北中央五方へ唱ふべし

歸命本覺心法身《きみやうほんかくしんほうしん》　常住妙法心蓮臺《じやうじうみようほうしんれんたい》　本來是足三身德《ほんらいぜそくさんじんとく》　三十七尊住心城《さんじうしちそんぢうしんじやう》

普《ふ》門塵《もくぢ》數諸三昧《すうしよさんまく》　遠離因果法然具《ゑんりいんくわほうねんぐ》　無邊得海本圓滿《むへんさくかいほんゑんまん》　還我頂禮心諸佛《けんがちやうれいしんしよぶつ》

金剛合掌《こんごうがつしよう》して處世界如虚《しよせいがいによこ》空如蓮華《くうによれんげ》不著水心清淨超於彼稽首禮无上尊《ふちやくすゐしんせうじようてうをひけいしうれいむじやうそん》

次に三禮文をんさらばたたきやだはなまんなのきやろみ

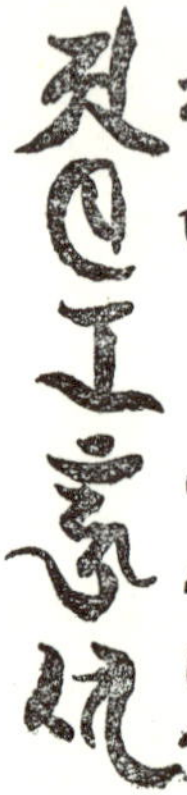

第《だい》二章《せつ》　諸病封五体加持秘法《しよびやうふうじたいかじひはふ》

（病人に對し禁厭を行ふとき此文を唱ふれば病速に治するなり）

病者《びやうしや》に向《む》ひて九字護身法《じごしんはふ》、白幣束《はくへいそく》を以《もつ》て加持《かじ》すべし

夫《そ》れ清《すめ》るを天《てん》とし濁《にご》るを地《ち》とす陰陽交《いんやうまじは》り萬物《まんぶつ》を生《しやう》じ悉《ことごと》く身佛生《みぶつしやう》あり最《もつさ》も人倫《じんりん》をえらみ身佛《しんぶつ》となる故《ゆゑ》に八葉《やふ》のうてなに大《だい》さい二十八宿《しよく》を三界《かい》とす行者謹《げうしやつゝし》み敬《うやま》て白《まう》す火《ひ》もやく事不能水《ことあたはずみず》もたたよはす事不能刀兵《ことあたはずとうひやう》も勝事不能壽《かつことあたはずじう》は百壽《じゆ》の秋《あき》を保《たも》ち頭《あま》は五智寶冠《ちほうくわん》の大日如來《だいにちによらい》、髮《かみ》は倶利加羅《くりから》大日大聖不動明王《だいにちだいせうふどうめうおう》、耳《みゝ》は身祿菩薩《みろくほさつ》、左《ひだり》の眼《め》は日天子《にちてんし》、右《みぎ》の眼《め》を月天子《がつてんし》、鼻《はな》は藥師如來《やくしによらい》、口《くち》は地藏菩薩《ぢぞうほさつ》、左手《ひだりて》は千珠菩薩《じゆほさつ》、右手《みぎて》は普賢菩薩《ふけんほさつ》、左《ひだり》の足《あし》は正觀世音菩薩《せいくわんせんおんほさつ》、左《ひだり》の足《あし》は大勢至菩薩《たいせいしほさつ》、膝《ひざ》は地持天肝《ちじてんかん》の臟《ぞう》

は降三世夜叉明王心《かうせいやしやめうおうしん》の臓《ぞう》は軍荼利夜叉明王《ぐんたりやしやめうおう》、肺《はい》の臓《ぞう》は大威徳夜叉明王腎《だいいとくやしやめうおうじん》の臓《ぞう》は金剛夜叉明王脾《こんこうやしやめうおうひ》の臓《ぞう》は中央大日大聖不動明王其心諸神諸菩薩《ちうおうだいにちだいせうふどうめうおうそのこゝろしよしんしよぼさつ》住《ぢう》し給《たま》ふ其《そ》の徳廣厚《とくくわうこう》として諸天善神金輪奈落《しよてんぜんじんこんりんならく》の底《そこ》までも之《これ》を照《てら》す阿吽《あうん》の息風《いきかぜ》と成《な》りて、衆生《しうじやう》の苦《くるし》み災《わざい》を吹散《ふきちら》し大智《だいち》の劔《けん》を定規《にやうき》とする四方《はう》の趣味愚《しゆいおろか》なる心《こゝろ》にして恨《うら》みを為《な》すもの祓《はら》ひ清《きよ》め行者《げうしや》の經數《けうかず》なしと雖《いへど》も神佛擁護《しんぶつようご》の加持《かじ》を以《もつ》て守護頭《しうごかしら》に頂《いたゞ》き怨敵《おんてき》諸《もろ〳〵》の障碍《しやうげ》をなす物皆悉《ものみなことごと》く退散《たいさん》し去《さら》ん唵者爾志陀爾娑婆訶《おんしやにしだにそわか》と唱ふべし

第《だい》三節《せつ》　神傳石蒔秘法《しんでんいしまきひはふ》

（御嶽山の元祖普寛行者の秘法にして一家の不幸又は病人等あるとき之を行へば禍を除き福を得るなり）

此法《このはふ》は御嶽山開山普寛行者直傳惡魔除病《おんたけさんかいさんふくわんけうしやぢきでんあくまぢよびやう》に用《もち》ふべし

護身法《ごうしんはふ》、九字《じ》、祓祝詞《はらひのりと》、不動經心經諸心言唱《ふどうけうしんけうしよしんごんとな》ふべし四方固《はうけんご》にして行《おこ》ふべし

鍋《なべ》を清《きよ》めて清淨《せいしよう》の小石《こいし》を百八ッ入《い》れているなり

次《つぎ》に御神歌《ごしんか》

火難《くわなん》とはむねの内《うち》よりもえ出《いづ》る防《ふせぎ》は月《つき》の水《みづ》の水上《みづかみ》

千《ち》里振《はやふ》る七澤《さわ》こへて七瀧《たき》の水《みづ》

をんぼろだやそわか龍神龍王本心そわか

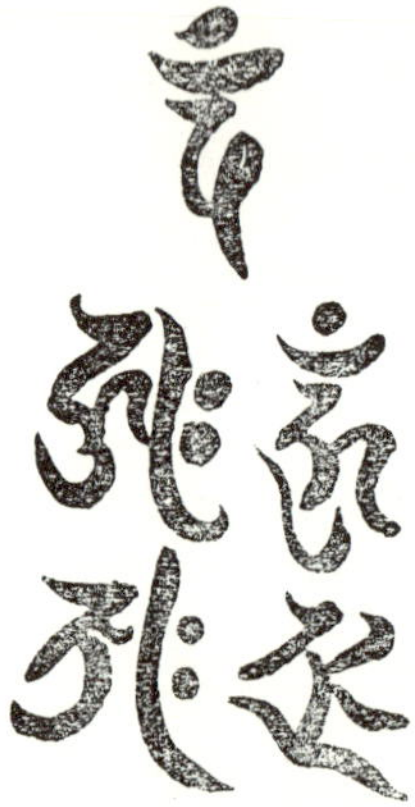

楚字《ぼんじ》鍋《なべ》に書《かく》なり

龍神《りうしん》龍王《りうおう》本身《ほんしん》娑婆訶《そはか》、盆《ぼん》に石《いし》を入《い》れて燈明《とうめう》を消《け》すべし

普寛《ふくわん》行者《げうしや》秘法《ひはふ》生靈《いきれう》死靈《しれう》本《もと》の處《ここ》へ歸《かへ》るべし

次《つぎ》に行者《げうしや》一同經文《けうぶん》をよむべし

第《だい》四節《せつ》　方災解除《はうさいかいぢよ》の秘傳《ひでん》

人若《ひとも》し過《あやま》つて凶方《きやうはう》を犯《をか》し住居《じゆきよ》の移轉《いてん》等《とう》より病疾《びやうしつ》に罹《かゝ》り苦《くる》しむときは如何《いか》に醫薬《いやく》を用《もち》ゆるも薬石《やくせき》の効《かう》顯《あら》はれずして荏苒日《じんぜんひ》を逐《お》ふて身体衰弱《しんたいすゐじやく》し臍《ほぞ》を噬《か》むも及《およ》ばざるの不幸《ふかう》に遭遇《さうぐう》するもの世《よ》少《すく》なし

とせず抑《そもそ》も病者《びやうしや》には醫師《いし》と藥《くすり》とは一日《にち》も欠《か》くべからざるは人皆《ひさみ》な之《こ》れを知《し》るも方災《はうさい》の恐《おそ》るべきを記《しる》し併《あは》せて之《こ》れが解除《かいぢよ》の方法《はうはふ》を説《と》くべし偖其凶殺《さてそのきやうさつ》に依《よ》りて各其祟《かくそのたゝ》りを異《こと》にするものにして即《すなは》ち左《さ》の輕重《けいじゆう》あり

△歳破《さいは》を犯《をか》すときは主人《しゆじん》の死喪《しさう》あり

△五黄殺《おうさつ》を犯《をか》すときは病難頻《びやうなんしき》りに至《いた》り一家《か》終《つい》に衰頽《すゐたい》するに至《いた》るべし

△暗劍殺《あんけんさつ》を犯《をか》すときは臣其君《しんそのきみ》を凌《しの》ぎ子《こ》其親《そのおや》を害《がい》し奴《ぬ》僕其主《ぼくそのしゆ》を凌《しの》く又家《またいへ》にありては盗難損失《さうなんそんしつ》の災厄《さいやく》に罹《かゝ》るべし

△本命《ほんめい》を犯《をか》すときは盗難來《さうなんきた》りて大《おほい》に凶《きやう》なり

先其差《まづそのさ》違《い》以上《いじやう》の如《ごと》くにして其凶大同小異《そのきやうだいどうせうい》あるも皆實《みなじつ》に恐《をそ》るべきものなれば宜《よろ》しく移《い》轉旅行其他《てんりよかうそのた》何《なに》事《ごと》に就《つい》ても此方《このはう》を恐《をそ》れ愼《つゝ》しむこと肝要《かんえう》とす而《しか》して若《も》し之《こ》れを犯《をか》したるときは速《すみ》やかに之《こ》れが方災《はうさい》を解除《かいぢよ》せさるべからず其《そ》之を解除《かいちよ》するの法《はふ》は歳破《さいは》五黄暗劍金神本命的殺其他《ごうあんけんこんしんほんめいてきさつそのた》の諸殺《しよさつ》なき日時《にちじ》に於《おい》て本命星《ほんめいせい》の生氣《せいき》旺氣《おうき》に天徳月徳天道《てんさくげつさくてんだう》の會《くらい》する方《はう》に於《おい》て神社佛閣《じんじやぶつかく》の清淨《せいじやう》なる土砂《ごさ》或《あるひ》は高燥《かうさう》なる地《ち》又《また》は老樹《らうじゆ》の茂《しげ》りたる地《ち》の土砂《ごす》を取《さ》り來《きた》りて住宅《じゆたく》の四邊《しへん》に其《そ》の日《ひ》の吉刻《きちごく》を撰《えら》みて此《こ》れを撒布《さんぷ》すべし然《しか》る

ときは方災直《はうさいたゞ》ちに解除《かいぢよ》して藥石《やくせき》の効《かう》顯見《けんみ》へて大《おほい》に苦《くる》しみし所《ところ》の病者《びやうしや》も忽《たちまち》に快癒《くわいゆ》に向《なか》ひ大《だい》なる幸《かう》福《ふく》を得《う》べし而《しか》して之《こ》れが月日時《つきひじ》の吉方及吉刻《きちはうおよびきちこく》の撰定《せんてい》は斯道《しだう》を學《まな》ばざるもの〻容易《ようい》になし能《あた》はざる所《ところ》なれば方災《はうさい》に苦《くる》しむ人《ひと》は斯道《しだう》の大家《たいか》に就《つい》て吉力吉時《きちはうきちじ》の撰定《せんてい》を仰《あふ》ぎ速《すみやか》に此方法《このはうはふ》を修《しう》すべし

第《だい》五節《せつ》　神傳《しんでん》肝臟病全治《かんぞうびやうぜんぢ》の秘傳《ひでん》

肝臟《かんぞう》に屬《ぞく》する疾病《しつぺい》の重《おも》なるものは腹水病《ふくすゐびやう》（脹滿《ちやうまん》）黄胆《わうだん》の二病《びやう》とす而《しか》して世人《せいん》の多《おほ》くは此《こ》の兩症《れうしやう》によりて苦《くる》しむ者多《ものおほ》し故《ゆゑ》に左《さ》に此《こ》の二症《しやう》の疾病《しつぺい》に就《つい》て之《こ》れが攝生法《せつせいはふ》と治療法《ちれうはふ》の一班《いつはん》を示《しめ》すべし

▲腹水病《ふくすゐびやう》　（脹滿《ちやうまん》）

此病《このやまひ》は重《おも》に心臟病《しんぞうびやう》、肺病《はいびやう》、腹膜炎等《ふくまくえんとう》より原因《げんいん》するものにして其症候《そのしやうこう》は腹腔内《ふくこうない》に液体《えきたい》を滲漏《さんらう》し尿《にょう》量減少心悸亢進《りやうげんせうしんきかうしん》呼吸困難等《こきうこんなんとう》を感《かん》ずるの症《しやう》とす而《しか》して此病《このやまひ》たるや婦人《ふじん》に多《おほ》く一度《ど》此病《このやまひ》に罹《かゝ》る者《もの》は不《ふ》治《ち》の病《やまひ》として大《おほい》に苦悶《くもん》するものなり然《しか》れども之《こ》れが療法《れうはふ》の宜《よろ》しきを得《う》るときは決《けつ》して回復《くわいふく》の見込《みこみ》なき症《しやう》にあらず左《さ》に之《こ》れが療法《れうはふ》を示《しめ》すべし

▲攝生及治療法《せつせいおよびちれうはふ》

該病《がいびやう》の攝生法《せつせいはふ》は消化《せうくわ》し易《やす》き滋養品《じゆやうひん》を取《と》り勉《つと》めて身体《しんたい》の强壯法《きやうそうはふ》を計《はか》るべし而《しか》して之《こ》れが療法《れうはふ》に至《いた》りては腹部《ふぶ》非常《ひじやう》に膨脹《ほうちやう》し呼《こ》吸《きう》其他《そのた》に就《つい》て苦痛《くつう》を感《かん》ずるものは速《すみや》かに醫師《いし》の診察《しんさつ》を受《じ》け穿腹術《せんふくじゆつ》によりて其部分《そのぶぶん》より液体《えきたい》を排除《はいぢよ》するを良《よ》しとす又病勢其度《またびやうせいそのど》を超《こ》へたる人《ひと》は絶對的《ぜたいてき》に之《こ》れを切解手術《せつかいしゆじゆつ》による其病根《そのびやうこん》を除去《ちよきう》するには左《さ》の藥劑《やくざい》を服用《ふくよう》するも効《かう》あり

處方《しよはう》

純精酒石《じゆんせいしゆせき》　一五、〇　（四匁）

乳糖《にうとう》　三〇、〇

右二種《みぎしゆ》を混和《こんわ》し六包《つゝみ》に分《わか》ち一日《にち》六回《くわい》に服用《ふくよう》すべし

黄胆《おうたん》

此《こ》の病《やまひ》は重《おも》に不攝生《ふせつせい》によりて胃腸病《いちやうびやう》を起《ね》し膽臓中《たんぞうちう》にある汁液《しうえき》が其出所《そのでどころ》を失《うし》ひ逆流《ぎやくりう》して血液《けつえき》に混同《こんどう》するより發《はつ》するものにして其兆候《そのちやうこう》は眼《め》球肌《だきひ》膚《ふ》爪《つめ》に至《いた》る迄悉《までことごと》く黄色《きいろ》となり爲《た》めに血流《けつりう》の調度《てうご》度《と》を失《うしな》ひ衰弱《すゐじやく》するに至《いた》るものなり抑々《そもそも》膽臓《たんぞう》は肝臓《かんぞう》の下方《かほう》にありて膽汁《たんじう》を作《つく》り食物消化《しよくぶつせうくわ》の機能《きのう》を助《たす》くるものにして便通《べんつう》を調《とゝの》ふる作用《さよう》を爲《な》すものにして人体《じんたい》に最《もつと》も肝要《かんえう》なるものとす

▲該病《がいびやう》の治療法《ちれうはふ》

黄胆《わうたん》の治療法《ちれうはふ》としては務《つと》めて膽汁《たんしう》の排泄《はいせつ》を促《うなが》して停滯《ていたい》なからしめ血流《けつりう》の調和《てうは》を保《たも》ち身体《しんたい》の疲衰《ひすい》を回復《くわいふく》するにありとす之《これ》を以《もつ》て前述《ぜんじゆつ》の攝生法《せつせいはふ》を嚴守《げんしゆう》し毎朝空腹《まいあさくうふく》の時《とき》に人工《じんこう》カルヽス泉塩《せんえん》八乃至《ないし》十五グラム（二匁乃至《もんめないし》四匁《もんめ》）を服用《ふくよう》し便《べん》の通利《つうり》を計《はか》るべし又健胃劑《またけんいざい》としては左《さ》の藥品《やくひん》を服用《ふくよう》するも効《かう》ありとす

重炭酸曹達《じゆうたんさんそうだ》　三、〇
大《だい》黄《わう》末《まつ》　一、〇

右《みぎ》二品《ひん》を混和《こんわ》し三包《つゝみ》に分《わか》ち一日《にち》三回《くわい》に分服《ぶんぷく》すべし

又該病《またがいびやう》にて皮膚《ひふ》の痒《かゆ》みを覺《おぼ》へ堪《た》へざるときは屢々《しばしば》溫浴又《おんよくまた》は炭酸加里《たんさんかり》浴《よく》をなし更《さら》に十倍《ばい》のイヱチオル酒精《しゆせい》を塗附《とふ》するときは大《おほい》に効《かう》ありとす

第《だい》六節《せつ》　神傳僂痲質私全治法《しんでんりようまちすぜんちはふ》

僂痲質私《りようまちす》は溫帶地方《おんたいちはう》に多《おほ》く流行《りうかう》する病《やまひ》にして其原因《そのげんいん》たるや急劇《きうげき》の空氣《かんき》又《また》は濕潤《しつしゆん》なる氣《き》に中《あた》りて

發《はつ》するものとす而《しか》して就中《なかんづく》秋冬《しうとう》の間《かん》に寒《さむ》く風雨《ふうう》を侵《おか》して寒冒《かんぼう》に誘起《ゆうき》せらるゝもの多《おほ》く急性《きうせい》と慢性《まんせい》の二種《しゆ》あり急性《きうせい》の者《もの》は壯年《そうねん》の勞働者《らうどうしや》に多《おほ》く慢性《まんせい》は特《とく》に高年《かうねん》の女子《ぢよし》に多《おほ》く發《はつ》するものなり其症候《そのしやうこう》は世人《せいじん》の既《すで》に知《し》れる如《ごと》く最初《さいしよ》は時々《ときどき》熱《ねつ》を發《はつ》し患部《くわんぶ》なる手足關節《てあしくわんせつ》の周圍《しうゐ》には刺《さ》すが如《ごと》く裂《さ》くが如《ごと》き一種《しゆ》の劇痛《げきつう》を發《はつ》し其病《そのやまひ》甚《はなは》だしきものは關節《くわんせつ》腫脹《ゆちやう》して紅色《べにいろ》を現《あら》はすに至《いた》る之《これ》を僂麻質私炎《りようまちすえん》と云《い》ふ此症《このしやう》の奇《き》なるは寒天降雨《かんてんかうう》の其將《そのま》さに來《きた》らんとするや先《まづ》づ患部《くわんぶ》に痛《いた》みを生《せう》じ溫和快晴《おんわくわいせい》ならんとする前《まい》には其痛《そのいた》み緩解《くわかい》するものなり以上《いじやう》の如《ごと》くにして其原《そのけ》因ば重《おも》に濕潤《しつじゆん》なる天候冷濕《てんこうれいしつ》なる屋室夜陰《きよしつやいん》の外出等《ぐわいしゆつとう》なりとす故《ゆゑ》に宜《よろ》しく其理《そのり》を悟《さと》り注意《ちうい》して該病《がいびやう》に侵《をか》されざる樣注意《やうちうい》すべし

　該病《がいびやう》に就《つい》ての養生法《やうじやうはふ》としては第一《だい》に濕潤《しつじゆん》せる家《か》屋又《おくまた》は寒天《かんてん》の勞働《らうごう》を禁《きん》し食餌《しよくじ》には脂肪多《しばうおほ》き質《しつ》の物《もの》を禁《きん》ずべし又治療法《またちれうはふ》としては此病素《このやまひも》より不治《ふち》の病《やまひ》にあらざるを以《もつ》て其初期《そのしよき》に於《おい》て充分《じゆぶん》に治療《ちれう》を加《くは》ふべし而《しか》して一切諸部《さいしよぶ》の僂麻質私《りようまちす》には凡《すべ》て辛子泥《からし》を疼痛《とうつう》の場所《ばしよ》に貼《てう》するときは必《かなら》ず効顯《かうけん》ありとす概《がい》して此病《このやまひ》は身体《しんたい》を唵包《おんぽう》し新鮮《しんせん》の空氣《くうき》を吸入《きうにふ》することを勤《つと》むべし故《ゆゑ》に山間或《さんかんあるひ》は海濱《かいひん》の溫泉鑛《おんせんかう》泉等《せんとう》ある所《ところ》に轉地療養《てんちれうやう》するを良《よ》しとす就中溫泉《なかんづくおんせん》は伊香保磯部蘆《いかほへそべあし》の湯等最《ゆとうもつと》も効《かう》ありとす

　若《も》し境遇此《きやうぐうこ》の療養《れうやう》を許《ゆる》さゞる人《ひと》は食塩湯《しよくえんさう》を作《つく》り溫度《おんど》を强《つよ》くして入浴《にふよく》するか患部《くわんぶ》を蒸《む》すべし又内《またない》

用薬《ようやく》としてはサルチル酸《さん》〇、三宛《づつ》を一日三回《くわい》乃至《ないし》四回《くわい》用《もち》ゆべし

、易《ゑき》の神妙僂麻質私《しんめうりようまちす》を治《なを》す

或人《あるひと》疾病《しつぺい》に罹《かゝ》り苦《くる》しむこと多年《たねん》醫薬《いやく》効《かう》を奏《そう》せず因《よつ》て之《こ》れが病因《びやういん》と其治《そのち》するや否《いな》やを來《きた》りて問《と》ふ之《これ》を易《えき》に筮《ぜい》して左《さ》の卦《け》を得《ゑ》たり

火地普之㆓未濟㆒

斷《だん》じて曰《いは》く普の卦《け》たるや火《ひ》は上《うへ》に昇《のぼ》り進《すゝ》み下虚《しもきよ》にして冷《ひ》ゆるの象《しやう》なり坤《こん》を土《つち》とし濕《しつ》とし腫るゝとす是《こ》れ下部《しもべ》虚冷《きよれい》なるの象《しやう》とす之《これ》を以《もつ》て是《これ》を觀《み》るに濕氣《しつき》身体《しんたい》を侵《をか》して疼痛《さうつう》を生《せう》じたるものなり而《しか》して又離《またり》の色《いろ》を赤《あか》しとし坤《こん》に腫《は》るゝの象《しやう》あるを以《もつ》て終《をはり》には快癒《くわいゆ》するに至《いた》るべしと占《せん》す

病者《びやうしや》大《おほい》に其《そ》の意《い》を悟《さと》りたるものゝ如《ごと》くにして曰《いは》く貴占《きせん》は大《おほい》に余《よ》の意《い》に適《てき》せり從來《じゆうらい》の醫師《いし》は之《こ》れを腎臓《けんぞう》の故障《こしよう》とし之《これ》に療治《ちれう》を加《くわ》へたり故《ゆゑ》に速《すみや》かに醫《い》を轉《てん》じ貴占《きせん》を告《つ》げて治療《ちれう》を求《もと》むべしと辭《じ》し去《さ》れり其後《そのご》消息《せつそく》を聞《き》くを得《い》ざりしが果然《くわぜん》書《しよ》ありて其笠占《そのうらない》の中《あた》れるを稱《しよう》し併《あわ》せて病氣《びやうき》全快《ぜんくわい》の禮《れい》を述《の》べ來《きた》れり神易《しんえき》の妙實《めうじつ》に驚《をどろ》くべし編者《へんしや》特《とく》に之《これ》を茲《こゝ》に記《しる》して以《もつ》て世人《せいじん》に公《おうやけ》にするものなり

大教正　柄澤照覺著

神理療養強健術　下

東京神誠館藏版

神理療養强健術（下卷）

目次

目次終

神理療養強健術　下巻

第十章　神道惡靈退散法

一、生靈死靈發見法

加持祈禱《かぢきとう》を行《おこな》ひて生靈死靈《せいれいしれい》を發見《はつけん》せんとするには先《ま》づ病者《びやうしや》をして座《ざ》せしめ若《も》し大病人《たいびやうにん》なれば臥《ぐわ》床《しやう》にてもよし座《ざ》したる時《とき》は左《さ》の如《ごと》き形式《けいしき》に半紙《はんし》を折《を》りて病者《びやうしや》に持《も》たすなり。

これは半紙《はんし》を横《よこ》に折《を》り縦《たて》に三つに折《を》り又《また》二つに折《を》る也《なり》。而《しか》して合掌《がつしやう》の間《あひだ》にはさむなり、挿《はさ》む時《とき》病者《びやうしや》の拇指《おやゆび》を重《かさ》ねさすなり。而《しか》して行者《ぎやうしや》は一心《しん》に六根清淨《こんせうじやう》大祓《おほはらひ》天地《てんち》一切清淨祓《さいせうじやうはらひ》を轉唱《てんしやう》すべし三四日《か》行《おこな》へば患者《くわんじや》は必《かなら》ず涙《なみだ》を流《なが》すか齒《は》を喰《く》ひしばるものなり、或《あるひ》は兩眼《りやうがん》の廻《まは》りがピク／＼する樣《やう》な現象《げんしやう》を示《しめ》すのである。涙《なみだ》を流《なが》すは死靈《しれい》の發動《はつどう》であり、齒《は》を喰《くひ》しめるは生靈《せいれい》の發動《はつどう》であるが尚能《なほよ》く確《たし》かめるために左《さ》の歌《うた》を一唱《しやう》すべし先《ま》づ死靈歌《しれいか》より。

今《いま》まではたよりなしつる精靈《せいれい》も
今日《けふ》より後《のち》はたよりなすなよ

次《つき》に生靈歌《せいれいか》

あらし吹《ふ》く木《こ》の間《ま》の風《かぜ》のしこりなく
むかふかたきを拂《はら》ひぬるかな

と唱《とな》ふれば死靈《しれい》なれば倘涙《なほなみだ》を出《だ》し生靈《せいれい》なれば歯《は》を喰《く》ひしばり閉目《へいもく》せる兩眼《りやうがん》をピク〳〵するのであるその時《とき》前座《まへざ》は患者《くわんじや》に質問《しつもん》するのである體現《たいげん》して居《ゐ》る靈《れい》は本人《ほんにん》より目上《めうへ》目下《めした》知人《ちじん》友人《いうじん》男女《なんによ》を問《と》ひたゞし患者《くわんじや》の兩手《りやうて》に左手《ひだりて》をかけて直《たゞち》に右《みぎ》の手《て》にて握《にぎ》る居《ゐ》る折紙《をりがみ》を祓比《はらい》給布《たまへ》清米《きよめ》給幣《たまへ》と唱《とな》へて、拔《ぬき》取《と》りかくせいさすべし生靈《せいれい》も又同様《またどうやう》なる方法《はうはふ》をもちふべし。

二、死靈生靈退散秘法

生靈《せいれい》を退散《たいさん》さすには、先《ま》づ患者《くわんじや》を祈禱室《きとうしつ》に伴《つ》れ行《ゆ》き又身體《またからだ》を清淨《せいじやう》にして不動尊《ふどうそん》又信《またしん》ずる神《かみ》あらばそれを信心《しんじん》し祈念《きねん》祓祝詞《はらひのりと》又《また》は不動經《ふどうきやう》にても心《こゝろ》に任《ま》かして祈念《きねん》すべし、而《しか》して死靈《しれい》なれば靈祭《たままつり》した後《のち》この式《しき》をなして死靈《しれい》が病者《びやうしや》に感《かん》じて來《き》たら今日靈祭《こんにちたままつり》したから速《すみや》かに退散《たいさん》せよと云《い》ふて手《て》に半《はん》紙《し》を當《あ》て、早業《はやわざ》に拭取《ふきと》り拭取《ふきと》ると同時《どうじ》に諸乃《もろ〳〵の》狂事罪穢乎《まがごとつみけがれを》祓比《はらひ》給比《たまひ》清米《きよめ》給幣《たまへ》と三遍《べん》唱《とな》へて投《な》げるのである、投《な》げると同時《どうじ》に患者《くわんじや》の兩肩《りやうかた》を輕《かる》く打《う》つて退散《たいさん》さすべし、而《しか》して拭取《ふきと》り紙《かみ》にて身體《からだ》顏手《かほて》を拭《ふ》き取《と》るのである。

若《も》し生死靈中退散《せいしれいちうたいさん》せないと云《い》ふ者《もの》がある時《とき》は患者《くわんじや》の合掌《がつしやう》を突然拭取紙《とつぜんふきとりし》にて拭《ふ》き取《と》りてそれを竹《たけ》筒《づゝ》に封《ふう》じ海川《うみかは》に流《なが》すか火《ひ》にて燒《や》くかするのである。四五回《くわい》も行《おこ》なへば退散《たいさん》するのである此法《このはふ》を行《おこ》なつてより二三日患者《にちくわんじや》の樣子《やうす》を見《み》るのである。而《しか》して退散《たいさん》の修法《しうはふ》又札《またふだ》を與《あた》へて極力《きよくりよく》退散《たいさん》に務《つと》めるのである先《ま》づ死靈退散法《しれいたいさんはふ》さの如《ごと》く記《しる》す。

札《ふだ》の書方《かきかた》は左《さ》の通《とほ》り祭神中札《さいしんちうさつ》に造《つく》り祈念祓祝詞心《きねんはらひのりとこゝろ》に任《まか》せ行《おこな》ふべし。

高皇產靈神　伊邪那岐二柱神　大己貴神

天之御中主神　天日御魂神　神直日大直日大神守里幸比給比

神皇產靈神　產土大神　少彥那神

供物《くもつ》　神酒《みき》　御饌《みせん》　香火《かうくわ》　鹽水《しほみづ》　菓子《くわし》　海川品物《うみかはしなもの》供《そな》ふべし。

身曾貴祓《みそぎはらひ》　三遍《べん》中臣祓《なかとみのはらび》　十二遍《へん》其外《そのほか》意《い》に任《まか》せて行《おこな》ふべし又《また》左《さ》之秘文《ひぶん》を唱《とな》ふべし。

諸乃《もろ〳〵の》　狂事罪穢乎《まがごとつみけがれを》　祓比《はらひ》　給比《たまひ》　清米《きよめ》　給幣《たまへ》　三遍《べん》

掛巻毛《かけまくも》　畏岐天之《かしこきあめの》　御中主神《みなかぬしのかみ》高皇産靈神《たかみむすびのかみ》神皇産靈神《かみむすびのかみ》伊邪那岐神《いざなぎのかみ》大天日魂御大神《おほあめひのなすびおほかみ》大己貴神《おほあなむちのかみ》少名彦那神《すくなひこなのかみ》産《うぶ》土大神乃《すなのおほかみの》　御前仁《まへに》　謹《つゝしみ》　敬比《うやまひ》　畏《かしこみ》　美白《かしこみまう》　佐久《さく》　浮禮流《うかれる》生靈《いきりやう》　死靈之《しりやうの》　名入禮天《ないれて》　御魂乎《みたまを》　天之日之《あめのひの》　若宮仁《わかみやに》　返給比登《かへしたまひと》　納給比止《おさめたまいと》　堅石《かきは》　常盤仁《ときはに》　命長久《いのちながく》　令在給比《あらしめたまひ》　夜之《よの》　守日之《まもりひの》　護里《まもり》　幸比《さちはゝ》　給比《たまひと》　畏美毛《かしこみかしこみも》　今日乃《けふの》　御祭《みまつり》　麗志久《うるはしく》　仕比奉良令《つかひまつらせたまひ》　給止《と》白須《まうす》

大元尊神《だいげんそんじん》生命成身者《せんめいじやうしんとすなはち》則一元《いちげん》未生之神明也《みしやうのしんめいなり》元元本而依本心《げんをげんとしてもとのこゝろによさす》登天《あめにのぼりして》報命《かへりごともうし》住日少宮《ひのわかみやとまります》

右之《みぎの》神文《しんもん》を二十一遍《ぺん》唱《とな》へ又此《またこ》の文《ぶん》は靈璽《れいぢ》の包紙《はうし》にも書《か》くべし。

天地乎《あまつちを》　二葉仁《ふたばに》　分流《わかれ》　神心魂波《かみこゝろは》　元仁《もとに》　反給幣與《かへりたまへよ》　三反《みたび》生禮《うまれ》　來奴《きぬ》　先毛《さきも》　生禮矢《うまるや》　住米流《すめる》　世毛《よも》　死流毛《しぬるも》　神乃《かみの》　懷乃内《ふところのうち》

三遍《べん》　次《つぎ》に供物納方《くぶつおさめかた》

祈禱終《きとうをは》れば禮《ふだ》供物《くもつ》を其《その》死人《しにん》の墓《はか》に納《をさ》む。又《また》は墓近《はかちか》き所《ところ》に小塚《こづか》を築《きづ》きて納《をさ》めても宜《よ》し、又家《またいへ》を祓《はら》ひ祈禱《きとう》すべし。又別《まなべつ》の法《はふ》あり、死靈《しれい》の祟《たゝ》りあらば祈禱《きとう》して死靈《しれい》の名號《めいがう》を書《か》き、兩傍《りやうばた》に左《さ》の如《ごと》き歌《うた》を書《か》くべし。

上札形つくり

無人も今は佛と成りにけり

空戒名靈位　死靈退散當病平癒守護

名のみ殘れる苔の下水

○暗《やみ》の夜《よ》になかぬ鴉《からす》のこゑきけば生《うま》れぬ先《さき》の父母《ふぼ》ぞこひしき

○物毎《ものごと》にかげも形《かたち》も空《な》くなれば遺恨《ゐこん》といふはなてあらめや

○なき人《ひと》もいまは佛《ほとけ》となりにけり名《な》のみ殘《のこ》れる苔《こけ》の下水《したみづ》

○堀《ほり》の井《ゐ》のたまらぬ水《みづ》に浪《なみ》たちて影《かげ》も形《かたち》もなき人《ひと》かくむ

右《みぎ》の法《はふ》を行《おこな》ひ札供物《ふだくもつ》一切墓地《さいぼち》野原《のはら》へ送《おく》り家内《かない》を清淨《せいじやう》に祓《はら》ひて祈禱《きとう》すべし。

三、狐靈憑を放す秘法

狐靈憑《これいつき》を放《はな》す。尤《もつと》も簡單《かんたん》なる何人《なんびと》にも出來《でき》る法《はふ》は左《さ》の如《ごと》し。

由來狐《ゆらいきつね》と犬《いぬ》とは其《そ》の性氣《せいき》相反《あいはん》せるものにして、四國《こく》に狐憑《きつねつき》なきは全《まづた》く彼國《かのくに》に犬蠱《けんちう》あるによれりまた狐《きつね》の居《ゐ》る國《くに》には犬蠱《けんちう》なしと傳《つた》ふ、之《これ》により方術者《はうじゆつしや》は狐憑《きつねつき》に犬《いぬ》の牙《きば》を粉《こ》にせるものを素湯《さゆ》にて呑《の》ましむる時《とき》、犬《いぬ》の牙《きば》を懐《ふところ》に入《い》れしむ。若《も》し狐憑之《きつねつきこれ》を太《いた》く厭《いと》ふことあるも、強《しい》て此法《このはふ》を行《おこな》ふときは三回《くわい》を出《い》でずして狐憑必《きつねつきかなら》ず去《さ》るものなり、實《じつ》に不思議《ふしぎ》の妙法《みやうはふ》と謂《い》ふべし。

又兩部法《またりやうぶはふ》に由《よ》れば不動《ふどう》の眞言《しんごん》を唱《とな》へ、九字《じ》を切《き》りて病人《びやうにん》を加持《かぢ》し、額《ひたへ》胸《むね》及《および》頭《あたま》脇腹《わきはら》左右《さいう》の手《て》に不動眞言《ふどうしんごん》の梵字《ぼんじ》を珠數《じゆず》にて書《か》くべし。

又狐憑《またきつねつき》なるや否《いな》やを知《し》るには、病人《びやうにん》を神前《しんぜん》に安座《あんざ》せしめて幣《へい》を持《も》たしめ、稲荷大神《いなりだいじん》の勸請文《くわんぜうぶん》を讀《よ》む時《とき》は狐憑《きつねつき》なれば、御幣震動《ごへいしんどう》す。其時背《そのときせ》に犬《いぬ》と云《い》ふ字《じ》を三ツ書《か》きて、其背《そのせ》を打《う》てば卒倒《そつたふ》して憑《よ》りし狐《きつね》は忽《たちま》ち落《おつ》るなり。

此《こ》の他病人《たびやうにん》に掛《か》けしむる兩部《りやうぶ》の秘符及狐退散《ひふおよびきつねたいさん》の神佛秘法等《しんぶつひはふとう》あり、詳《くは》しくは口傳《くでん》を要《えう》す。

因《ちなみ》に狐憑《きつねつき》の有無《うむ》に就《つい》ては種々議論《いろ〳〵ぎろん》あるも、全體動物《ぜんたいどうぶつ》は人間《にんげん》に及《およ》ばざる點多《てんおほ》きも、又一點丈《またてんだけ》は人《にん》間以上《げんいじやう》の能力《のうりよく》を有《いう》し。人間《にんげん》に對《たい》して此能力《このうりよく》を善《ぜん》にも惡《あく》にも使用《しよう》すると云《い》ふ事《こと》は最早確説《もはやかくせつ》となれり

狐憑退散の符

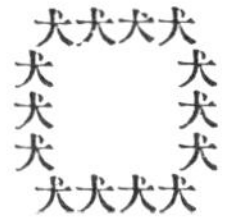

狐獅子愛虎狼

此符《このふ》を皿《さら》に紅《あか》て書《か》き毎日《まいにち》一返《ぺん》づゝ初水《はつみづ》で呑《のま》すなり、祈念《きねん》「如獅子王《によしわう》」と三十三返唱《ぺんとな》へて水《みづ》に解《と》かして呑《の》ませるなり。

狐憑退散《きつねつきたいさん》の符《ふ》

奉　妙　足

止止不須説

これを紅《あか》にて皿《さら》に書《か》き水《みづ》にて解《と》き毎日《まいにち》四五度《たび》呑《の》むなり。或《あるひ》は之《こ》れを呑《の》む内下痢《うちげり》を催《もよほ》すことあるも差支《さしつかへ》なし。

四、冤罪及雷災除秘法

冤罪《えんざい》に遇《あ》ひ又《また》は雷鳴《らいめい》のとき天満宮《てんまんぐう》を祈念《きねん》して左記《さき》を誦《しやう》すれば災《わざはひ》を免《まぬが》るゝものなり。

無所不至印《むしよふしいん》をんろけいじんばらきりくそわか

次《つぎ》に合掌《がつしやう》して

具《ぐ》一切《いつさい》功徳《くごく》慈眼《じげん》視《し》衆生《しゆじやう》福聚《ふくじゆ》海《かい》無量《むりやう》是故《ぜこ》應《おう》頂禮《てうれい》

南無《なむ》天滿大自《てんまんだいじ》在天神《ざいてんじん》　唸急如律令《きうきうによりつれい》と唱《とな》へて左《さ》の歌《うた》を讀《よ》むべし。我《わ》れ頼《たの》む人《ひと》に災難《さいなん》あらざれば北《きた》野《の》の神《かみ》となをばよばれん。

をんとうどうしんしんそわか、と唱《とな》ふべし。

右《みぎ》の法《はう》を行《おこな》ふときはむじつの罪《つみ》を除《の》け雷《らい》を除《よ》けるのである。

五、靈狐使役の治病法

順序《じゆんじよさ》左の如《ごと》くす

齋戒《さいかい》三日《か》朝夕行水《てうせきぎやうづい》

神前《しんぜん》の裝飾《そうしよく》をなし祭壇《さいだん》の左右《さいう》に四垂《しで》をつけたる榊《さかき》を立《た》て端出之縄《しめなは》をわたす。

先《さき》　神饌《しんせん》を獻《たてまつ》る。

神饌品目《しんせんひんもく》

次《つぎ》 御飯《みけ》 洗米にても可 御酒《みき》 鮮魚《せんぎよ》 乾魚《かんぎよ》 甘菜《あまな》 辛菜《からな》 澳津藻菜《おきつもな》 邊津藻菜《へつもな》 菓《くだもの》、作菓《さくくわ》、食鹽《しほ》、清《し》水《みづ》、

次《つぎ》 榊《さかき》に紙《かみ》をつけたる大玉串《おほたまぐし》を神前《しんぜん》に献《たてまつ》りて拜禮《はいれい》、

次《つぎ》 祓《はらひ》

次《つぎ》 中臣祓《なかとみのはらひ》、三種祓《みくさのはらい》、大祓《おほばらい》、

次《つぎ》 稲荷之祝詞《いなりののりと》

次《つぎ》 白狐勸請文《びやくこくわんじようぶん》

次《つぎ》 祈念《きねん》

志《こゝろざ》す所《ところ》の願事《ねがひごと》を微音《びおん》にて祈念《きねん》

次《つぎ》 拍手再拜《はくしゆさいはい》

次《つぎ》 送神呪象《さうしんじゆしやう》

次《つぎ》 拍手大小《はくしゆだいせう》二度宛《ごづゝ》

次《つぎ》 撤神饌《しんせんをてつす》 時宜《じぎ》により 其儘《そのまゝ》置《お》くも可《か》

次《つぎ》　座揖《ざしつ》
次《つぎ》　立揖《りつしう》
次《づぎ》　退座《たいざ》
順序以上《じゆんじよいじやう》の如《ごと》し

六、稲荷祝詞

高天原仁《たかまがはらに》　神留座須《かむづまります》　中爾《なかに》　居鳴之神之御前《いなりのかみのみまへに》　祓申《はらひもうし》　給氏申佐久《たまひてもうさく》　都爾《みやこに》　近而大公之私爾《ちかくしておほやけのわたくしに》　仰被仰座爾《あほぎあふがれますに》　御徳高《みのりたか》志《し》　殊爾《ことに》　所有之思行氏波《あるところのおもひおこないては》　神乍共《かみながらも》　所聞食氏《きこしめして》　皇我朝庭平《すめらみかどを》　天日月乃《あまつひつぎの》　動无久《ゆるぎなく》　常盤爾《ときはに》　堅石爾《かきはに》　守幸比給比天《まもりさきはいたまいて》　天下《あめがした》平而《たひらかにして》長雨日照之災疲之患乎《ながあめひでりのわざわひやみのうれひを》聞事無久《きくことなく》　雨風毛時爾《あめかぜもときに》　順比《したがひ》　五種之穀物《いつくさのたなつもの》豊爾稔身令《ゆたかにみのらし》　給幣止《たまへと》　恐美惶美申須《おそれみかしこみもうす》

七、白狐勧請之経文

掛眞久毛《かけまくも》　畏幾《かしこき》　大日本《おほやまと》稲荷五社登《いなりごしやと》申奉波《もうしたてまつるは》稲倉魂命《うがのみたまのみこと》大己貴命《おほあなむちのみこと》太田命《おほたのみこと》大宮姫命《おほみやひめのみこと》保食命《うけもちのみこと》五柱乃《いつはしらの》
大恩神奈利《おほおんかみなり》

昔神代之《むかしかみよの》御時與利《おんどきより》安鎮志《あんちんし》國家之《こくかの》鎮守也倍又稲荷止《ちんじゆなりさてまたいなりと》號奉留波《なづけたてまつるは》瓊々杵命《ににぎのみこと》降臨之御時爾《こうりんのおんときに》日向之《ひうがの》高千穂槵觸峯爾《たかちほのくしふるたけに》稲穂乎《いなほを》奉捧《さゝげたてまつる》雲霧乎《くもきりを》掃比給比志與利《はらいたまひしより》稲荷大明神止《いなりだいみやうじんと》號給布《なづけたまふ》夫與利《それより》國々乎《くに〳〵を》奉崇《こうなりたてまつり》稲荷之靈驗妙德乎示志《いなりのれいけんみやうとくをしめし》先《まづ》所謂《いはゆる》王城地爾《わうじやうちに》謹請須《きんじやうす》甫佐之紫美狐《ほさのしみきつね》、華山院若狐《かざんいんわかきつね》、松田邊爾《まつたへんに》神丘之神子狐《かみをかのみこきつね》、片岡山爾《かたをかやまに》火燃狐《ひだききつね》、大和國爾《やまとのくにに》葛城山之《かつらぎやまの》源家坊《げんけばう》、津國爾《つのくにに》幾田《いくた》小屋成友乎《こやなるともを》迷須《まよはす》黑狐《くろきつね》、河内國《かはちのくに》自田夫《じたゆう》、和泉國爾《いづみのくにに》名負《なにおふ》信田森之《しのだのもりの》葛葉狐《くづのはぎつね》、伊勢國爾《いせのくにに》千早振《ちはやふる》神路山之《かみぢやまの》古狐《ふるぎつね》、志摩國《しまのくに》鳥羽浦狐《とばうらぎつね》、伊賀國《いがのくに》上野之《うへのの》源太丸《げんたまる》、尾張國《をはりのくに》宮之三郎《みやのさぶらう》、三河國爾《みかはのくにに》鳳來寺《ほうらいじ》峯之《みねの》藥師之《やくしの》瑠璃狐《るりぎつね》、遠江國爾《とほとほみのくにに》秋葉山之《あきばさんの》粧化坊《しやうげばう》、伊豆國爾《いづのくにに》赤澤山角取狐《あかさはやまのすもうとりぎつね》、駿河國爾《するがのくにに》時不知山者《ときしらずやまは》富士之根《ふじのね》太郎丸《たらうまる》、相州爾《さうしうに》自由自在爾《じいうじさいに》飛來《とびきたる》大山寺之《おほやまでらの》通力坊《つうりきばう》、甲斐國爾《かひのくにに》御嶽坊《おんたけばう》、武藏國爾《むさしのくにに》草爾《くさに》入利《いり》草與利《くさより》出氐《いでて》世界州知之《せかいしうちの》我慢坊《がまんばう》、王子之里之《わうじのさとの》五香丸《ごこうまる》、安房國爾《あはのくにに》洲崎坊《すさきばう》、上總國爾《かづさのくにに》小金原之《こがねはらの》駒止狐《こまとめぎつね》、下總國《しもふさのくに》、息栖浦之《いきすうらの》綱除狐《あみよけきつね》、常陸國《ひたちのくに》築波根之峯爾《つくばねのたけに》栖志《すむし》木葉隱之伏狐《このはかくしのふしぎつね》、奥州爾《おうしうに》千家之浦邊之《ちがのうらべの》墟釜坊《しほがきばう》、出羽國羽黑之《ではのくにはぐろの》菊太夫《きくだいう》、下野《しもづけ》那須原之《なすのはらの》美女狐《びじよぎつね》、上野國《かうづけのくに》一之宮《いちのみや》御先坊《おさきばう》、信濃國《しなののくに》飯岡山肥滿坊《いひつなやまひまんばう》、飛彈國《ひだのくに》犬神狐《いぬがみきつね》、越後國音爾《えちごのくにおとに》聞雪爾《きくゆきに》隱氐《かくれて》穴住狐《あなすみきつね》、佐渡國《さどのくに》金山丸《かなやままる》、越中國《えつちうのくに》富山丸《とやままる》、越前國《えちぜんのくに》勝山之《かつやまの》芝狐《しばぎつね》、能登國《のとのくに》岩倉之《いはくらの》渡丸《わたりまる》、加賀國《かがのくに》白山之《はくさんの》白僧坊《はくそうばう》、美濃國爾《みののくにに》谷汲山《たにぐみやま》御堂丸《みどうまる》、近江國《あふみのくに》石山寺之狐《いしやまでらのきつね》、紀伊國《きいのくに》三國一之《さんごくいちの》瀧本狐《たきもとぎつね》、播磨國《はりまのくに》化粧坊《けしやうばう》、丹波國《たんばのくに》焰魔坊《えんまばう》、丹後但馬《たんごたじま》二國爾《にこくに》千丈嶽《せんじやうがたけ》鬼神狐《おにかみきつね》、備前備中《びぜんびつちう》備後《びんご》三ヶ國住渡偸伽《こくすみわたるゆか》山神尺坊《さんしんしやくばう》、因幡國爾《いなばのくにに》源藏丸《げんぞうまる》、伯耆國爾《はうきのくにに》大山天狗坊《おほやまてんぐばう》、出雲國爾《いづものくにに》伊達山之古狐《だてやまのふるぎつね》、石見國濱田丸《いはみのくにはまだまる》、長門國越濱邊之浦狐《ながとくにごえはまべのうらぎつね》、安藝國爾《あきのくにに》嚴島之七浦狐《いつくしまのなゝうらぎつね》、周防國德山之水晶丸《すはうのくにとくやまのすいしやうまる》、美作國爾《みまさかのくにに》津山丸《つやまゝる》、隱岐國知夫郡鈴振狐《いきのくにちぶこほりすゞふりきつね》、淡路國島津郡五十上狐《あはじのくにしまづごほりいそかみきつね》、四國之地爾《こくのちに》至利氏波《いたりては》伊豫松山常盤坊《いよのまつやまときはばう》、土佐國《とさのくに》吾臺山之白代丸《ごだいさんのはくしろまる》、阿波國爾《あはのくにに》鳴戸浦之浪切狐《なるとうらのなみきりきつね》、讃岐國爾《さぬきのくにに》象頭山之金毘羅坊《ぞうづさんのこんぴらばう》、筑紫《つくし》九ヶ國爾住渡《ごくにすみわたる》筑前國《ちくぜんのくに》妙見山北斗狐《みやうけんざんほくときつね》、筑後國《ちくごのくに》、高良山之峯市坊《かうらやまのみねいちばう》、豊前國菱形池之坊《ぶぜんのくにひしがたいけのばう》、豊後國柚ヶ嶽之斧狐《ぶんごのくにそまがだけのおのきつね》、肥前國爾《ひぜんくにに》佐賀之與止姬狐《さがのよどひめぎつね》、肥後國安蘇山之赤狐《ひごのくにあそさんのあかきつね》、日向國櫁原之神之狐《ひうがのくにゝほぎはらのかみよきつね》、大隅國《おほすみのくに》霧島山鉾持狐《きりしまやまほこもちきつね》、薩摩國鹿兒島丸《さつまのくにかごしまゝる》、壹岐國魚釣山竿狐《いきのくにうをつりやまさをぎつね》、對島國上縣田之古狐《つしまくにかみあがたふるぎつね》。

總《さうじて》日本國《にほんこく》六十餘州之白狐神此處爾《よしうのびやつこしんこのところに》勸請奉留《かんじやうしたてまつる》貴社官社愛愍納受令成賜幣止《きしやかんしやあいみんのうにゆなさしめたまへと》恐美恐美申須《おそれみおそれみまうす》

白狐勸請文《びやつこくわんせいぶん》　終

八、野狐退散治病の實例

時《とき》は大正《たいしやう》十年《ねん》四月《ぐわつ》七日《か》の事《こと》であつた。神誠敎會《しんせいけうくわい》の信徒《しんと》で福岡縣門司市《ふくおかけんもじし》浪花町《なには》二丁目《ちやうちやうめ》大石松濤《おほいししやうじゆ》並《ならび》に妻《つま》はな（四十三才《さい》）は共《とも》に同敎主齋神《どうけうしゆさいしん》、豊受稻荷《とようけいなり》大神《だいじん》を信仰《しんこう》しつゝありしが家計《かけい》の都合《つがふ》により同市《どうし》筆立山《ふでたてやま》に古《ふる》びたる社《やしろ》ありしを幸《さひはひ》に同所《どうしよ》に移《うつ》りその古社《こしや》を修繕《しうぜん》して、稲荷《いなり》大神《だいじん》を勸請《くわんじやう》せしめんとするに方《あた》り、一家《か》和合《わがう》をかき、風波《ふうは》の絶間《たえま》なく毎日相爭《まいにちあひあらそ》ふことあり、此《これ》は如何《いか》なる所以《ゆえん》にやと我神誠教會《わがしんせいけうくわい》に來《きた》り、稲荷《いなり》大神《だいじん》に參拜《さんぱい》し其祈禱《そのきとう》を申出《まをしいで》しが本人《ほんにん》の言語《げんご》頗《すこぶ》る曖昧《あいまい》の點多《てんおほ》くあるも言葉《ことば》はなか／＼高尚《かうしやう》にして、何《なん》となく何物《なにもの》かつき居《ゐ》るに相違《さうゐ》なしと斷《だん》じ、神勅《しんちよく》を蒙《こうむ》る他《ほか》なしと思《おも》ひ、當日會長不在《たうじつくわいちやうふざい》なれば止《や》むを得《え》ず、中座《ちうざ》の十三歳《さい》なる富井《とみゐ》この子《こ》を、神懸《かみがかり》とし、藁澤長治郎《わらさはちやうぢらう》に前座《ぜんざ》をつとめしめ、降神《こうしん》の法《はふ》を執行《しつかう》せし所《ところ》、同山奥《どうやまおく》の院命婦明神《いんめいふみやうじん》直《たゞ》ちに御降臨《ごこうりん》あり、告《つ》げのたまく、「本人《ほんにん》には野狐《のぎつね》が憑《つい》てゐる、一切野狐《さいのぎつね》の仕業《しわざ》なり、且《か》つ數年《すうねん》に亘《わた》り居《ゐ》るものなれば、よろしく野《の》狐退散《ぎつねたいさん》の祈禱《きとう》をなすべし」とのことであつた。次《つぎ》には同山神使《どうざんしんし》の靈狐壽福大神降臨《れいこじゆふくだいじんこうりん》あり、告《つ》げたまはく、此靈山《このれいざん》には貴樣等《きさまら》の來《きた》るべき所《ところ》でない。今立所《いまたちどころ》に野狐退散《のぎつねたいさん》を命《めい》ず、との嚴命《げんめい》に本人《ほんにん》は野《の》狐《ぎつね》の本性《ほんしやう》を現《あら》はして、我《われ》は野狐《のぎつね》にして位《くらゐ》なし、何卒神《なにとぞかみ》にまつり吳《く》れよ、さすれば退散《たいさん》すべし」と申故大神《まうすゆえだいじん》より玉垂《たまだれ》の神《かみ》との神名《しんめい》を戴《いたゞ》き、野狐《のぎつね》はその儘《まゝ》門司《もじ》市《し》の筆立山《ふでたてやま》に歸《かへ》りたり。

かくて野狐《のきつね》の離《はな》れた本人《ほんにん》は大《おほい》に疲勞《ひらう》したり、翌日柄澤會長歸院《よくじつからさはくわいちやうきいん》せられしに本人《ほんにん》はなは會長《くわいちやう》に向《むか》ひ私《わたし》は當山《たうざん》の稲荷《いなり》大神《だいじん》より神名玉垂神《しんめいたまだれがみ》と頂《いたゞ》き一度《たび》筆立山《ふでたてやま》に歸《かへ》りましたがまだどうしても離《はな》れることは出來《でき》ません、との事《こと》にて再《ふた》び降神法《こうしんはふ》を執行《しつかう》せり、堀田大神降臨《ほつただいじんこうりん》あり、大喝《だいかつ》一聲《せい》、貴様《きさま》は昨日《きのふ》何《なん》と言《い》つた。神名《しんめい》を貰《もら》へば退散《たいさん》するとの條件《でうけん》で、一旦《たん》はなの肉體《にくたい》を離《はな》れたではないか、神《かみ》となれば、神《かみ》の道《みち》を守《まも》れ、若《も》しそれが實行出來《じつかうでき》ぬなれば、昨日玉垂《きのふたまだれ》の神《かみ》と記《しる》した札《ふだ》を燒《や》き棄《すて》るべし、と大《おほい》に詰責《きつせき》せしに今度《こんど》は大《おほい》に悔悟《くわいご》し筆立山《ふでたてやま》に歸《かへ》れり、本人大石《ほんにんおほいし》はなは大《おほい》に疲勞《ひらう》、翌日迄熟睡《よくじつまでじゆくすゐ》し、その起《お》き出《い》ずるや心機《しんき》一變《てん》、丸《まる》で生《うま》れかはりたる如《ごと》く、身體壯健《しんたいさうけん》に氣分《きぶん》も快《よ》くなりたりとて喜《よろこ》びて歸國《きこく》せしが其後再三《そのごさい》禮狀《れいじやう》を送《おく》り來《きた》れり。

九、惡魔縛の秘法

生靈死靈の障を除き惡魔を降伏するの法なり。毎朝不動尊を信じて願ふときは其効見はるゝなり。

身體《しんたい》を清淨《せいじやう》にして不動尊《ふどうそん》を信心《しんじん》し行《おこな》ふべし惡魔《あくま》を除《のぞ》くに用《もち》ふべし。

護身法《ごしんはふ》九字《じ》五大尊《だいそん》を唱《とな》へ

東方降三世夜叉明王《とうはうかうさんぜやしやみやうわう》　南方軍荼利夜叉明王《なんぱうくんだりやしやみやうわう》

西方大威德夜叉明王《せいはうだいゐとくやしやみやうわう》　北方金剛夜叉明王《ほくはうこんがうやしやみやうわう》

中央大日大聖不動明王《ちうわうだいにちだいせうふどうみやうわう》

明王《めいわう》のなはにてからめ取《と》り、縛《しば》りけしきは不動明王《ふどうみやうわう》　内縛印《ないばくいん》三
しめ寄《よせ》て縛《しば》るけしきは、ねんかける、なにわなだわなきものなり
生靈《いきりやう》　死靈《しりやう》　悪靈《あくりやう》からめ取《と》りたまへたまはずんば不動明王《ふどうみやうわう》
ヲンビシビンカラシバリソワカ　内縛外縛印《ないばくぐわいばくいん》を以《もつ》て一心《しん》に行《おこな》ふべし。

十、悪靈退散の秘法

諸悪靈《しよあくれい》を退散《たいさん》させんとせば先《ま》づ第《だい》一に左《さ》の守《まもり》を常《つね》に身《み》に附《つ》け置《お》くなり。

（表）

念彼観音力

（裏）

衆怨悉退散

天人皆充滿
成就　大慈觀世音菩薩難思議
天日公明無罪惡

右《みぎ》の守《まもり》を作《つく》り身《み》に附《つ》けて置《お》き一切《さい》の妄念《もうねん》を棄《す》てゝ正觀世音菩薩《せいくわんぜおんぼさつ》を念《ねん》ずべし、心《こゝろ》に念《ねん》ずるなり、常《つね》に一心《しん》に念《ねん》じ居《を》れば一切《さい》の邪念惡氣惡靈《じやねんあくきあくれい》は朝露《あさつゆ》の太陽《たいやう》に値《あ》ふ如《ごと》く消《き》へ去《さ》るなり。

又惡鬼惡靈等《またあくきあくれいとう》を退散《たいさん》さするには左《さ》の法《はふ》をも書《か》くべし。

天
天天喼喼如律令　この字《じ》を自分《じぶん》の惡《わる》いと思《おも》ふべき方《はう》に向《むか》つて中指《なかゆび》にて書《か》きそれに向《むか》つて九字《じ》を切《き》るべし九字《じ》は、、、、、、、、右《みぎ》より先《さき》に切《き》り右《みぎ》にて終《をは》るなり又瞑想《まためいさう》して二十分間位終《ぶんかんくらゐをは》りに「以漸悉《いぜんしつ》令滅《りやうめつ》」と三返唱《べんとな》へて息《いき》を吹《ふき》かけて心身《しんしん》を安全《あんぜん》にすべし、氣持《きもち》は好《よ》くなるなり毎朝人《まいあさひと》の知《し》らざる内《うち》行《おこな》ふべし、又敵《またてき》の惡氣《あき》と云《い》ふ文字《もじ》を中指《なかゆび》にてその方向《はうかう》に書《か》き此九字《このじ》を切《き》る可《べ》し而《しか》して爪彈《つまはじ》きするのである氣持益々好《きもちますますよ》くなる事妙也《ことみやうなり》。

第十一章　肺病療養の秘傳

第一段　肺結核と其の神理

一　肺病は必ず治る

肺結核《はいけつかく》！　一度《ど》この聲《こゑ》を耳《みゝ》にすると、多《おほ》くの人《ひと》は直《たゞ》ちに不治《ふち》の病《やまひ》と思《おも》ふ。あたら青春《せいしゆん》を空《むな》しくし、悲境幾年《ひきやういくねん》遂《つひ》には暗黒界《あんこくかい》に入《い》らねばならないのだらうか。

不治《ふち》の二字《じ》は、幾多《いくた》肺患者《はいくわんじや》をして悲《かな》しみの淵《ふち》に沈《しづ》ませ、病勢《びやうせい》の昂進《こうしん》を促《うなが》したか知《し》れぬ。然《しか》しこの愁雲《しううん》は今《いま》や全《まつた》く晴《は》らされ、肺病《はいびやう》は必《かなら》ず全治《ぜんち》するものであるとの、尊《たふと》き斷定《だんてい》は獨逸《どいつ》の學者《がくしや》ブレーメルによつて下《くだ》されたのであつた、今《いま》より四五十年前《ねんぜん》の事《こと》ブレーメル自《みづか》ら肺結核《はいけつかく》を患《わづら》つて獨逸《どいつ》の一山村《さんそん》グルバルスドルフに靜養《せいやう》したが、其成績《そのせいせき》の良好《りやうかう》なるを見《み》て、これを肺患者《はいくわんじや》に試《こゝろ》みた處《ところ》、益々《ますます》好結果《かうけつくわ》を來《きた》したので、結核《けつかく》は治癒《ちゆ》するものであると公言《こうげん》した。これより以前醫者《いぜんいしや》の間《あひだ》には不治《ふち》説《せつ》が専《もつぱ》ら唱《とな》へられてゐたので、此《こ》の宣言《せんげん》には一同驚愕《どうきようがく》し、盛《さか》んに反對說《はんたいせつ》が唱《とな》へられたが、直《たゞ》ちに各方面《かくはうめん》から提供《ていきよう》された證據《しやうこ》に依《よ》つて解決《かいけつ》され、肺病《はいびやう》は治癒《ちゆ》するものであると斷定《だんてい》されたのである

この證據《しやうこ》として種々《しゆ〴〵》あるが吾々《われ〳〵》の信《しん》ずべきは、病理解剖上《びやうりかいぼうじやう》の所見《しよけん》である。例《たと》へば屍體《したい》の檢查上《けんさじやう》他《た》の病氣《びやうき》で死《し》んだ者《もの》に、肺病《はいびやう》の立派《りつぱ》に治癒《ちゆ》した斑痕《はんこん》があるのは、どうしても治《なを》るものと見《み》る外《ほか》はない。遠山醫學博士《とほやまいがくはかせ》は述《の》べて曰《いは》く、『結核《けつかく》は漢方《かんぱう》で癆瘵《らうさい》と云《い》ふてある。瘵《さい》とは死《し》する時《とき》の祭《まつ》りの事《こと》で、結核《けつかく》は必《かなら》ず死《し》ぬものと定《さだ》めてあつたが、それは第《だい》一初期《しよき》に診斷《しんだん》することの出來《でき》ぬのと、その不完全《ふくわんぜん》な治療法《ちりようはふ》のために死《し》ぬ者《もの》が多《おほ》かつたのであるが、今日《こんにち》に於《おい》ては結核《けつかく》は適法《てきはふ》の注意《ちうい》と適當《てきたう》な要求《えうきう》の下《もと》に全治《ぜんち》すると言《い》ふ事《こと》が明白《めいはく》になつて來《き》たのである。之《こ》れを實例《じつれい》に徵《ちよう》するに、今《いま》より二千年以前《ねんいぜん》の人《ひと》で、日本《にほん》で言《い》へば支那《しな》の神農黃帝《しんのうくわうてい》の如《ごと》く、醫祖《いそ》として敬《うや》まはれてゐるヒポクラテスは、肺病《はいびやう》は治《なた》るものだと言《い》ふてゐる。治《なを》つた實例《じつれい》は、醫《い》で名高《なだか》きブレーメルの如《ごと》き、獨逸第《どいつだい》一の詩人《しじん》ゲーテの如《ごと》き、外科醫《げくわい》として有名《いうめい》なるペアンの如《ごと》きは、皆青年時代《みなせいねんじだい》肺病《はいびやう》であつたが悉《こと〴〵》く全治《ぜんち》して世界的偉人《せかいてきいじん》となつたのである。現今學者《げんこんがくしや》の統計《とうけい》によれば、肺患者《はいくわんじや》百人中《にんちう》二十五人乃至《にんないし》六十人《にん》の全治者《ぜんちしや》を出《いだ》し、又快方《またくわいはう》に赴《おもむ》きつゝあるのが百人中《にんちう》四十人乃至《にんないし》五十人《にん》あるから、肺患《はいくわん》は殆《ほと》んど全《ぜん》

治《ち》すべきものなるは、此《こ》の統計《とうけい》が明《あきら》かに證明《しようめい》してゐる。

また佛國《ふつこく》のプロマルト氏《し》は、屍體解剖上表面《したいかいばうじやうへうめん》、無病《むびやう》の人《ひと》で、結核《けつかく》の痕跡《こんせき》を殘《のこ》してゐるのが五十プロセントあると言《い》ふてゐる。之《これ》をみると一旦結核《たんけつかく》に罹《かゝ》つても治《なを》る。また大抵《たいてい》の人《ひと》は結核病《けつかくびやう》を持《も》つてゐるが、何時《いつ》の間《ま》にか癒《なほ》つてしまうといふことも分《わか》るから、決《けつ》して恐《おそ》るべきものではない。またワーベル氏《し》も死體解剖《したいかいばう》の結果《けつくわ》、總《す》べての慢性病《まんせいびやう》の中《なか》で、結核病程治《けつかくびやうほどなを》る病氣《びやうき》はないと言《い》ふてゐるから、益々《ますく》本論《ほんろん》を證據立《しようこだ》てる事《こと》が出來《でき》る』

また大澤醫學博士《おほさはいがくはかせ》も同樣《どうやう》な說《せつ》をなして、

『世間《せけん》には一旦肺結核《たんはいけつかく》に冐《おか》されたといふ聲《こゑ》をきくと、最早《もは》や死《し》を覺悟《かくご》する者《もの》が尠《すくな》くない。世人《せじん》の肺結核《はいけつかく》に對《たい》する恐怖《きようふ》は斯樣《かやう》に甚《はなはだ》しい所《ところ》からして、醫師《いし》の方《はう》でも現在肺病《げんざいはいびやう》にかゝつてゐると知《し》り乍《なが》らも、容易《ようい》に眞《しん》の病名《びやうめい》を明《あか》さぬやうにしてある。成程結核《なるほどけつかく》は重《おも》い病氣《びやうき》には違《ちが》ひない。末期《まつき》に及《およ》んだ患者《くわんじや》は容易《ようい》ではない。然《しか》し乍《なが》ら初期《しよき》の處置《しよち》に對《たい》して、その宜敷《よろしき》き得《え》さへすれば大抵《たいてい》は治癒《ちゆ》し縱令《たとひ》また全治《ぜんち》と迄《まで》は至《いた》らずとも老年《らうねん》まで其《そ》の身《み》の健康《けんこう》を保《たも》つて行《い》けるのだ。今《いま》その證據《しようこ》の一つ二つを擧《あ》げてみようが、瑞西《スヰツツル》チューリッヒ大學教授《だいがくけうじゆ》ケーゲリが五百の屍體《したい》を剖觀《ばうくわん》した成績《せいせき》によると満《まん》一才迄《さいまで》の子供《こども》には一切《さい》結核《けつかく》を見《み》ないが、一才以上《さいいじやう》十四才迄《さいまで》の子供《こども》は、年齢《ねんれい》の進《すゝ》むと共《とも》に結核《けつかく》に罹《かゝ》る者《もの》が増《ま》してをり、且《か》つ同年齢間《どうねんれいかん》に同病《どうびやう》に罹《かゝ》つた者《もの》は必死《ひつし》である。次《つぎ》に十四歳《さい》から十八歳《さい》の半《はん》數《すう》は結核病《けつかくびやう》に冐《おか》されて居《を》り、何《いづ》れも病勢《びやうせい》の進行中《しんかうちう》のもの許《ばか》りであつて、治癒《ちゆ》した形跡《けいせき》は認《みと》め得《え》なかつた。次《つぎ》に十八歳以上《さいいじやう》三十歳迄《さいまで》のものは、大抵《たいてい》結核《けつかく》に罹《かゝ》つており、其《そ》の中《うち》四分《ぶん》の三は未治《みち》であるが、殘《のこ》り四分《ぶん》の一は全治《ぜんち》して居《を》つた。次《つぎ》に三十歳以上《さいいじやう》の屍體《したい》二百八十四體《たい》あつた中《なか》で、結核《けつかく》の痕跡《んせき》を認《みと》めない者《もの》は僅《わづ》か六體《たい》に過《す》ぎなかつた。是《と》れによつて見《み》れば、三十歳以上《さいいじやう》の者《もの》は百人中《にんちう》の九十七人迄《にんまで》は一度《ご》結核《けつかく》に罹《かゝ》る譯合《わけあひ》となるが、併《しか》しその結核《けつかく》に罹《かゝ》つたが爲《ため》に死《し》する者《もの》は、僅《わづ》か二十九人強《にんきやう》であつた。殘《のこ》りの中《なか》には、多少《たせう》未治《みち》の者《もの》もあらうが、先《ま》づ多數《たすう》は全治者《ぜんちしや》となるのだ。又《また》獨《ど》逸《いつ》ドレスデン市病院《しびやういん》の解剖家《かいばうか》ロッケルトは千二百六十二の大人屍體《だいにんしたい》のうち、百分《ぶん》の三十七は結核《けつかく》で死《し》んだもの、百分《ぶん》の十六七は結核《けつかく》の漸進《ぜんしん》しつゝあるもの、百分《ぶん》の三七、五は結核《けつかく》にかゝつて治《ち》癒したるもの、百分《ぶん》の九は非結核者《ひけつかくしや》であつたことを實驗《じつけん》された。以上《いじやう》の解剖上《かいばうじやう》から正確《せいかく》な成績《せいせき》によると三十歳以上《さいいじやう》で結核《けつかく》に罹《かゝ》らない者《もの》は殆《ほと》んど皆無《かいむ》であるが、その中《うち》の三分《ぶん》の一以上《いじやう》は全治《ぜんち》するといふ事《こと》が證明《しやうめい》し得《え》られるのである。病理《びやうり》から考《かんが》へても統計《とうけい》から推《お》しても、結核《けつかく》の治《なを》る事《こと》は明白《めいはく》な事實《じじつ》であるのに、我國《わがくに》の肺患者《はいくわんじや》の斃《たほ》れ方《かた》の激《はげ》しいのは、畢竟《ひつきやう》一旦《たん》同病《どうびやう》にかゝれば暗《おそ》かれ早《はや》かれ屹度《きつと》その命《いのち》を取《と》られるとの、古臭《ふるくさ》い考《かんがへ》を抱《いだ》いてゐるからでもあらう。それであるから不幸《ふかう》にして肺病《はいびやう》に罹《かゝ》つても初期《しよき》の内《うち》に注意《ちうい》し、手《て》の及《およ》ぶ限《かぎ》り專念治癒法《せんねんちゆはふ》を守《まも》つて行《い》けば、大抵《たいてい》は全治《ぜんち》すべき筈《はず》のものである』

以上《いじやう》二博士《はかせ》の說《せつ》によつても明《あきら》かである樣《やう》に、實驗《じつけん》からみても學理《がくり》から推《お》しても、肺病《はいびやう》は全治《ぜんち》すべき性質《せいしつ》であると云《い》ふ事《こと》は確認《かくにん》されるのである。

二　肺病は如何なる病氣か

一口《くち》に「肺《はい》が惡《わる》い」と言《い》へば、人體《じんたい》の中《なか》にある肺臟《はいざう》に故障《こしやう》が出來《でき》て、その働《はたら》きが惡《わる》くなつた事《こと》であるが。一體肺《たいはい》はどんな働《はたら》きをして、何故《なにゆえ》に故障《こしやう》が生《しやう》ずるのか。人《ひと》が生《い》きてゐる間《あひだ》は、一分間《ぷんかん》でも呼吸《こきふ》を休《やす》む事《こと》の出來《でき》ぬのは皆知《みなし》つてゐる事實《じじつ》であるが、肺《はい》はその呼吸《こきふ》を主宰《しゆさい》する機關《きくわん》である此《こ》の肺《はい》は胸腔內《きやうこうない》にあつて、胸廓《きやうくわく》の前壁《ぜんへき》を取去《とりさ》ると、その中《なか》から二つの肺《はい》が現《あら》はれる。半錐體《はんすゐたい》をなして、失《とが》つた方《はう》は上《うへ》に向《む》き、頸部《けいぶ》と接近《きんせつ》し、底《そこ》の方《はう》は少《すこ》し凹《へこ》んで橫隔膜《わうかくまへ》に接《せつ》し、左右兩肺《さいうりやうはい》の向《むか》ひ合《あ》つた所《ところ》に心臟《しんざう》がある。人間《にんげん》の肺《はい》は他《た》の動物《どうぶつ》と違《ちが》つて、溝《みぞ》があり數回《すうくわい》に分《わか》れ、左肺《ひだりはい》は二個《こ》の葉《は》で全體《ぜんたい》に小《ちひ》さく長《なが》く、右肺《みぎはい》は三個《こ》の葉《は》で短《みぢ》かくて大《おほ》きい。

肺《はい》は淨水工場《じやうすゐこうば》の樣《やう》なもので、必要《ひつえう》な酸素《さんそ》と、既《すで》に頽廢物《たいはいぶつ》となつた炭酸《たんさん》とを交換《かうくわん》し、水分《すゐぶん》と共《とも》に放溫作用《はうをんさよう》を司《つかさど》つてゐる。呼吸《こきふ》の起《おこ》るのは、呼吸筋《こきふきん》が張《は》つたり縮《ちゞ》んだりして、肺《はい》の機能《きのう》を呼《よ》び起《おこ》すので、肺《はい》の擴張《かくちやう》した時《とき》に空氣《くうき》を吸《す》ひ縮小《しゆくせう》した時《とき》に空氣《くうき》を出《だ》すので、この爲《ため》に體內《たいない》を廻《まは》つて來《き》て、黑《くろ》くよごれた血《ち》が、淸《きら》らかなものとなつて、再《ふたゝ》び體內《たいない》を廻《まは》るのである。處《ところ》がこの肺《はい》が一度《ご》結核菌《けつかくきん》に侵《をか》されると、忽《たちま》ち活動《くわつどう》に故障《こしやう》を來《きた》し、血液《けつえき》は不循環《ふじゆんくわん》となり、顏面《がんめん》は蒼白《さうはく》となつて身體衰弱《しんたいすゐじやく》し、遂《つひ》に生命《せいめい》まで奪《うば》はれることゝなるのである。

普通肺病《ふつうはいびやう》と云《い》へば、結核菌《けつかくきん》の爲《ため》に肺《はい》を犯《をか》されることを言《い》ふので、肺癆《はいらう》、コンサンプションなどと云《い》ふのも皆肺病《みなはいびやう》の異名《いめい》であり、肺尖加答兒《はいせんかたる》、肺浸潤《はいしんじゆん》などは肺病初期《はいびやうしよき》の名稱《めいしよう》にすぎぬ。この恐《おそ》るべき結核菌《けつかくきん》は、今《いま》から三十五年前《ねんぜん》獨逸《どいつ》のコッポ博士《はかせ》の始《はじ》めて發見《はつけん》したもので、肺患者《はいくわんじや》の痰《たん》の中《なか》には、幾《いく》百萬《まん》となく見出《みいだ》される黴菌《ばいきん》である。それは頗《すこぶ》る微細《びさい》なもの故《ゆゑ》、肉眼《にくがん》では見分《みわ》ける事《こと》が出來《でき》ず、或《あ》る方法《はうはふ》によつて色《いろ》をつけ、五百倍《ばい》の顯微鏡《けんびきやう》で檢査《けんさ》すれば、丁度《ちやうど》、毛髮《もうはつ》を切《き》つた樣《やう》な形《かたち》にみえる。此《こゝ》の細《こま》かい菌《きん》が弱《よわ》い人《ひと》の體内《たいない》に附《つ》くと忽《たちま》ち蕃殖《はんしよく》し、肺《はい》を侵《なか》すので、その方法《はうはふ》は分裂蕃殖《ぶんれつはんしよく》と言《い》ひ一つのものが分《わか》れて二つとなり、三十分毎《ぶんごと》に一回分裂《いつくわいぶんれつ》するから一時間《じかん》に四個《こ》二時間《じかん》に十六個《こ》十二時間《じかん》には千六百七十八萬《まん》八千個《こ》、一晝夜《ちうや》には、二百七十八萬《まん》八千億《おく》と言《い》ふ大多數《だいたすう》になる。それ故《ゆゑ》一旦肺病《たんはいびやう》に罹《かゝ》つたものが充分《じうぶん》の治療《ちりやう》を加《くは》へないで、その儘《まゝ》すて置《お》くと、見《み》るみる病菌《びやうきん》は蕃殖《はんしよく》し、肺《はい》の内部《ないぶ》を侵《をか》すことになるのだ。

三　何故に肺病にかゝるか

結核菌《けつかくきん》が肺《はい》に侵入《しんにふ》する徑路《けいろ》に就《つい》いては、種々《しゆく》であるが大體左《だいたいさ》の三種《しゆ》である。

第一《だい》、呼吸《こきふ》によつて氣管《きくわん》に吸込《すこ》まれ、粘膜《ねんまく》に附《つ》いて淋巴管《りんぱくわん》の中《なか》へ侵入《しんにふ》し、その後《ご》氣管支《きくわんし》とか肺《はい》とかの中《なか》へ入《い》るのだ。これは肺患者《はいくわんじや》の痰《たん》が、乾燥《かんそう》して粉末樣《ふんまつやう》になり、空氣《くうき》にまぢつて居《を》るからで獨逸《どいつ》の學者《がくしや》プリツケー氏《し》が、三十人《にん》の咳嗽《せき》せる患者《くわんじや》に就《つ》いて、試驗《しけん》せしに、三十分間《ぶんかん》に平均數《へいきんすう》百の結核菌《けつかくきん》を飛《と》ばし四十乃至《ないし》八十センチメートルの遠《とほ》さまでとんで居《ゐ》たと云《い》ふから、この範圍内《はんゐない》での談話《だんわ》は危險《きけん》である。

第二《だい》、の傳染《でんせん》は消化器《せうくわき》で調理《てうり》しないで其儘《そのまゝ》たべる食物《しよくもつ》、例《たと》へばパン菓子《くわし》の製造《せいざう》する販賣人《はんばいにん》が肺《はい》患者《くわんじや》である時《とき》は、其等《それら》の物《もの》が病毒《びやうどく》に汚《よご》されるので、又患者《またくわんじや》が取扱《とりあつか》はぬものでも、蠅《はへ》などの媒介《ばいかい》によることもある。それから肺患者《はいくわんじや》の食器《しよくき》をその儘使用《まゝしよう》したり、結核牛《けつかくぎう》から搾《しぼ》つた乳《ちゝ》を飲《の》んだり、病《やまひ》にかゝつてゐる母親《はゝおや》が子供《こども》に乳《ちゝ》を飲《の》ませるに、自分《じぶん》の唾《つば》で乳房《ちぶさ》を濕《しめ》してやることや、接吻《せつぷん》で口《くち》から口《くち》へ傳《つた》はる事《こと》もある。すべて口《くち》から入《はひ》つた結核菌《けつかくきん》は、消化器《せうくわき》の粘膜《ねんまく》を通《とほ》りぬけて、淋巴管《りんぱくわん》に入《い》り、更《さら》に淋巴腺《りんぱせん》に入《い》りそれから肺《はい》に進《すゝ》むのである。

第三《だい》　皮膚《ひふ》及《およ》び粘膜《ねんまく》の傳染《でんせん》で、皮膚《ひふ》に傷《きず》がついた所《ところ》があると其所《そこ》から侵入《しんにふ》し、又眼《ための》とか生殖器《せいしよくき》の粘膜《ねんまく》とかから入《い》る。夫婦間《ふうふかん》にはかゝる點《てん》から傳《つた》はると言《い》はれてゐる。

以上《いじやう》は外部《ぐわいぶ》から肺《はい》に入《い》る徑路《けいろ》だが、一旦肺《たんはい》に入《い》つた菌《きん》は其處《そこ》に小結節《せうけつせつ》を作《つく》り、大抵肺尖加答兒《たいていはいせんかたる》を起《おこ》し、病氣《びやうき》が進《すゝ》んで來《く》ると、前《まへ》に述《の》べた、肺《はい》の小葉《せうえう》といふ所《ところ》に、肺炎性《はいえんしやう》浸潤《しんじゆん》を起《おこ》し、乾酪性變《かんらくせいへん》化《くわ》を現《あら》はし、最後《さいご》には肺《はい》の實質《じつしつ》を破壞《はくわい》して、全《まつた》く役立《やくた》たぬ空洞《くうどう》を作《つく》る。こうなれば萬事《ばんじ》休《きう》す。

それ故肺病《ゆゑはいびやう》は傳染《でんせん》に依《よ》つて罹《かゝ》るのである。

四　肺結核に就いて

(一)　神《しん》　理《り》

此《こ》の病《やまひ》はその名《な》より見《み》るものは病《びやう》（灰《はい》になる病《やまひ》）又《また》、はい病《びやう》（すべてに柔順《じうじゆん》になつてはい〳〵云《い》はねばならぬ病《やまひ》）と考察《かうさつ》される。即《すなは》ち神理《しんり》より「先道《せんだう》の立《た》だぬしらせ言《い》ひ換《か》へれば一家《か》斷絶《だんぜつ》の病《やまひ》なり。………日本《にほん》は言葉《ことば》の國《くに》なればその名《な》を見《み》るも幾分《いくぶん》その病源《びやうげん》を知《し》ることが出來《でき》る。………

肺《はい》に結核菌《けつかくきん》の取《と》り付《つ》く病《やまひ》で肺臓《はいざう》を侵《をか》して無能《むのう》にさせるのをみれば、肺《はい》は「慾《よく》」を現《あら》はし、菌《きん》は不潔《ふけつ》を現《あら》はす故《ゆゑ》に「慾《よく》に目《め》のなき心遣《こゝろづかひ》」を示《しめ》されたのである。肺病《はいびやう》は業病《ごうびやう》の一つなれば患者《くわんじや》一代《だい》の心遣《こゝろづかひ》のみに非《あら》ずして七代前《だいまへ》よりの心遣《こゝろづかひ》の積《つも》り積《つも》りて現《あら》はれたものならん「記者《きしや》曰《いは》く靈《たましひ》の七代前《だいまへ》を推知《すいち》するは專門家《せんもんか》としても容易《ようい》に非《あら》ざるを以《もつ》てこゝに七代《だい》と云《い》ふは、父母《ふぼ》、祖父母《そふぼ》と云《い》ふ意《い》で推察《すいさつ》されたし。」

然《しか》して本病《ほんびやう》は、主《おも》に肋膜炎《ろくまくえん》、慢性腸加答兒《まんせいちやうかたる》、痔瘻《ちろう》よりくるので本病《ほんびやう》に、罹《かゝ》らぬ前《まへ》に、夫々《それ〴〵》懺悔《ざんげ》改心《かいしん》して本病《ほんびやう》を未發《みはつ》に防《ふせ》ぐべきである。徴候《ちようこう》より本病《ほんびやう》る見《み》るに十七歳《さい》より三十五歳迄《さいまで》に多《おほ》き故即《ゆゑすなは》ち人生《じんせい》の前半生《ぜんはんせい》に多《おほ》し。前半生《ぜんはんせい》は「男子《だんし》にありて　「女《をんな》の理《り》」、女子《ぢよし》にありては「男《をとこ》の理《り》」となるなれば、男女共色情強《だんぢよともしきじやうつよ》きを示《しめ》され居《を》るなり。頑固《ぐわんこ》なる咳出《せきい》づるは「頑固《ぐわんこ》なる無慈悲《むじひ》の心遣《こゝろづかひ》」なり卽《すなは》ち咳《せき》は人《ひと》の息《いき》の合《あ》はざる又咽喉《またのど》に水氣《すゐき》なき所謂吹分《いはゆるふきわ》けに慈悲《じひ》なき頑固《ぐわんこ》の心《こゝろ》咯咯痰《かくたん》（肺《はい》は體内《たいない》の必要物《ひつえうもの》が粕《かす》に變《かは》つたもの）を咯《は》く故《ゆゑ》に「誠《まこと》腐《くさ》らして吐出《はきだ》す」の意《い》となり。咯血《かくけつ》は血《ち》（體内《たいない》にあるべき誠《こと》を咯出《はきだ》す故《ゆゑ》に「誠《まこと》を粕《かす》にする心遣《こゝろづかひ》」を示《しめ》すなり。發熱《はつねつ》は「摺《す》れる心遣《こゝろづかひ》」にして、朝低《あさひく》く夕高《ゆふたか》きは色情《しきじやう》を意味《いみ》するなり。盜汗《とうかん》は體《からだ》の各部《かくぶ》より汗《あせ》「粕《かす》」をだす故《ゆゑ》に「粕《かす》に考《かんが》への心遣《こゝろづかひ》」多《おほ》きを示《しめ》されたのである。「本患者《ほんくわんじや》は一般《ばん》に物案《ものあん》じをなす通性《つうしやう》を有《いう》す」。下痢《げり》は營養物《えいやうぶつ》「誠《まこと》」を下《くだ》す故《ゆゑ》に「人《ひと》の誠《まこと》を無《む》にする心遣《こゝろづかひ》」食慾缺亡《しよくよくけつばう》は食《く》ふべき天與《てんよ》の食物《しよくぶつ》を食《く》い得《え》ざる卽《すなは》ち「天德《てんとく》の取《と》り過《す》ぎの心遣《こゝろづかひ》」なり皮膚蒼白《ひふそうはく》は血《ち》「誠《まこと》」の不足《ふそく》卽《すなは》ち「誠《まこと》の不足《ふそく》な心遣《こゝろづかひ》」何程大食《なにほどたいしよく》するも益々衰弱《ます〱すゐじやく》するは「不足《ふそく》の心遣《こゝろづかひ》」多《おほ》きためなり。其故本病《それゆゑほんびやう》は一般《ばん》に不治《ふぢ》と云《い》はれる丈《だけ》に、その理《り》も肺炎《はいえん》より重《おも》く、我慾《がよく》のみ強《つよ》くして物事《ものごと》の仕合《しあひ》に就《つい》ても我儘《わがまゝ》多《おほ》く、殊《こと》に言動《げんどう》についても誠意《せいい》なく、唯形《たゞかたち》の上《うへ》の事《こと》のみ多《おほ》く、それにひがみ心《こゝろ》も手傳《てつだ》ひ己《おのれ》の心《こゝろ》で己《おのれ》を苦《くる》しめるが如《ごと》き心遣《こゝろづかひ》の多《おほ》きものなり。故《ゆゑ》に此《こ》の患者《くわんじや》は懺《さん》悔改心《げかいしん》して、慈悲寛大《じひくわんだい》な大海《たいかい》の如《ごと》き心《こゝろ》となり、神《かみ》の御心《おこゝろ》に謝《しや》して快活《くわいくわつ》に心《こゝろ》を持《も》つべきである。

(二) 病理

結核菌《けつかくきん》が肺臟《はいざう》を侵《をか》すにより原因《げんいん》す。慢性腸加答兒《まんせいちやうかたる》及《およ》び痔瘻《ぢろう》より來《きた》る。又肋膜炎《またろくまくえん》より來《きた》るものあり。本症《ほんしやう》は十七才位《さいくらゐ》より三十五才迄《さいまで》の間《あひだ》に最《もつと》も多《おほ》し、頑固《ぐわんこ》なる咳《せき》、咯痰《かくたん》。咯血《かくけつ》あり。熱《ねつ》は朝《あさ》に於《おい》て低《ひく》く、午後《ごご》四時《じ》より七時迄《じまで》の間《あひだ》に最《もつと》も高《たか》し、眠《ねむ》れば盜汗《ねあせ》をかく、下痢《げり》、食慾缺亡《しよくよくけつばう》、皮膚蒼白《ひふそうはく》、美食《びしよく》、大食《たいしよく》するも益々《ますます》全身衰弱《ぜんしんすゐじやく》す。

五、肋膜炎（胸膜炎）に就いて

(一) 神理

神理《しんり》より本病《ほんびやう》の徵候《ちようこう》を見《み》るに、咳《せき》、呼吸困難《こきうこんなん》、息切《いきぎ》れ、乾咳《からせき》、等《とう》は第《だい》一惶根命《かしこねのみこと》の御守護《ごしゆご》たる呼《こ》吸《きう》ふき分《い》けが充分《じうぶん》にできぬ證據《しようこ》で即《すなは》ちその守護《しゆご》を頂《いたゞ》くことが出來《でき》ぬのであるからその理《り》も實《じつ》に重《おも》く、萬事《ばんじ》に身勝手《みかつて》、身《み》びいき多《おほ》く我意《がい》を張《は》り通《とほ》さんとする爲《た》めに、いらぬ物事《ものごと》にこつたり、勢性《せいせい》急《きふ》となり、人《ひと》の誠《まこと》を受《う》け入《い》ること出來《でき》ず、遂《つひ》には己《おの》れの心遣《こゝろづか》ひ惡《あ》しき結果《けつくわ》人《ひと》とも入《い》れられぬ樣《やう》になるにも拘《かゝ》はらず、却《かへ》つて人《ひと》を怨《うら》み、己《おのれ》の惡《あ》しきは棚《たな》に上《あ》げ、絶《た》えず我心《わがこゝろ》を惱《なや》まし居《を》るなり、改《あらた》めざる可《べか》らず、又發熱《またはつねつ》は「すれる」の理《り》なれば「誠《まこと》の心充分《こゝろじうぶん》ならざるを示《しめ》す」故《ゆゑ》に誠《まこと》の心《こゝろ》に改《あらた》むるを要《えう》す、食慾缺亡《しよくよくけつばう》は天與《てんよ》の美食《びしよく》を受《う》くること出來《でき》ぬ故《ゆゑ》に「天德《てんとく》の取越《とりこ》し、無慈悲《むじひ》と云《い》ふ心遣《こゝろづかひ》」となるなり、胸《むね》の痛《いた》みは「人《ひと》の心事《しんじ》を痛《いた》めたること」を示《しめ》す。本病《ほんびやう》は、名《な》の上《うへ》からも(肋膜《ろくまく》)祿《ろく》まくと云《い》ふ位《くらゐ》で、大切《たいせつ》な天祿《てんろく》をいたましむるなれば、遂《つひ》には肺病《はいびやう》にもなるのである。

萬事《ばんじ》に從順《じうじゆん》の心《こゝろ》を養《やしな》はねばならぬ

(二) 病　理

感冒《かんばう》、肺炎《はいえん》、外傷《ぐわいしやう》、心臟病《しんぞうびやう》、腹膜炎等《ふくまくえんとう》にて十中《ちう》の八九までは肺病《はいびやう》なり。假《か》りに初《はじ》めは肺病《はいびやう》にあらざるも後《ご》には肺病《はいびやう》になるを例《れい》とす。

滲出性《さんしゆつしやう》、化濃性《くわのうしやう》(兩方《りやうはう》とも水《みづ》の溜《たま》るもの)乾性《かんしやう》(水《みづ》の溜《たま》らぬもの)の三種《しゆ》あり。大抵《たいてい》咳嗽《せき》、呼《こ》吸障害《きうしやうがい》、息切《いきき》れ、胸側刺痛《きやうそくしつう》、食慾缺亡《しよくよくけつばう》、乾咳《からせき》、發熱《はつねつ》あり。

六、肋間神經痛(胸脇痛)に就て

(一) 神　理

神理《しんり》より本病《ほんびやう》をみるに、肋《あばら》(あばら)は「ろく」とも言《い》ひ語言《ごご》「祿《ろく》」に通《つう》じ、天祿《てんろく》を意味《いみ》すると悟《さと》るなり、而《しか》して天祿《てんろく》は自《みづか》ら求《もと》めて得《え》らるゝ縁《ろく》に非《あら》ず、自然《しぜん》に授《さづか》る祿《ろく》なり。然《しか》るに本病《ほんびやう》は其《そ》の肋《あばら》の骨《ほね》「心髓《しんずゐ》」と骨《ほね》との間《あひだ》に於《お》ける神經《しんけい》「神經《しんけい》は神《かみ》の經《へだて》なる故《ゆゑ》に卽《すなは》ち神《かみ》の則《のり》なり」が痛《いた》む故《ゆゑ》に其《そ》の心遣《こゝろづかひ》は己《おのれ》の我意《がい》一邊《へん》な心《こゝろ》からその據《よ》るべき處《ところ》を忘《わす》れて、唯無理《たゞむり》とも堅意地《かたいぢ》とも云《い》ふべき心《こゝろ》のみ多《おほ》く、遂《つひ》には神樣《かみさま》の思《おも》わく、卽《すなは》ち人間《にんげん》の守《まも》るべき眞《しん》の道《みち》さへわきまへぬやうになるのである。それ故病《ゆゑびやう》因《いん》にみて貧血《ひんけつ》より來《きた》るは「慈悲《じひ》不足《ふそく》にして我《われ》の强《つよ》き心遣《こゝろづか》ひ、ヒステリーより來《きた》るものと同《おな》じく「我儘《わがまゝ》(我《わが》)の心遣《こゝろづかひ》」を改《あらた》む事を要《えう》す。以下《いか》梅毒《ばいどく》、マラリヤ、白粉《おしろい》の毒《どく》、感冒等《かんばうとう》よりするものは各《かく》其《そ》の原《もと》の病《やまひ》の心遣《こゝろづかひ》にしたがつて悟《さと》り改《あらた》むべし。

(二) 病　理

貧血《ひんけつ》、神經過敏症《しんけいくわびんしやう》、ヒステリー、梅毒《ばいどく》、マラリヤ、白粉毒《おしろいどく》、骨病《ほねびやう》、風邪等原因《かぜとうげんいん》となる。肋《あばら》の骨《ほね》と骨《ほね》との間《あひだ》に神經《しんけい》と云《い》ふ白《しろ》き線《せん》あり、本病《にんびやう》は此《こ》の神經《しんけい》の痛《いた》みで右《みぎ》より左《ひだた》に多《おほ》し。

七、肺病初期の理解

肺病《はいびやう》は急激《きふげき》に來《きた》るものでなく、最初《さいしよ》は自分《じぶん》でも氣《き》が付《つ》かないでゐる。位《くらゐ》である。しかし其《そ》の內《うち》に「ドウモ體《からだ》が變《へん》だ」と言《い》ふので、色々《いろ〳〵》調《しら》べてみて、それから騷《さわ》ぎ出《だ》すと云《い》ふのである。この變《へん》調《てう》を來《きた》した時《とき》は既《すで》は第《だい》一期《き》である。肺病《はいびやう》を三期《き》に分《わか》ち、第《だい》一期《き》、第《だい》二期《き》、第《だい》三期《き》と病氣《びやうき》を區別《くべつ》してゐる。それで初期《しよき》は大體《だいたい》次《つぎ》の樣《やう》な病狀《びやうじやう》が現《あら》はれる。

イ、咳《せき》が出《で》る、咳《せき》は發病《はつびやう》の始《はじ》めから多《おほ》くは少《すこ》しづゝ出《で》る、最初《さいしよ》は咳《せ》き方《かた》が、極《ご》く短《みじ》かく朗《ほがら》かで乾《かわ》いた樣《やう》な咳《せき》だが、時《とき》を定《さだ》めず「エヘエヘン」と云《い》ふやうな調子《てうし》で出《で》る。それが著《いちじる》しくなつて來《く》ると、一定《てい》の時刻《じこく》に烈《はげ》しく出《で》る。即《すなは》ち起床《きしよ》の時《とき》や、食事後《しよくじご》や、夜床《よどこ》に就《つ》く前《まへ》に發作《はつさ》し、尙《なほ》一層《そう》惡《わる》くなると、咳入《せきい》り乍《なが》ら嘔吐《おうど》を催《もよほ》すこともある。

ロ、胃《ゐ》が惡《わる》くなる、何《なに》を食《た》べても甘《うま》くない、ドウモ慢性胃病《まんせいゐびやう》らしい等《など》と言《い》ふ。

ハ、氣分《きぶん》が勝《すぐ》れぬ、何處《どこ》と惡《わる》い所《ところ》もないが、何《なん》だか氣分《きぶん》がすぐれぬ、仕事《しごと》をする勇氣《ゆうき》がなく、取《と》りかゝつても倦怠《だるい》からいやになる。ボンヤリとしてゐる。氣《き》が沈《しづ》んで、ゆつくりは眠《ねむ》られず、恐《おこ》りぼい。僕《ぼく》は「神經衰弱《しんけいすゐじやく》だ」など言《い》ふ者《もの》もあるが、初期《しよき》は神經衰弱《しんけいすゐじやく》にかゝりやすい。

ニ、體《からだ》が弱《よわ》くなる、別《べつ》に烈《はげ》しい仕事《しごと》もせぬに、眼《め》の緣《ふち》や頰《ほゝ》が急《きふ》に肉《にく》が落《お》ちて、鏡《かゞみ》に向《むか》ふと頰《ほゝ》のあたりは薄紅色《はくこうしよく》になり、その他《た》は蒼白《さうはく》になる。

ネ、熱《ねつ》が出《で》る、最初《さいしよ》は輕《かる》いが、次第《しだい》に高熱《かうねつ》が續《つゞ》く、日哺潮熱《につほてうねつ》といひ出《だし》たりさめたりする。

ヘ、寢汗《ねあせ》をかく、厚着《あつぎ》をせぬのに、眼《め》を覺《さゝ》してみると全身《ぜんしん》に汗《あせ》をかいてゐる。

ト、動悸《どうき》がはげしい。胸《むね》の動悸《どうき》がはげしく、靜《しづ》かにしてゐても胸《むね》が變《へん》である。そして呼吸《こきう》が苦《くる》しくなり、一寸山《ちよつとやま》へ登《のが》つても胸《むね》を壓《お》されるやうに苦《くる》しい。

チ、肩《かた》が凝《こ》る、烈《はげ》しい仕事《しごと》をすると肩《かた》がこるが、それでなくても、自然《しぜん》に肩《かた》が凝《こ》る、按摩《あんま》や膏《かう》藥《やく》を貼《は》るが思《おも》はしからず。

リ、血痰《けつたん》が出《で》る、最初《さいしよ》はすき透《とほ》つた粘液《ねんえき》だが後《のち》には、濃《こ》い黄色《きいろ》の塊《かたま》りが多《たく》さんでる。こうなると結核菌《けつかくきん》が混《ま》ざる、彼走《かれこれ》するうちに痰《たん》へ血《ち》が交《まじ》る、髮《かみ》の毛《け》のやうに細《ほそ》い線《せん》を引《ひ》いて出《で》る。

要《えう》するに結核《けつかく》には必《かなら》ず以上《いじやう》擧《あ》げた症狀《しやうじやう》が現《あら》はれると云《い》ふ譯《わけ》ではないが多《おほ》くは、是等《これら》の徵候《ちようこう》を呈《てい》するのである。

八、肺病第二期の理解

第一期《だいいき》を通《とほ》り越《こ》して容態重《ようたいおも》く、所謂第《いはゆるだい》二期《き》に進《すゝ》んで來《く》ると、氣管支肺炎性浸潤期《きくわんしはいえんせいしんじゆんき》と言《い》つて、結締織《けつていしき》の餘分《よぶん》なものが增《ま》して來《き》て、肺臟《はいざう》は萎縮《ゐしゆく》するが、加答兒《かたる》の區域《くゐき》は徐々《じよ〳〵》に擴《ひろが》り車體《からだ》の勢力《せいりよく》は次第《しだい》に衰《おとろ》へて來《く》る。

かういふ時期《じき》にまで進《すゝ》んだ患者《くわんじや》の略痰《かくたん》は益々《ます〳〵》大《あほき》くなり、それがどろ〳〵した濃《こ》いものになり、黄色味《きいろみ》を帶《お》びて、その中《なか》には肺臟《はいざう》の實質《じつしつ》の幾分《しくぶん》かづゝ破壞《はくわい》された頽廢物《たいはいぶつ》、乾酪小塊等色々《かんかくせうくわいとういろ〳〵》なものが混《まじ》つてゐる。既《すで》にかうなつた以上《いじやう》は結核菌《けつかくきん》は顯微鏡下《けんびきやうか》にあり〳〵と分《わか》つてくる。それのみならず、痰中《たんちう》に桃色《もゝいろ》の血《ち》の塊《かたまり》が雜《まじ》る。

熱《ねつ》も絶《た》えずあつて益々《ます〳〵》身體《しんたい》は衰弱《すゐじやく》する。そして聲《こゑ》がかれる。每日朝《まいにちあさ》から體温《たいをん》が三十八度《ど》以上《いじやう》に昇《のぼ》るもので、もつと進《すゝ》むと三十九度《ど》から四十度《ど》と云《い》ふ高熱《かうねつ》が出《で》たと思《おも》ふと、翌朝《よくあさ》は三十八度《ど》に下《さが》つたりする。これを消耗熱《せうきうねつ》といつて、結核菌《けつかくきん》の毒素《どくそ》に依《よ》つて起《おこ》る身體《しんたい》の中毒現象《ちうどくげんしやう》である、故《ゆゑ》に結《けつ》核《かく》が強《つよ》くなれば發熱《はつねつ》も強《つよ》くなるのである。

九、肺病第三期の理解

第《だい》三期《き》となると、最早病氣《もはやびやうき》は末期《まつき》に進《すゝ》んで、これを空洞形成期《からどうけいせいき》と云《い》ふ。肺《はい》の中《なか》へ穴《あな》があいて來《く》るので、病菌《びやうきん》の侵蝕《しんしよく》は恐《おそ》るべき速度《そくど》を以《もつ》て進《すゝ》み、肺《はい》の結核菌《けつかくきん》に侵《をか》された患部《くわんぶ》は破壞《はくわい》されて痰《たん》と共《とも》に出《いづ》る。最初《さいしよ》は小部分《せうぶぶん》が化濃《くわのう》して空洞《くうどう》を作《つく》るが段々擴大《だんだんくわくだい》されて遂《つひ》には氣管支《きくわんし》がくづれるやうになり、大洞穴《だいごうけわ》が肺臟《はいざう》の中《なや》へ出來《でき》るのである。さうなつて局部《きよくぶ》を敲《たゝ》いてみると、ポコン、ポコンと云《い》ふ音《おと》を發《はつ》する。これを肺癆性空洞《はいらうせいくうどう》と云《い》ひ多《おほ》くは肺炎部《はいせんぶ》に出來《でき》、少《すこ》し大《おほ》きいのになると、外部《ぐわいぶ》からみてもその部分《ぶぶん》は胸壁《きようへき》が凹《へこ》んでみゑる。

肺《はい》の實質《じつしつ》が破壞《はくわい》される許《ばか》りでなく、ある場合《ばあひ》には大出血《だいしゆつけつ》を來《きた》し、又《また》は氣管支《きくわんし》が閉塞《へいそく》して死《し》に迫《せま》ることもある。血《ち》を何升吐《なんしようは》いたと云《い》ふやうな、危險狀態《きけんじやうたい》は、第《だい》三期《き》に入《はひ》つて間々《まゝ》あることで、この時期《じき》になれば熱《ねつ》も高《たか》く、腸結核《ちやうけつかく》を併發《へいはつ》して下痢《げり》を起《おこ》し、腹膜炎《ふくまくえん》にもなる。こうなると肺《はい》の內部《ないぶ》も變化《へんくわ》して、粟粒結核《あはつぶけつかく》か或《あるひ》は肺氣腫《はいきしゆ》などになる。

第二段　肺病根治の秘傳

これから愈々《いよ〳〵》本章《ほんしやう》の大眼目《だいがんもく》たる肺病根治《はいびやうこんぢ》の秘傳《ひでん》を公開《こうかい》す。吾人《ごじん》は十有餘年《いうよねん》の自《みづか》らの尊《たふと》き體驗《たいけん》を土臺《どだい》としてあらゆる研究《けんきう》と實驗《じつけん》を重《かさ》ねた結果《けつくわ》を發表《はつぺう》するのである。字々句々《じゞくゝ》、悉《ことぐ》く熱血《ねつけつ》の現《あら》はれである。冀《こひねがわ》くば親愛《しんあい》なる病床《びやうしやう》の人《ひと》よ眼光意《がんくわうい》を紙背《しはい》に徹《てつ》するの熱意《ねつい》を以《も》つて精續《せいどく》されたい。そして正《たゞ》しき理解《りかい》の下《もと》に實行《じつかう》されたならば必《かなら》ず全治《ぜんぢ》することを信《しお》じて疑《うたが》ひません。

……只《たゞ》、實行《じつかう》の一路《ろ》へ……

一、確固不抜の大信念を持て

羅病《りびやう》の初期《しよき》は信頼《しんらい》すべき醫者《いしや》の指導《しだう》を受《う》け、周到《しうたう》なる、治療《ちれう》を加《くは》ふべきは勿論《もちろん》だが之《こ》れと共《とも》に行《おこな》ふべき最大秘訣《さいだいひけつ》がある。何《なん》ぞや曰《いは》く「確固《かくこ》たる精神《せいしん》を持《も》つこと」である。確固不動《かくこふどう》の信念《しんねん》を持《も》つてゐてこそ、藥物《やくぶつ》の効果《かうくわ》もあれ、若《も》し薄弱《はくじやく》な精神《せいしん》を持《も》つてゐたならば、幾百幾千《いくいく》の名治療《めいぢれう》を加《くは》へたとても全癒《ぜんゆ》するものではありません。

肺病《はいびやう》は養生法《やうじやうはふ》で必《かなら》ず治《なほ》ると云《い》ふ確信《かくしん》(暗示《あんじ》)を持《も》つ事《こと》こそ肺病根治《はいびやうこんぢ》の最大秘訣《さいだいひけつ》である。

不治《ふぢ》の病氣《びやうき》、死刑《しけい》の宣告《せんこく》、絶望《ぜつばう》、萬事《ばんじ》休《きう》す。先《ま》づかやうな先入觀念《せんにふくわんねん》をサラリと捨《す》てることである。

泥棒《どろばう》が巡査《じゆんさ》に逢《あ》ふ時《とき》の様《やう》に、「ビクッ」と顏色《かほいろ》を變《か》へてしまふから平氣《へいき》でゐれば、捕《つかま》らずにすむものでも、自分《じぶん》の方《はう》から其《そ》の「ワナ」に飛込《とびこ》む。こういふ人《ひと》が十中《ちう》の八九て癒《なほ》るものも悪《わる》くなつてしまふのです。「ナニクソ」と云《い》ふ元氣《げんき》を出《だ》して此《こ》の大敵《たいてき》に打勝《うちか》たねばなりません。

靈《れい》は肉《にく》の上《うへ》に位《ゐ》し靈《れい》によつて肉《にく》を指揮《しき》するので、肉《にく》が傷《きずつ》いてゐても、靈《れい》さへ健全《けんぜん》にしてあれば、その傷《きずつ》いた肉體《にくたい》は、自由《じいう》に癒《なほ》すことが出來《でき》るのです。

二、自療力

自療力《じれうりよく》…あらゆる生物《せいぶつ》は自己《じこ》の體《からだ》に故障《こしやう》を生《しやう》じて、生理的機能《せいりてききのう》を害《がい》した場合《ばあひ》には、之《これ》を自然《しぜん》に治癒《ちゆ》せしめやうとする自然治癒力《しぜんちゆりよく》なるものが存在《ぞんざい》してゐる。之《これ》が卽《すなは》ち自療力《じれうりよく》である。神《かみ》の與《あた》へられた本然生活《ほんぜんせいくわつ》をなすものには實《じつ》に偉大《ゐだい》な力《ちから》となつて現《あら》はれる。

諸君《しよくん》の浄血《じやうけつ》は一種《しゆ》の消毒劑《せうどくざい》であつて、白血球《はくけつきう》は黴菌《ばいきん》を、喰《く》ひ殺《ころ》す「喰菌作用《しよくきんさよう》」と云《い》ふ奇妙《きめう》な働《はたら》きを持《も》つてゐる。諸君《しよくん》の強《つよ》い胃《ゐ》には五百倍《ばい》の鹽酸《えんさん》を含有《がんいう》し、コレラのバチルスを頓死《とんし》せしめる力《ちから》がある。コッポ博士《はかせ》と争《あらそ》つて、コレラのバチルスを嚥下《えんか》して平然《へいぜん》たりし有名《いうめい》な高僧《かうそう》の話《はなし》も、別《べつ》に不思議《ふしぎ》ではない。自療《じれう》の力《ちから》は常《つね》に疾患部《しつくわんぶ》に集注《しふちう》して、病魔《びやうま》を驅逐《くちく》せんと努《つと》めてゐる。諸君《しよくん》よこの尊《たふと》き力《ちから》を發揮《はつき》し給《たま》へ。徒《いたづら》に煩悶《はんもん》したり、心配《しんぱい》したり、あせつたりしてはこの偉力《ゐりよく》を現《あら》はすことは出來《でき》ない。

三、空氣療法

昔《むかし》の漆工《しつこう》は大切《たいせつ》な塗物《ぬりもの》をする時《とき》は、遠《とほ》く海上《かいじやう》に乗《の》り出《だ》して塗《ぬ》ると云《い》ふことです。之《これ》は陸上《りくじやう》では塵《ほこり》があつて漆《うるし》の塗面《ぬりめん》を汚《よご》すからであります。遠《とほ》き海面《うなも》の空氣《くうき》は特別《とくべつ》良《よ》い成分《せいぶん》を含《ふく》んで居《を》りますが確《たし》かに新鮮無雜誠《しんせんむざつまこと》に清浄《せいじやう》であります。一箇年間《かねんかん》、釣等《つりなど》の海上生活《かいじやうせいくわつ》をして、重《おも》い肺患《はいくわん》を治《なほ》した人《ひと》がある。山間《さんかん》の空氣《くうき》も、酸素《さんそ》其他《そのた》有効性分《いうこうせいぶん》を多量《たれう》に含《ふく》んでゐるから肺病《はいびやう》には好適《こうてき》である。體内《たいない》の酸化作用《さんくわさよう》は、空氣《くうき》によつて營《いとな》まれるもので、すべての活動《くわつどう》は、是《こ》れが爲《た》めに起《おこ》るのである。若《も》しも不潔《ふけつ》な空氣中《くうきちう》にあるならば、如何《いか》に佳良《かりやう》な食物《しよくもつ》を取《と》つても、消化吸收《せうくわきうしう》することが出來《でき》ず、徒《いたづら》に胃腸《ゐちやう》を害《そこな》ふばかりです。新鮮《しんせん》なる空氣《くうき》は直接肺《ちよくせつはい》に良《よ》い許《ばか》りでなく、全身《ぜんしん》に及《およ》ぼす好作《こうさ》用《よう》は實《じつ》に大《ばい》なるものがある。先《ま》づその効能《こうのう》を擧《あ》ぐれば、

イ、生活力旺盛《せいくわつりよくわうせい》となり病菌《びやうきん》に對《たい》する抵抗力《ていこうりよく》を増《ま》す。

ロ、血液《けつえき》の循環《じゆんくわん》を良《よ》くし、消化力佳良《せうくわりよくかりやう》となる。

ハ、發熱《はつねつ》、咳嗽《せき》、咯痰《かくたん》、頭痛《づつう》、盜汗《とうかん》、呼吸困難其他《こきうこんなんそのた》の、症狀《しやうじやう》を大《おほい》に減少《げんせう》せしむる。

ニ、心氣《しんき》爽快《さうくわい》となる。

然《しか》らば如何《いか》にして新鮮《しんせん》なる空氣《くうき》を吸《す》ふかと云《い》ふに、

イ、療養地《れうやうち》は能《あた》ふ限《かぎ》り、人口多《じんこうおほ》き工場地《こうぢやうち》、都會地《とくわいち》を避《さ》くること。

ロ、出來得《できう》る限《かぎ》り病者自《びやうしやみづか》ら、戸外《こぐわい》に出《い》で、外氣生活《ぐわいきせいくわつ》に勉《つと》むること。

一、換氣設備《くわんきせつび》をなし、成《な》るたけ戸外《こぐわい》の空氣《くうき》を室内《しつない》に入《い》らしむること。

ニ、風邪《ふうじや》にかゝらぬ丈《だ》けの用意以外《よういいぐわい》は、出來得《できう》る限《かぎ》り厚着《あつぎ》をせぬこと。

ホ、心《こゝろ》を安靜《あんせい》にして、悠々《いう〳〵》として、暢《の》びやかに呼吸《こきう》すること。

へ、先《ま》づ第一《だいいち》に室内静臥《しつないせいぐわ》、段々《だん〳〵》慣《な》るるに従《したが》ひ、縁側《えんがは》、露天《ろてん》、森林《しんりん》と漸次《ぜんじ》に静臥《せいぐわ》を戸外《こぐわい》の新鮮《しんせん》なる空氣中《くうきちう》になすべし。

四、日光療法

陽《ひ》の當《あた》らぬ所《ところ》に醫者《いしや》が來《く》る。日陰《ひかげ》の草《くさ》を見《み》よ。木《き》を見《み》よ。如何《いか》に生氣《せいき》に乏《とぼ》しく、弱々《よは〳〵》しかを。陽光《やうくわう》の惠《めぐ》みにひたる草《くさ》は木《き》は實《じつ》に生氣潑溂《せいきはつらつ》、常《つね》に微笑《びせう》を含《ふく》んでゐるではないか。

太陽光線《たいやうくわうせん》は一寸《ちよつと》見《み》た所《ところ》では、別《べつ》に變《かは》つた色《いろ》は見《み》えないが、之《これ》を分光器《ぶんくわうき》にかけてみると、其光線《そのくわうせん》の中《なか》には、赤《あか》、橙黄《だい〳〵》、綠《みどり》、青《あを》、藍《あい》、紫《むらさき》、の七色《いろ》から成《な》りたつてゐて、兩端《りやうたん》の赤《あか》と紫《むらさき》の外方《ぐわいはう》に一種特別《しゆとくべつ》の光線《くわうせん》がある。赤《あか》の方《はう》は赤外線《あかぐわいせん》、紫《むらさき》の方《はう》は紫外線《しぐわいせん》と云《い》ふので、人間《にんげん》の體《からだ》に最《もつと》も必要《ひつえう》なのは此《こ》の紫外線《しぐわいせん》であります。日《ひ》に燒《や》けて黒《くろ》くなるのは紫外線《しぐわいせん》の爲《た》めに、化學作用《くわがくさよう》を起《おこ》すので、黴菌《ばいきん》を殺《ころ》して、消毒《せうどく》の働《はたら》きをしたり、色々《いろ〳〵》の病氣《びやうき》を癒《なほ》す力《ちから》は皆《みな》この紫外線《しぐわいせん》である。

紫外線《しぐわいせん》は「ラヂウム」の「ガンマー線《せん》」などと同《おな》じく人體《じんたい》の内部《ないぶ》をすき透《とほ》して、病患部《びやうくわんぶ》を癒《なほ》し血液《けつえき》の成分《せいぶん》にも、不思議《ふしぎ》の働《はたら》きをなし、尚《なほ》その熱《ねつ》が直接《ちよくせつ》に血液《けつえき》の循環《じゆんくわん》を促《うなが》して、惡《わる》い血《ち》を持出《もちだ》し、亦汗《またあせ》を出《だ》して、體内《たいない》の老癈物《らうはいぶつ》を體外《たいぐわい》へ出《だ》してしまふのである。

日光《につくわう》は黴菌《ばいきん》を殺《ころ》す力《ちから》が強《つよ》いから、赤痢《せきり》や「チブス」菌《きん》は、表面《へうめん》に出《で》てゐる部分《ぶぶん》は直《たゞ》ちに死《し》んでしまふ。

猛烈《もうれつ》な響尾蛇《きやうびだや》の毒《どく》でも、二週間以上《しうかんいじやう》、日光《につくわう》に曝《さ》らすと、無害《むがい》になる。

要《えう》するに日光《につくわう》は、
イ、皮膚《ひふ》を強鍊《きやうれん》して抵抗力《ていかうりよく》を強《つよ》める。
ロ、血液《けつえき》の循環《じゆんくわん》を良好《りやうこう》に導《みちび》く。
ハ、日光浴後《につくわうよくご》は呼《こ》吸量《きうれう》が深《ふか》く大《おほ》きくなる。
ニ、汗及《あせおよ》び尿量《ねうれう》を増加《ぞうか》し、新陳代謝《しんちんたいしや》を盛《さか》んにす。
ホ、殺菌作《さつきんさ》用《よう》が大《だい》である。
ヘ、食慾《しよくよく》を昂進《かうしん》せしめる。
ト、温熱《おんねつ》を與《あた》へ、感冒《かぜ》にかゝらなくなる。
それなれば如何《いか》にして日光浴《につくわうよく》をなすや？

先《ま》づその時期《じき》である。夏季《かき》には絶對止《ぜつたいや》めねばならぬ。秋《あき》から冬《ふゆ》、春《はる》にかけてが最《もつと》も良《よ》い。そして午前中《ごぜんちう》が良《よ》い。

イ、最初《さいしよ》は衣類《いるゐ》を着《き》たまゝその上《うへ》から直射《ちよくしや》せしめる。そして下半身丈《しもはんしんだ》け十分間位日光《ぶんかんぐらゐにつくわう》にさらすこれを三日間位續《かかんくらゐつゞ》けて何等疲勞《なんらひらう》もなければ、

ロ、今度《こんど》は前《まへ》の如《ごと》く衣類《いるゐ》の上《うへ》から、全身《ぜんしん》の直射《ちよくしや》を受《う》ける但《たゞ》しこの場合《ばあひ》は、傘又《かさまた》は麩藁帽子《むぎわらぼうし》で、完全《くわんぜん》に頭部《とうぶ》を蔽《おほ》ふ事《こと》。

ハ、衣類上《いるいうへ》からの日光浴《につくわうよく》に慣《な》れたなら、こんどは直接皮膚面《ちよくせつひふめん》に五分間位《ふんかんくらゐ》づゝ足《あし》に直射《ちよくしや》せしめる左右交互《さいうこうご》にするのである。

ニ、足《あし》の眞射《ちよくしや》になれてから、下腿上腿《かたいじやうたい》とこれも交互《こうご》に浴《よく》せしめる、五分乃至十分間位《ふんないしぶんかんくらゐ》。

ホ、それから漸次陽光《ぜんじやうくわう》に、親《した》しむやうになれば、腹部《ふくぶ》、胸部《きやうぶ》、背部《はいぶ》、と五分乃至十分間位直射《ふんないしぶんかんくらゐちよくしや》せしめるのである。

ヘ、殆《ほと》んど自覺症狀《じかくしやうじやう》が無《な》くなれば全身《ぜんしん》の日光浴《につくわうよく》をする。然《しか》しこれは餘程良《よほどよ》くなければ危險《きけん》である。風邪《かぜ》に侵《おか》されぬやう、風《かぜ》に當《あた》らぬ場所《ばしよ》を選《えら》ばねばならぬ。

こゝに注意《ちうい》すべきは左《さ》の如《ごと》き患者《くわんじや》は日光浴《につくわうよく》を見合《みあは》せねばならぬ。

イ、有熱《いうねつ》三十八度《ど》以上《いじやう》の者《もの》。

ロ、喀血中《かくけつちう》の者《もの》。

ハ、咳《せき》や痰《たん》の甚《はなは》だ多《おほ》きもの。

ニ、頭痛《づつう》、惡寒《をかん》のする場合《ばあひ》。

然《しか》し右《みぎ》の如《ごと》き者《もの》も、木《こ》の間《ま》を洩《も》れ、壁《かべ》や屋根《やね》の反射光線等《はんしやくわうせんとう》の和《やは》らかい陽光《やうくわう》に浴《よく》し得《う》るものである。障子《しやうじ》にうつる、光線《くわうせん》でも甚《はなは》だ有効《いうこう》である。衣類《いるい》、寢具《しんぐ》の日光消毒《につくわうせうどく》は、是非共必要《ぜひともひつえう》である、これは間接《かんせつ》の日光浴《につくわうよく》である、そして療養加算《れうやうかさん》、遂《つひ》に直接日光《ちよくせつにつくわう》の恩恵《おんけい》に浴《よく》するやうにするのである

五、呼吸療法

吾人《ごじん》は空氣中《くうきちう》に棲息《せいそく》し、殆《ほと》んど空氣營養《くうきえいやう》によつて生《い》けるものであつて、食物《しよくもつ》は數日《すうじつ》若《も》しくは數《すう》十日間《にちかん》、之《こ》れを、斷《た》つても、尙《な》ほ生命《せいめい》を斷《た》つに至《いた》らないけれども、空氣營養《くうきえいやう》に至《いた》つては、斷然《だんぜん》空氣《くうき》と絶縁《ぜつえん》するならば、僅《わづ》か五分時《ふんじ》で絶命《ぜつめい》し、若《も》し又口《またくち》と鼻孔《びこう》とのみ開《あ》けて、全皮膚《ぜんひふ》及《およ》び他穴《たあな》を、

全然密閉《ぜんぜんみつへい》して閉塞《へいさく》したならば、二時間《じかん》の後《のち》には、死亡《しばう》するのをみても如何《いか》に空氣《くうき》が大切《たいせつ》であるかが分《わか》るではないか。實《じつ》に空氣《くうき》は吾人《ごじん》の生命《せいめい》であつて、空氣《くうき》が吾人《ごじん》を育《はぐく》みつゝある偉大《ゐだい》なる力《ちから》の總《すべ》ては、如何《いか》なる學者《がくしや》も充分具《じうぶんぐ》體的《たいてき》に、之《これ》を説明《せつめい》することは出來《でき》ない。空氣《くうき》は萬物《ばんぶし》の命根《めいこん》であつて無代價《むだいか》なる至寶《しはう》である。この空氣《くうき》營養《えいやう》を最《もつと》も適當《てきたう》に最《もつと》も美味《びみ》に攝取《せつしゆ》するには次《つぎ》の呼吸法《こきうはふ》であらねばならぬ。

イ、仰向《あふむ》けに寢《ね》て兩腕《りやううで》を伸《の》ばし、何《いづ》れも體側《たいそく》一尺《しやく》五寸位《すんくらひ》の所《ところ》に置《お》き、掌《てのひら》は上《うへ》に向《む》けよ。

ロ、兩脚《りやうあし》を伸《の》ばし、踵《かゞと》を少《すこ》し開《ひら》く、(約《やく》一尺《しやく》。)

ハ、眼《め》をねむり、心《こゝろ》を靜《しづ》かに、全身《ぜんしん》の何《いづ》れにも力《ちから》を入《い》れぬ……心廣《こゝろひろ》く體胖《からだゆたか》……と云《い》ふ心境《しんきやう》。

ニ、重症者《ぢうしやうしや》は腹力《ふくりき》を支《さゝ》ふるため、腰背部《えうはいぶ》に無理《むり》のない、厚《あつ》さの綿《わた》又《また》は布《ぬの》を敷《し》け。

ホ、赤子《あかご》の心《こゝろ》に歸《かへ》り、丹田《たんでん》に微笑《びせう》を湛《たゝ》へ、靜《しづ》かに靜《しづ》かに、水《みづ》の流《なが》るゝ如《ごと》く、極《きは》めて自然《しぜん》に、下《した》腹《はら》を膨《ふく》らす氣味《きみ》に鼻《はな》より息《いき》を吸《す》へ。

ヘ、殆《ほと》んど無呼吸《むこきう》の如《ごと》く、下腹《したはら》を凹《へこ》ます氣味《きみ》で、自然《しぜん》に鼻《はな》より(又《また》は口《くち》)より息《いき》を吐《は》け。

ト、そして入《はい》る息《いき》を「一とーつ」出《で》る息《いき》を「二たーつ」と云《い》ふ様《やう》に聲《こゑ》を出《だ》さずに、下腹《したはら》で數《かぞ》へる。百迄《まで》行つたら又元《またもと》の一つに歸《かへ》る……かくして睡《ねむ》りに入《い》り、睡《ねむ》りより覺《さ》めよ。

かくして日《ひ》を經《へ》、月《つき》を重《かさ》ぬるに從《したが》ひ、下腹《したはら》に力《ちから》を入《い》れる練習《れんしふ》をせよ。遂《つひ》には起座《きざ》して丹田《たんでん》に集《しふ》力《りよく》する腹式呼吸《ふくしきこきう》にうつるべきである。

此《こ》の呼吸《こきう》は心臟壁《しんぞうへき》、肺臟底《はいぞうてい》を強《つよ》くし、心臟《しんぞう》、肺臟《はいぞう》、胃《ゐ》、長《なが》い腸《ちやう》、肝臟《かんぞう》、腎臟《じんぞう》、其他《そのた》すべての、胸腹內臟機關《けうふくないぞうきくわん》を、強健《きやうけん》にする。

○鴻毛《こうもう》を鼻上《はなうへ》につけ、動《うご》かざること三百息《そく》。（和神導氣）

○氣海《きかい》は元氣《げんき》を修養《しふやう》の寶所《はうしよ》、丹田《たんでん》は神丹《しんたん》を精錬《せいれん》し、壽算《じゆさん》を保護《ほご》するの城府《じやうふ》なり。（神仙談）

六、藥物療法

肺病《はいびやう》の藥物《やくぶつ》は、たゞ自然良能《しぜんりやうのう》の働《はたら》きを助《たす》けて、結核菌《けつかくきん》の繁殖《はんしよく》を防《ふせ》ぐ丈《だ》けの作用《さよう》は有《あ》つても、菌《きん》そのものを體內《たいない》で、殺《ころ》す藥《くすり》は絶對《ぜつたい》にないのである。

コツポ氏《し》の「ツベルクリン」を始《はじ》め百瀨液《もゝせえき》、古賀液《こがえき》、淺原液《あさはらえき》と云《い》ふやうな注射療法《ちうしやれうはふ》は、專門《せんもん》の學者《がくしや》が多年研究《たねんけんきう》の、結果《けつくわ》、出來上《できあが》つたので、各々《おの〳〵》學術上《がくじゆつじやう》の根據《こんきよ》があり、相當《さうたう》の効果《こうくわ》があつて、今日《こんにち》の注射療法《ちうしやりやうはふ》としては最上位《さいじやうゐ》にあるもので、ありますが、黴菌《ばいきん》を撲滅《ぼくめつ》して治癒《ちゆ》せしめると云《い》ふ完璧《くわんぺき》の域《いき》には到達《たうたつ》して居《を》りません。

況《いは》んや他《た》の注射療法《ちうしやりやうはふ》や又幾《またいく》百幾千《いくせん》を以《も》つて數《かぞ》ふる、藥劑《やくざい》に於《おい》ておやであります。

此處《こゝ》に最《もつと》も注意《ちうい》すべきは、藥劑療法《やくざいれうはう》の副作用《ふくさよう》である。殊《こと》に胃腸《ゐちやう》を害《そこな》ふやうな藥《くすり》は絶對《ぜつたい》に避《さ》けねばならぬ。藥劑《やくざい》の長期服用《ちやうきふくよう》は餘程注意《よほどちうい》せねばなりません。私《わたし》は長《なが》い長《なが》い、體驗《たいけん》によつて、この結《けつ》論《ろん》を得《え》たのである。平常時《ふだん》は成《な》る可《べ》くんば藥《くすり》は用《もち》ひぬのを原則《げんそく》とします。

序《ついで》に電氣《でんき》、磁氣《じき》、等《とう》を應用《おうよう》したる器械療法《きかいれうはう》を唱《とな》ふる者《もの》あるも、決《け》つしてそれのみに依《よ》つて、全《せん》癒《ゆ》せしめ得《う》るものではない。

故《ゆゑ》に種々樣々《しゆ〴〵さま〴〵》なる新聞廣告等《しんぶんくわうこくとう》に迷《まよ》はされてはならない。

七、食餌療法

食餌療法《しよくじれうはふ》は、空氣《くうき》、安靜《あんせい》と相並行《あひへいかう》して結核治療《けつかくちれう》の、三大要素《だいえうそ》で、實《じつ》に人間活力《にんげんくわつりよく》たるエネルギーの源泉《げんせん》であります。一度《たび》結核病《けつかくびやう》に襲《おそ》はるゝや、菌《きん》の分泌《ぶんぴ》する毒素《どくそ》のために生《しやう》ずる、發熱《はつねつ》、盗汗《とうかん》、咯痰《かくたん》、疲勞《ひらう》、消耗等《せうもうとう》の諸症狀《しよしやうじやう》に對《たい》する。體力《たいりよく》の消耗《せうもう》を補《おぎな》ふて、自然治癒《しぜんちゆ》を促《うな》がすため、普通健康體《ふつうけんかうたい》より以上《いじやう》の食餌營養《しよくじえいやう》を必要《ひつえう》とするのである。肺結核《はいけつかく》には藥《くすり》はない。注射《ちうしや》も色々《いろ〳〵》あつても、未《ま》だ病氣《びやうき》を根治《こんぢ》させるものは、發見《はつけん》されてない事《こと》は前《まへ》に述《の》べし如《ごと》くである。唯《ゆい》一つ「いのちの綱《つな》」として賴《たよ》りになるのは、營養療法《えいやうれうはふ》だけで、身體《からだ》を元氣《げんき》にさへすれば、「自然療能《しぜんれうのう》」の、働《はたら》きに依《よ》り重患《ぢうくわん》で一足踏入《あしふみい》れた棺桶《くわんおけ》を蹴飛《はねとば》して、全治《ぜんぢ》することは、間違《まちが》ひない事實《じじつ》である。

偖《さて》、斯《か》うなつて來《く》ると、滋養療法《じやうれうはふ》の「元《もと》」である處《ところ》の、食養生《しよくやうじやう》が何《なに》より大切《たいせつ》な事《こと》になりますが、大抵《たいてい》の醫者《いしや》は滋養食《じやうしよく》をすゝめて、滋養品《じやうひん》さへ食《た》べれば肺病《はいびやう》は治《なほ》ると云《い》ふ。世間《せけん》の人《ひと》も肺病《はいびやう》は、ぜいたく病《びやう》だ、金《かね》のある病人《びやうにん》は、滋養分《じやうぶん》が攝《と》れるから助《たす》かり、貧乏人《びんぼうにん》は助《たす》からんと云《い》ふて居《ゐ》る。成《なる》程《ほど》一理《り》はあるが、吾々《われ〳〵》實驗《じつけん》の方面《はうめん》から、研究《けんきう》してみると、此說《このせつ》は折角《せつかく》、「佛造《ほとけつく》つて魂入《たましいい》れず」と言ふやうなもので、もう一步《ぽ》の處《ところ》で急所《きふしよ》を外《はづ》して居《ゐ》る。

醫者《いしや》から、滋養療法《じやうれうはふ》をすゝめられ、無暗《むやみ》に、牛肉《ぎうにく》や玉子《たまご》や、牛乳《ぎうにう》を食《ひよく》した爲《た》め慢性下痢《まんせいげり》を起《おこ》して、それがためひどく衰弱《すゐじやく》し、肺病《はいびやう》が反對《はんたい》に惡《わる》くなつた者《もの》がある。中《なか》には死《し》んだ人《ひと》さへある。私《わたし》もそれが爲《た》め、苦《にが》い苦《にが》い體驗《たいけん》をしたのである。

胃腸《ゐちやう》の力《ちから》に餘《あま》る、滋養品《じやうひん》を攝《と》り之《これ》を消化《せうくわ》する方法《はうはふ》を講《かう》じなければ害《がい》になることは當然《たうぜん》のこと、消化力《せうくわりよく》のない、胃腸《ゐちやう》にはどんなに滋養品《じやうひん》を持《も》つて行《い》つても、吸收《きうしう》せない。吸收《きうしう》せないものは體《たい》の養《やしな》ひにはならぬ、のみならず、反《かへ》つて害《がい》になるのである。

藥《くすり》を飲《の》ませて、藥力《やくりよく》で消化《せうくわ》させたのは、一時《じ》丈《だ》けの効能《こうのう》で、後《のち》には却《かへ》つて胃《ゐ》が弱《よは》くなつて害《がい》になる。

食養生《しよくやうじやう》と云《い》ふことは「滋養品《じやうひん》を食《く》はせ」と云《い》ふよりは先《ま》づ、第一着《だいちやく》に「腹《はら》を減《へ》らせ」と云《い》ふことが肝腎《かんじん》である。

營養療法《えいやうれうはふ》と云《い》ふことは、學理《がくり》であつて、「腹《はら》を減《へ》らさにや駄目《だめ》だ」と云《い》ふのは、實際《じつさい》である。

百人中《にんちう》この營養療法《えいやうれうはふ》に堪《た》へる丈夫《じやうぶ》な胃腸《ゐちやう》を持《も》つた患者《くわんじや》は、五、六人位《にんくらゐ》しかないのが、何《なに》より證據《しようこ》です。

健康回復《けんかうくわいふく》の根本《こんぽん》は何《なん》と云《い》ふても、「食慾《しよくよく》」が先驅《せんく》となつて、だんだん元氣《げんき》付《づ》いて來《く》るのであるから、病人《びやうにん》の方《はう》で、この腹《はら》を「ヘラス」ことに注意《ちうい》せねばならぬ。腹《はら》を「ヘラス」ことは一切治病《さいちびやう》の根本《こんぽん》で、肺患等《はいくわんなど》は殊《こと》に、食慾不振《しよくよくふしん》と衰弱《すゐじやく》とはつきもので、腹《はら》の「ヘル」ことと、體重増加《たいぢうぞうか》は又《また》附《つ》きものである。故《ゆゑ》に身體《からだ》の原動力《げんどうりよく》たる食慾《しよくよく》を重視《ぢうし》することである。如何《いか》にすれば腹《はら》を減《へら》せることが出來《でき》るか。

イ、體《だい》の許《ゆる》すだけ輕《かる》い運動《うんどう》をせよ、

ロ、呼吸療法《こきうれうはふ》の所《ところ》に述《の》べし呼吸法《こきうはふ》を行《おこ》へ。

ハ、發熱《はつねつ》、咯血《かくけつ》、等《とう》のため呼吸《こきう》も運動《うんどう》も出來《いき》ぬ者《もの》は、腹部《ふくぶ》を「マッサージ」せよ、この按摩《あんま》を三十分間《ぶんかん》すれば、確《たし》か、四、五時間《じかん》も運動《うんどう》した位《くらゐ》の消化力《せうくわりよく》が出《で》てくる。

如斯《かくのごとく》胃腸《ゐちやう》の根本《こんぽん》を強健《きやうけん》にすれば、その消化力《せうくわりよく》の爲《ため》に、普通食品《ふつうしよくひん》からでも、充分《じうぶん》の滋養分《じやうぶん》を攝《せつ》取《しゆ》することが出來《でき》る。彼《あ》の牛《うし》は草《くさ》や藁《わら》を食《しよく》しても、あの大《おほ》きな體《からだ》を養《やしな》ふた上《うえ》に、滋養分《じやうぶん》に富《と》める何升《なんじやう》と云《い》ふ牛乳《ぎうにう》を其《そ》の草《くさ》や藁《わら》から吸《す》ひ出《だ》すではないか。只《たゞ》滋養《じやう》々々《〳〵》と、やかましく云《い》ふよりは、消化力《せうくわりよく》に重《おも》きを措《お》く處《ところ》に大切《たいせつ》な眞諦《しつてい》があのである。

そして食餌《しよくじ》は、學理上《がくりじやう》の營養分《えいやうぶん》のみに重《おも》きを措《お》く必要《ひつえう》はない。刻戟的《しげきてき》又《また》は胃腸《ゐちやう》を疲勞《ひらう》せしむる食物《しよくもつ》を除《のぞ》く外《ほか》は、何《なん》でも自分《じぶん》の好《この》むものを攝《と》れ。自分《じぶん》の最《もつと》も嗜好《しこう》するのは、それ自身《じしん》その營養分《えいやうぶん》が不足《ふそく》してゐるからである。「好きこそ血となり肉となる。」

これが私《わたし》の長《なが》い長《なが》い體驗《たいけん》より覺《さと》り得《え》た大眞理《だいしんり》である。」

前述《ぜんじゆつ》の事《こと》は實《じつ》に從來《じうらい》の治療家《ちりやうか》とは頗《すこぶ》る趣《おもむき》を異《こと》にしてゐる大特徴《だいとくちよう》である。

肺病根治《はいびやうこんち》に最《もつと》も必要《ひつえう》なる食養生《しよくやうじやう》に就《つ》き左《さ》にこれを述《の》べん。

イ、肉類《にくるゐ》は、牛《ぎう》、鷄肉《けいにく》、魚肉《ぎよにく》、豚肉等《ぶたにくとう》で小量《せうれう》づつ食《しよく》すること。連日又《れんじつまた》は多食《たしよく》を絶對《ぜつたい》に禁《きん》ず。肉《にく》類《るゐ》を好《この》まざれば反《かへ》つて食《く》はぬ方《はう》よろしとなす。

ロ、鷄卵《けいらん》は、生又《なままた》は半熟《はんじゆく》を良《よし》とす。煮《に》ても差支《さしつかへ》なし。

ハ、大根《だいこん》おろし、ほをれん草《さう》、蒜《こんにやく》、玉葱《たまねぎ》、黒胡麻《くろごま》、蓮根《れんこん》、豆類《まめるゐ》は「ヴイタシン」に富《と》み滋養《じやう》強壯《きやうさう》の效最《こうもつと》も、大《だい》なり、毎日交互《まいにちこうご》に必《かなら》ず食《しよく》すべし。

肉食《にくしよく》を癈《はい》して右《みぎ》の如《ごと》き食品《しよくひん》のみにても、十分《ぶん》肺患《はいくわん》を根治《こんち》せしめることが出來《でき》る。

ニ、壯蠣《かき》は滋養《じやう》に富《と》み、肺病《はいびやう》に有效《いうこう》である。

ホ、鳩麥《はとむぎ》は滋養《じやう》あり、右來《こらい》肺病《はいびやう》に賞用《しやうよう》せらる。

ヘ、白米飯《はくまいめし》、玄米飯《げんまいめし》、麥飯《ばくはん》、小豆飯《あづきめし》等交互《とうこうご》に取《と》れ。

ト、果實《くわじつ》を食《く》へ、野菜《やさい》を食《く》へ、なるべく生《い》きたもの、生《い》きた力《ちから》を喰《く》へ。

チ、温熱強《おんねつつよ》きもの寒凍胸《かんとうなう》にしむ如《ごと》きものを食《く》ふ勿《なか》れ。

リ、茶《ちや》、酒《さけ》、煙草《たばこ》其他《そのた》一切《さい》の間食《かんしよく》を禁《きん》ず。

ヌ、能《よ》く噛《か》むべし。唾液《だえき》のよく混《こん》じたる時程《ときほど》消化力《せうくわりよく》は、速《すみ》やかである。

ル、食慾《しよくよく》の無《な》き時《とき》は絶食《ぜつしよく》して胃腸《ゐちやう》に休養《きうやう》を與《あた》へよ。次《つぎ》の食物《しよくもつ》は全部身《ぜんぶみ》につく。然《しか》し長期《ちやうき》の斷食《だんじき》は是《これ》を禁《きん》ず。

ヲ、滋養品《じやうひん》はすべて人工的《じんこうてき》の加工品《かこうひん》より、天然物《てんねんぶつ》の方《はう》がはるかに上《うへ》である。

ワ、食餌《しよくじ》は、すべて動物性《どうぶつせい》のものより、植物性《しよくぶつせい》の方《はう》が良《よ》い。

カ、食餌《しよくじ》は必《かなら》ず四時間乃至五時間以上《じかんないしじかんいじやう》ならしむること。

ヨ、食量《しよくれう》は腹《はら》九分目位《ぶめくらゐ》を標準《へうじゆん》とし成《な》るべく、一定的《ていてき》にする習慣《しふくわん》をつける事《こと》。

八、カルシユーム療法

「カルシユーム」とは石灰分《せきくわいぶん》の事《こと》で、古來種々様々《こらいしゆじゆさまざま》の黒焼《くろやき》が肺《はい》、肋膜《ろくまく》に良《よ》いと云《い》ふのは主《しゆ》としてこの石灰分《せきくわいぶん》が有効《いうかう》なのである。石工《いしく》や石灰焼《いしばいやき》の人《ひと》には肺病者《はいびやうしや》はないと云《い》ふ、説《せつ》もあり、又解剖《またかいばう》の時肺患《ときはいくわん》の全治《ぜんぢ》した人《ひと》の肺《はい》をみると、多《おほ》くの結核菌《けつかくきん》が肺《はい》の一部《ぶ》に集《あつま》り、其周圍《そのしうゐ》を、石灰《いしばい》で包《つゝ》んで、出《で》られぬやうになつて治《なほ》つて居《ゐ》ることが分《わか》り、結核《けつかく》ば石灰變性《せきくわいへんせい》して全治《ぜんじ》するといふ事《こと》になつたのである。

カルシユーム分《ぶん》が缺亡《けつばう》してゐると、炎症《えんしやう》も強《つよ》く進行《しんかう》も早《はや》いが、カルシユーム分《ぶん》に富《と》んだ人《ひと》は炎《えん》症《しやう》も少《すく》なく、進行《しんかう》も遲《おそ》いものである。殊《こと》に長《なが》い結核《けつかく》に病《わずら》ふ人《ひと》は歯牙《しが》が弱《よは》り骨《ほね》が細《ほそ》つて行《ゆ》くのを見《み》るであろう。

こうゆう所《ところ》から「カルシユーム」を御飯《ごはん》に入《い》れたり、注射《ちうしや》したり、藥《くすり》に用《もち》ゆるやうになつたのである。多分《たぶん》の効《こう》がある。古來《こらい》カルシユーム劑《ざい》としては、漢藥《かんやく》では牡蠣《ぼれい》と云《い》ふて、牡蠣《かき》の殻《から》を焼《や》いて灰《はい》にした。俗《ぞく》に云《い》ふ、「カキ灰《ばい》」といふものがある。之《これ》が「カルシユーム」の本家《ほんけ》で昔《むかし》の人《ひと》は溜飮《りうゐん》で胸《むね》が焼《や》ける（胃酸過多症《ゐさんくわたしやう》）と丁度今《てうどいま》の人《ひと》が重曹《ぢうさう》を飮《の》む様《やう》に一回凡《くわいおよそ》一匁位頓服《もんめくらゐとんぷく》して、二、三回《くわい》「ゲップ」が出《で》ると溜飮《りうゐん》が下《さ》がると云《い》ふて賞用《しやうよう》したものです。名《な》は變《かは》つても今日《こんにち》の新藥《しんやく》や、賣藥の中《なか》にはこの牡蠣《ぼれい》を應用《おうやう》したものが隨分多様《ずゐぶんたやう》ある。吾々日用品《われ〳〵にちようひん》の中《なか》にもカルシユームは充分含《じうぶんふく》んでゐる食品《しよくひん》がある。海草類《かいさうるゐ》、魚《さかな》の骨等《ほねとう》は絶好《ぜつかう》のものである。これは永《なが》く服用《ふくよう》せねばならぬ。「カルシユーム」療法《れうはふ》としては高價《かうか》な藥《くすり》を買《か》ふよりも、寧《むし》ろ此《こ》の牡蠣《ぼれい》を其《そ》のまゝ、一日分一匁位《にちぶんもんめくらゐ》服用《ふくよう》すると良《よ》い、又御飯《またごはん》に入《い》れて炊《た》いてもよろしい。これならば極《きは》めて、安價《あんか》で永《なが》く服用《ふくよう》も出來《でき》ます。そしてそれは藥店《やくてん》で賣《う》つて居《を》ります。

九、生水を飲用せよ

生水《なまみづ》を沸《わ》かし、茶《ちや》とかコーヒー、とかやたらに舌《した》を喜《よろこ》ばせることをするが病者《びやうしや》は大《おほい》に愼《つゝ》しまねばならぬ。

衞生々々《ゑいせい〳〵》と云《い》ふてゐる世《よ》の中《なか》に生水《なまみづ》を病人《びやうにん》が飲《の》むには以《も》つての外《ほか》だといふ人《ひと》があるかも知《し》れぬこれは只不良水《たゞふりやうすゐ》の時《とき》にのみ、使用《しよう》すべき言葉《ことば》である。多《おほ》くの生水《なまみづ》は硬水《かうすゐ》と云《い》ふて石灰分《せきくわいぶん》を含《ふく》んでゐるから、健康者《けんかうしや》には勿論《もちろん》、結核者《けつかくしや》には實《じつ》によい飲料《いんれう》である。然《しか》るに一度《ど》沸《わ》かすと石灰分《せきくわいぶん》は沈降《ちんこう》して何等石灰分《なんらせつくわいぶん》を含《ふく》まぬ無味《むみ》のものとなつてしまう。

此《こ》の理由《りゆう》からのどのかはく、時《とき》は何時《いづ》でも生水《なまみづ》を飲《の》むやうにせねばならぬ。生水《なまみづ》は實《じつ》に爽快《さうくわい》無比《ひ》である。

一椀《わん》の冷水《れいすゐ》の味《あぢ》を解《かい》するに至《いた》れば病《やまひ》既《すで》に死地《しち》を脱《だつ》したものである。時折《ときをり》食鹽《しよくえん》を入《い》れて飲用《いんよう》せよ食鹽水《しよくえんすゐ》は恩惠深《おんけいふか》き、止血劑《とけつざい》である。醫師《いし》は、喀血《かくけつ》、血痰《けつたん》に食鹽注射《しよくえんちうしや》を行《おこな》ふ場合《ばあひ》がある。

毎朝食前《まいあさしよくぜん》一椀《わん》の食鹽水《しよくえんすゐ》を飲用《いんよう》せよ。

生水《なまみづ》は大體左《だいたいさ》の如《ごと》き効果《こうくわ》がある。

イ、胃腸《ゐちやう》が強健《きやうけん》になる。

ロ、食慾《しよくよく》を増進《ぞうしん》する。

ハ、疲勞《ひらう》を回復《くわいふく》する。

ニ、體内《たいない》の毒素《どくそ》を洗《あら》ひ血液《けつえき》を清淨《せいじやう》ならしむ。

ホ、頭痛《づつう》、倦怠《けんたい》に良《よ》し。

ヘ、利尿《りねう》の効《こう》あり、

フ、結核《けつかく》には一種《しゆ》の「カルシユーム」療法《れうはふ》となる。

チ、心身爽快《しん〳〵さうくわい》、生氣《せいき》付《つ》く。

十、土療法

土《つち》は生《せい》である。土《つち》と交渉《かうせふ》の深《ふか》いと否《いな》とは、健《けん》、不健《ふけん》の別《わか》るる處《ところ》であつて、草木《さうもく》の根《ね》をみよ。その如何《いか》に土《つち》を慕《した》ふかを。冬枯《ふゆか》るゝ草《くさ》も尚土《なほつち》にしがんで其根《そのね》に生《い》き、虫《むし》も蛙《みゝづ》も土《つち》の抱擁《はうよう》に春《はる》を待《ま》つではないか。

吾々《われ〳〵》人間《にんげん》も土《つち》を離《はな》れて生活《せいくわつ》し得《え》られるものではない。近代文化《きんだいぶんくわ》は、足袋《たび》に靴《くつ》に益々《ます〳〵》土《つち》に遠《とほ》ざからうとしてゐる。土《つち》に親《した》しめ。土《つち》に親《した》しめ。

土《つち》の偉大《ゐだい》なる力《ちから》は、吾等《われら》の病《やまひ》をさへ癒《いや》さんとして居《ゐ》る。土《つち》の病《やまひ》を癒《いや》す力《ちから》の顯著《けんちよ》なのは、蝮《まなし》に嚙《かま》れたならばその部分《ぶぶん》を沼地《せうち》に突込《つきこ》んで居《を》れば、一、二時間《じかん》で、其毒《そのどく》は除《のぞ》かれ、河豚《ふぐ》の中毒者《ちうどくしや》が海岸《かいがん》の砂《すな》を掘《ほ》つて、首《くび》から下《した》を數時間《すうじかん》生埋《いきう》めにすることに依《よ》つて解毒《かいどく》し、毒虫《どくむし》にさゝれた時《とき》は畑《はた》の一握《にぎり》の土《つち》を押《お》し當《あ》てること一時間《じかん》で痛《いた》みを去《さ》るが如《ごと》きは、まさに土《つち》の外科的効力《げくわてきこうりよく》である。

尚《な》ふ或《あ》る熱帶人種《ねつたいじんしゆ》は、熱病《ねつびやう》にかゝると、直《たゞ》ちに沼《ぬま》の中《なか》に身《み》を入《い》れ、泥《どろ》のついた體《からだ》を日光《につくわう》に乾《かは》かし、かく度々《たび〳〵》くり返《かへ》して解熱《げねつ》せしめ、又脚氣患者《またかつけくわんじや》が朝《あさ》の土《つち》を踏《ふ》みて、癒《い》ゆるを覺《おぼ》ゆる樣《やう》なのは、更《さら》に土《つち》の内科的効能《ないくわてきこうのう》である。

慢性長期《まんせいちやうき》に亙《わた》る結核病者《びつかくびやうしや》は、此《こ》の偉大《ゐだい》なる眞理《しんり》を見逃《みのが》す譯《わけ》には行《ゆ》かぬ。以下《いか》あらゆる研究《けんきう》を基礎《きそ》とした實行法《じつかうはふ》を示《しめ》さう。

イ、裸足《はだし》になれ、裸足《はだし》は光線《くわうせん》と空氣《くうき》に曝《さら》されるばかりでなく、體《からだ》を大地《たいち》と連通《れんつう》させる土療法《つちれうはふ》の原則《げんそく》を行《おこな》ふことが出來《でき》る。そして足《あし》の裏《うら》より病毒《びやうどく》を排除《はいぢよ》し。土《つち》の靈氣《れいき》を吸收《きふしう》する効《こう》あり。

ロ、裸足《はだし》は邪氣《じやき》を排泄《はいせつ》すると、不眠症《ふみんしやう》、神經衰弱《しんけいすゐじやく》、夢精《むせい》等《とう》に大《だい》なる効《こう》を奏《そう》する。

ハ、有熱者《いうねつしや》、血痰者《けつたんしや》は裸足《はだし》で歩《ある》けぬから、金盥《かなだらひ》に砂《すな》か土《つち》を入《い》れて、仰臥《あふぐわ》しつゝ足《あし》を土《つち》に接《せつ》するが良《よ》い。

ニ、最初裸足《さいしよはだし》で歩《あ》るくことを冷《つめ》たく感《かん》ずる人《ひと》は薄《うす》い草履《ざうり》を用《もち》ひよ。但《しか》し足袋《たび》は用《もち》ひぬ方《はう》がよい

ホ、砂枕《すなまくら》を用《もち》ひよ。解熱作用《げねつさよう》あり、夏季《かき》は砂枕《すなまくら》は、一種《しゆ》の涼法《れうはふ》であるから、度々《たび〳〵》冷《つめ》たい砂《すな》と取《と》り換《か》へるが、良《よ》い。

ヘ、熱《ねつ》も下《さが》り、運動《うんどう》が出來《でき》るやうになれば、海岸《かいがん》に出《で》で砂上《しやじやう》に横《とこ》たはれ、初《はじめ》は衣類《いるい》のまゝで良《よ》い。慣《な》るゝに從《したが》つて裸《はだし》となつて砂《すな》にくるまれ。かくなれば大《だい》なる効《かう》を奏《さう》する。

十一、療養細則

(一) 解熱法

熱《ねつ》は病氣《びやうき》の輕重《けいぢゆう》を支配《しはい》する。熱《ねつ》の增進《ぞうしん》するは、病變部《びやうへんぶ》の進行《しんかう》を示《しめ》し、熱《ねつ》の減退《げんたい》は病氣《びやうき》の停止狀態《ていしじやうたい》にあるものである。熱《ねつ》を恐《おそ》れよ。然《しか》し熱《ねつ》に大膽《だいたん》なれ。一にも忍耐《にんたい》、二にも忍耐《にんたい》、熱《ねつ》を追拂《おひはら》へ。熱《ねつ》の驅逐《くちく》は病《やまひ》の全快《ぜんくわい》だ。輕《かる》いうちに、驅逐《くちく》せねばならぬ。

解熱法《げねつはふ》として醫師《いし》も患者《くわんじや》も、藥《くすり》の力《ちから》で解熱《げねつ》させやうと、計《はか》るが、藥《くすり》の効能《かうのう》が無《な》くなれば、熱《ねつ》は再《ふた》び勃然《ぼつぜん》として現《あら》はれて來《く》る。故《ゆゑ》に原因的《げんいんてき》に治療《ちれう》するには、結核菌《けつかくきん》の活動《くわつどう》を停止《ていし》せしめ、之《これ》を包圍《はうゐ》することが、最大眼目《さいだいがんもく》である。所謂日哺潮熱《いはゆるにつほてうねつ》で四十度《ど》と云《い》ふ如《ごと》くなると實《じつ》に苦痛此上《くつうこのうへ》もない。然《しか》し悶《もだ》ゆるな。忍耐《にんたい》せよ。心《こゝろ》に希望《きぼう》を呼《よ》び、如何《いか》に苦痛《くつう》迫《せま》るとも、強《つよ》き自《みづか》らを確《し》つかと握《にぎ》り、死手《しで》より逃《のが》れよ。たゞ沈着《ちんちやく》に、冷靜《れいせい》に！ そして左《さ》の療法《れうはふ》を講《かう》ぜよ。

イ、橫臥安靜《わうぐわあんせい》。肉體《にくたい》の安靜《あんせい》ばかりでなく、精神《せいしん》の安靜《あんせい》が最《もつと》も大事《だいじ》。

ロ、新鮮《しんせん》なる大氣《だいき》の靜呼吸《せいこきふ》。

ハ、胸《むね》、背部《はいぶ》に冷濕布《れいしつぷ》掩法《あんはふ》を施《ほどこ》せ。

ニ、激《はげ》しき發熱《はつねつ》は、碎氷《さいひやう》の中《なか》にし冷《さま》した氷濕布《こほりしつぷ》で掩法《あんはふ》し尙《な》ほ氷嚢《ひやうのう》で、兩胸《りやうむね》、心臟《しんざう》、頭上《づじやう》を冷《ひや》せ。

ホ、砂枕《すなまくら》を用《もち》ひよ。

ヘ、食塩水《しよくゑんすゐ》又《また》は生水《なまみづ》で度々《たび》含嗽《ぐうがひ》せよ。渴《かつ》を催《もよほ》さば食鹽水《しよくゑんすゐ》或《あるひ》は生水《きみづ》を飮用《いんよう》せよ。

(二) 鎭咳、袪痰法

喀痰《かくたん》に、ともなふ咳《せき》は自然《しぜん》の自療作用《じれうさよう》であるけれども、咳嗽《せき》は、精神《せいしん》を不快《ふくわい》にし、安眠《あんみん》を妨《さまた》げ、病變部《びやうへんぶ》を擴大《くわくだい》する恐《おそ》れがある。甚《はなは》だしければ喀血《かくけつ》の原因《げんいん》となる。それならばこれが療法《れうはふ》は如何《いか》にと云《い》ふに、

イ、絶對安靜《ぜつたいあんせい》、

ロ、新鮮《しんせん》なる空氣《くうき》を間接《かんせつ》に流入《りうにふ》せしめ、絶對《ぜつたい》に煙《けむり》、塵埃《ちり》、荒風《あらかぜ》を避《さ》けること。

ハ、寒冷《かんれい》な乾燥《かんさう》した空氣《くうき》を避《さ》け、冬《ふゆ》は室內《しつない》に湯氣《ゆげ》をたぎらしめよ。室內《しつない》に食鹽水《しよくゑんすゐ》又《また》は重曹水《ぢゆうさうすゐ》を噴霧《ふんむ》するも良《よ》し。

ニ、咳甚《せきはなはだ》しければ、胸及咽喉《むねおよびのど》に、濕布掩法《しつぷあんはふ》を行《おこな》ふべし。

ホ、生水《なまみづ》にて口《くち》を嗽《そゝ》ぎ、糖水《たうすゐ》、飴湯《あめゆ》を飲用《いんよう》する事《こと》。

ヘ、鼻呼吸《はなこきふ》を忘《わす》れぬこと。

ト、過勞《くわらう》、亢奮《こうふん》を避《さ》くる事《こと》。

(三) 止血法

咯血《かくけつ》は、肺病以外《はいびやういぐわい》の病氣《びやうき》、例《たと》へば、肺《はい》ヂストマ、心臓病等《しんぞうびやうとう》にも來《く》る。何《いづ》れにしても淋漓《りんり》たる鮮《せん》血《けつ》が口中《こうちう》より奔《はし》り出《で》るので、患者《くわんじや》は冷靜《れいせい》を裝《よそほ》ふても、かなり神經過敏《しんけいくわびん》になるものである。肺結核《はいけつかく》には何《なん》の前兆《ぜんてう》もなく、突然咯血《とつぜんかくけつ》て肺結核《はいけつかく》なることを知《し》る事《こと》もある。一體咯血《たいかくけつ》は肺《はい》の血管《けつくわん》が結核病《けつかくびやう》變《へん》の爲《た》め弱《よわ》くなつてゐる爲《た》め、何《なに》かの原因《げんいん》により其《そ》の所《ところ》の血管《けつくわん》が破烈《はれつ》するものである。小血管《せうけつくわん》なれば小咯血《せうかくけつ》、血痰《けつたん》で、大血管《だいけつくわん》なれば大咯血《だいかくけつ》を來《きた》す。大血管《だいけつくわん》の破烈《はれつ》は實《じつ》に致命傷《ちめいしやう》と云《い》ふべきである血痰《けつたん》、小咯血《せうかくけつ》は、輕症《けいしやう》の肺結核《はいけつかく》の經過中《けいくわちう》に來《きた》るもの故決《ゆゑけつ》して怖《おそ》るゝには及《およ》ばない。これが爲《た》め疾患《しつくわん》に惡影響《あくえいきやう》を及《およ》ぼすことは少《すく》く、寧《むし》ろ血痰《けつたん》は良性《りやうせい》の病患《びやうくわん》に時々《ときどき》來《きた》るものである咯血《かくけつ》の原因《げんいん》はイ、身心《しんしん》の過勞《くわらう》、亢奮《こうふん》、飮酒《いんしゆ》、咳嗽《せき》、刺戟性《しげきしやう》の食物《しよくもつ》。

ロ、急《きふ》に長時間《ちやうじかん》の日光浴《につくわうよく》をせし場合《ばあひ》。

ハ、急《きふ》な坂《さか》を登《のぼ》りたる時《とき》。

ニ、暴飮《ばういん》、暴食等《ばうしよくとう》の不攝生《ふせつせい》の場合《ばあひ》。

血痰者《けつたんしや》と雖《いへど》も咯血《かくけつ》に對《たい》する處置《しよち》を講《こう》ぜねばならぬ。左《さ》にこれが方法《はうほふ》を述《の》べん。

イ、直ちに、食鹽水《しよくえんすゐ》を度々《たびたび》頓服《とんぷく》し、大咯血《だいかくけつ》の際《さい》は食料膠《しよくれうにかわ》を服用《ふくよう》すべし。

ロ、絶對無言《ぜつたいむごん》。

ニ、患部及《くわんぶおよ》び心臟部《しんざうぶ》に水嚢《ひやうのう》を置《お》く。

ホ、大咯血《だいかくけつ》ありても決《けつ》して驚《おどろ》く勿《なか》れ。先《ま》づ肺臟《はいざう》を貧血《ひんけつ》ならしめる爲《た》め、看護人《かんごにん》はフランネルの如《ごと》き軟《やわら》かき布《きれ》で四肢《し》をなるべく、附根《つけね》より寛《ゆる》やかに縛《しば》り、前項《ぜんこう》の處置《しよち》をなし、約《やく》三十分《ぷん》の後《のち》、徐々《ぢよぢよ》に取《と》り去《さ》るべし。

ヘ、大咯血《だいかくけつ》のあつた後《ご》は、數日間《すうじつかん》、流動食《りうどうしよく》又《また》は軟食《なんしよく》を攝《と》り、刺戟性《しげきせい》のもの禁《きん》ずること。

ト、咳《せき》は大咯血《だいかくけつ》に際《さい》しては、氣道《きだう》に停滯《ていたい》する血液《けつえき》、血塊《けつくわい》を吐出《はきだ》す必要《ひつえう》ある故《ゆゑ》に之《これ》あるを良《よ》しとす。若《も》し凝血《ぎょけつ》が咽喉《のど》に溜《たま》つて窒息狀態《ちつそくじやうたい》にならんとする時《とき》は、看護人《かんごにん》は手指《てゆび》を口中《こうちう》深《ふか》く入《い》れて、吐出《はきだ》さしめること。

チ、食物《しよくぶつ》はすべて冷《ひ》やして用《もち》ひ、餘《あま》り過食《くわしよく》せぬやうにする事《こと》。

リ、醫師《いし》の指揮《しき》を待《ま》つ。

ヌ、無言《むごん》の爲《た》め指眞似《ゆびまね》で談話《だんわ》をする。例《たと》へば

大便《だいべん》——親指《おやゆび》

小便《せうべん》——子指《こゆび》

水《こほり》の入《い》れ換《か》へ——握《にぎ》り拳《こぶし》。

何《なに》か食《た》べたい——人指指《ひとさしゆび》で母指《おやゆび》の腹《はら》をたゝく。指眞似《ゆびまね》の代《かは》りに筆談《ひつだん》にても可《か》。

(四) 盜汗の手當

盜汗《とうかん》は結核菌《けつかくきん》に依《よ》つて生《しやう》ずる毒素《どくそ》が血行《けつかう》に入《い》りて生《しやう》ずるものである。これが取扱《とりあつひ》は、

イ、寢室《しんしつ》は空氣《くうき》の流通《りうつう》を良《よ》くすべし。

ロ、溫暖《おんだん》に過《す》ぎぬやう、夜具《やぐ》は輕《かる》きものを用《もち》ふ。

ハ、就眠前《しうみんぜん》、溫水《をんすゐ》又《また》は、冷水摩擦《れいすゐまさつ》を行《おこな》ふこと。酢《す》又《また》はアルコールを少量《せうりやう》入《い》るれば尚良《なほよろ》しい。

ニ、營養《えいやう》、安靜《あんせい》、の療法《れうはふ》を續《つゞ》けること。

ホ、寢具《しんぐ》はよく乾燥《かんさう》して濕氣《しつき》を去《さ》ること。

ヘ、盜汗《とうとん》の場合《ばあひ》は何時《いつ》でも肌着《はだぎ》を取換《とりか》へること。

(五) 安眠法

肺病《はいびやう》の初期《しよき》には、神經衰弱《しんけいすゐじやく》、神經過敏《しんけいくわびん》の爲《た》め常習的《じやうしふてき》に、不眠《ふみん》に陷《おちい》る場合《ばあひ》がある。又《また》他《た》の症狀《しやうじやう》が間接《かんせつ》に不眠《ふみん》の原因《げんいん》をなすことがある例《たと》へば咳《せき》、盜汗《とうかん》、發熱《はつねつ》又《また》は胃部膨滿《ゐぶぼうまん》、下痢《げり》等《とう》の胃腸傷害《ゐちやうしやうがい》の場合《ばあひ》、左《さ》にこれが安眠法《あんみんはふ》を述《の》べん。

イ、午睡《ひるね》を禁《きん》じ、夕食後《ゆふしよくご》は精神《せいしん》を疲勞《ひらう》する事《こと》をせざること。

ロ、晝夜《ちうや》空氣《くうき》療法《れうはふ》に注意《ちうい》すること。

ハ、消化力《せうくわりよく》を良好《りやうこう》にし、夕食《ゆふしよく》を過多《くわた》に攝《と》らざること。

ニ、運動《うんどう》を許《ゆる》されたるものは散歩《さんぽ》し、勝負的《しようぶてき》の誤樂《ごらく》をせぬこと。
ホ、心氣亢進《しんきこうしん》して眠《ねむ》れぬ時《とき》は、胸部背部《きようぶはいぶ》に濕布《しつぷ》掩法《あんはふ》を、施《ほどこ》せ。
ヘ、情慾亢進《じやうよくこうしん》を避《さ》け、沈默療法《ちんもくれうはふ》を行《おこな》ふ事《こと》。

(六) 食慾增進法

肺結核《はいけつかく》と診斷《しんだん》せられると、恰《あだか》も死《し》の宣告《せんこく》を受《う》けた様《やう》に、恐《おそ》れ戰《おの》き、悶《もだ》えて、爲《た》めに胃腸《ゐちやう》の働《はたら》きも鈍《にぶ》り神經性消化不良《しんけいせいせうくわふりやう》になるものである。又《また》は、咳《せき》、頭痛《づつう》、不眠《ふみん》、下痢《げり》、便秘《べんぴ》に原因《げんいん》し、或《あるひ》は過《くわ》度《ど》の疲勞《ひらう》、齒痛《はいた》、天候《てんこう》の關係《くわんけい》にも依《よ》る。食慾振起《しよくよくしんき》には

イ、其原因《このげんいん》を癒《なほ》すこと。
ロ、常《つね》に新鮮《しんせん》な大氣療法《だいきれうはふ》を忘《わす》れざること。
ハ、心身《しんみ》の休養《きうやう》、安息《あんそく》に注意《ちうい》すること。食前《しよくぜん》三十分間位《ふんかんくらゐ》は外氣中《ぐわいきちう》に安息《あんそく》せよ。
ニ、食前《しよくぜん》、食後冷水《しよくごれいすゐ》を飲用《いんよう》せよ。
ホ、口中《こうちう》を清潔《せいけつ》にし、齒《は》を丈夫《ぢやうぶ》にすること。

（七）　下痢の治療法

肺患者《はいくわんじや》はよく下痢《げり》に苦《くる》しむ。これは營養上《えいやうじやう》の誤解《ごかい》のため大食《たいしよく》する傾向《けいかう》があるため、胃腸《ゐちやう》が重荷《おもに》を負《お》ひ過《す》ぎるのである。又《また》營養上《えいやうじやう》滋養分《じやうぶん》多《おほ》きもの、殊《こと》に脂肪性《しばうせい》の食品《しよくひん》を攝《と》る爲《た》め下痢《げり》し易《やす》い。尙《な》ほ結核菌《けつかくきん》の毒素《どくそ》が血液中《けつえきちう》に入《い》りて體内《たいない》を循環《じゆんくわん》し、各部《かくぶ》を刺戟《しげき》し、腸《ちやう》に入《はひ》つて腸《ちやう》カタルを起《おこ》す。大體以上《だいたいいじやう》の理由《りいう》で下痢《げり》が激《はげ》しくなると、往々《わうわう》便《べん》に粘液《ねんえき》を混《こん》じ或《あるひ》は血液《けつえき》を混《こん》じ數週《すうしう》にわたることがある。腸結核《ちやうけつかく》ではないかと疑念《ぎねん》が起《おこ》るが肺患《はいくわん》は下痢《げり》が長《なが》きは亘《わた》り勝《が》ちであるから、必《かなら》ずしも腸結核《ちやうけつかく》と即斷《そくだん》は出來《でき》ぬ譯《わけ》である。下痢《げり》の豫防《よぼう》としては、過食《くわしよく》せぬこと、間食《かんしよく》せず、よく物《もの》を噛《か》んで食《く》ふことと牛乳《ぎうにう》を過度《くわど》に飮《の》まぬこと。腹部《ふくぶ》を冷《ひ》やさぬ事《こと》。常《つね》に胃腸《ゐちやう》の健全《けんぜん》を圖《はか》ることである。然《しか》らば下痢《げり》の療法《れうはふ》に如何《いか》にと云《い》ふに、

イ、下痢《げり》が始《はじ》まつたら「ゲンノシヨコ」（藥草《やくさう》）を煎《せん》じて茶《ちや》と同樣《どうやう》に飮《の》むこと。……（これは自分《じぶ》で採取《さいしゆ》しても良《よ》いが普通藥店《ふつうやくてん》で賣《う》つてゐます）

ロ、腹部《ふくぶ》をフランネル等《とう》の布《きれ》で卷《ま》き溫《あた》めること。下痢《げり》強《つよ》ければ、蒟蒻《こんにやく》、懷爐等《かいろとう》でよく溫《あた》める

こと。

ハ、下痢《げり》が甚《はなは》だしくなければ、食物《しよくもつ》は無理《むり》に流動食《りうどうしよく》にせず適當《てきたう》の消化《せうくわ》よきものを、よく嚙《か》みて食《た》べること。

ニ、腸内《ちやうない》は腐《ふ》敗的《はいてき》醱酵《はつかう》で下痢《げり》烈《はげ》しければ、ヒマシ油《あぶら》の適量《てきりやう》を服《ふく》し、腸内《ちやうない》を洗《あら》ひ、一、二日《にち》流動《りうどう》食《しよく》をとり漸次《ぜんじ》、半流動食《なかばりうどうしよく》にし、固形食《こけいしよく》に移《うつ》ること。

ホ、番茶《ばんちや》の中《なか》に梅干《うめぼし》を入《い》れ梅干茶《うめぼしちや》として飲《の》むも良《よ》し。

ヘ、乳酸菌《にうさんきん》、製劑《せいざい》を飲《の》むも良《よ》し。

ト、生卵子《なまたまご》、その他《た》脂肪《しばう》多《おほ》きものを節《せつ》すること。

慢性腸《まんせいちやう》カタルは實《じつ》に肺患者《はいくわんじや》の强敵《きやうてき》……否大試錬《いなだいしれん》である。捲《う》まづ、撓《たゆ》まず自療《じれう》すべきである。

(八) 便秘の治療法

呼吸器患者《こきふきくわんじや》は下痢《げり》の反對《はんたい》に又便秘《またべんぴ》に惱《なや》む場合《ばあひ》がある。便秘《べんぴ》の原因《げんいん》は結核毒素《けつかくどくそ》の爲《た》め小腸《せうちやう》カタルを起《おこ》し、これが爲《た》め消化物《せうくわぶつ》を押《お》し出《だ》す力《ちから》が鈍《にぶ》るに依《よ》るのである。其他肉食過多《そのたにくしよくくわた》、或《ある》は腹部《ふくぶ》を冷《ひや》した爲《た》め、或《あるひ》は不潔《ふけつ》な空氣中《くうきちう》に臥《ふ》するため充分《じうぶん》なる消化作用《しようくわさよう》が營《いとな》まれぬ結果等《けつくわとう》である。或《あるひ》は下痢《げり》の爲《た》め強度《きやうど》の下痢止《げりど》めを用《もち》ひた爲《た》め便秘《べんぴ》を起《おこ》すこともある。すてべ疾病治療《しつびやうちれう》は自然的《しぜんてき》に相當《さうたう》の期間《きかん》を費《つひや》して治療《ちれう》せねばならぬ。便秘《べんぴ》の療法《れうはふ》としては、

イ、毎朝食前《まいあさしよくぜん》適量《てきりやう》の食鹽水《しよくえんすゐ》を飲《の》むこと。

ロ、野菜《やさい》、果實類《くだものるゐ》を多《おほ》く食《しよく》すること、

ハ、清淨新鮮《せいじやうしんせん》なる大氣中《だいきちう》にあり、靜呼吸《せいこきふ》を怠《おこた》らぬこと、

ニ、胃腸部《ゐちやうぶ》を時々手《ときぐて》で摩擦《まさつ》せよ。食後《しよくご》一時間位《じかんくらゐ》は休《やす》まねはならぬ。

ホ、毎食後《まいしよくご》、清水《せいすゐ》を飲《の》むべし。

ヘ、腹部《ふくぶ》を布《きれ》で巻《ま》き冷《ひ》やさぬこと。

ト、何《いづ》れにしても烈《はげ》しき下劑《げざい》を用《もち》ひぬこと。緩《ゆる》やかな下劑《げざい》なれば時《とき》には使用《しよう》するも差支《さしつかへ》なし。然《しか》し藥《くすり》は用《もち》ひぬ方《はう》よし。

（九） 胸痛の治療法

胸痛《きようつう》は大抵《たいてい》、神經痛《しんけいつう》である。肺患者《はいくわんじや》は胸痛《きようつう》に就《つい》ては、病氣《びやうき》の惡化《あくくわ》ではないかと非常《ひじやう》に心配《しんぱい》するが決《けつ》して心配《しんぱい》する必要《ひつえう》はない。肺《はい》や肋膜《ろくまく》の病氣《びやうき》でなくとも痛《いた》みを感《かん》ずることがある。元來《ぐわんらい》肺臟《はいざう》そのものは痛覺《つうかく》の神經《しんけい》がないのであるから多《おほ》くは肋間神經痛《ろくかんしんけいつう》でキリ〳〵痛《いた》むのである。或《あるひ》は疲勞甚《ひらうはなは》だしきため一種《しゆ》の肋膜痛《ろくまくつう》のこともある。療法《れうはふ》としては

イ、安靜第一《あんせいだいい》。そして空氣營養《くうきえいやう》に注意《ちうい》すること。

ロ、胸部《きようぶ》へ溫濕布《おんしつぷ》を行《おこな》ふこと、

（十） 呼吸困難の治療法

呼吸困難《こきふこんなん》は肋膜炎併發《ろくまくえんへいはつ》の場合《ばあひ》、又《また》は高熱《かうねつ》の場合《ばあひ》に起《おこ》る。又《また》一時的疲勞劇《じてきひらうはげ》しき場合等《ばあひとう》に起《おこ》る。

これが最善《さいぜん》の療法《れうはふ》は、安靜療法《あんせいれうはふ》と、新鮮《しんせん》な空氣療法《くうきれうはふ》である。夜間密閉《やかんみつへい》した室内《しつない》に呼吸困難《こきふこんなん》多《おほ》きは、新鮮《しんせん》な空氣《くうき》の缺乏《けつぼう》を示《しめ》すものである。故《ゆゑ》に夜間《やかん》と雖《いへど》も通氣《つうき》に注意《ちうい》すべし。そして、胸部《きようぶ》へは輕《かる》き溫濕布《おんしつぷ》をなし、無言安靜《むごんあんせい》、必《かなら》ず談話《だんわ》を禁《きん》ず。かくして、懷中時計《くわいちうとけい》の音《おと》か靜《しづ》かな水《みづ》の音《おと》か、又《また》は雨天《うてん》なれば蕭々《しゆく〳〵》たる雨《あめ》の降《ふ》る音《おと》をジツト心《こゝろ》を澄《すま》して聞《き》け。思《おも》はず、知《し》らず、呼吸《こきふ》の苦痛《くつう》を緩解《くわんかい》

するか、又《また》は吾《われ》を忘《わす》れて安《やす》けき眠《ねむ》りに入《はひ》る。毎日《まいにち》之《こ》れを續行《ぞくかう》せば必《かなら》ず治癒《ちゆ》せしめることが出來《でき》る。

氣《き》を和平《へいわ》にして荒《あら》くすべからず。靜《しづ》かにして濫《みだ》りに動《うご》かすべからず。緩《ゆるや》かにして、急《きふ》なる可《べか》らず、言語《げんご》を少《すくな》くして、氣《き》を動《うご》かす可《べか》らず。常《つね》に氣《き》を臍《へそ》の下《した》に置《お》きて、胸《むね》に上《のぼ》らしむべからず。之《こ》れ氣《き》を養《やしな》ふの法《はふ》なり。……（養　生　訓）

十二、着衣と寢具

イ、衣服《いふく》は暖《あたゝ》かく、輕《かる》く且《か》つゆるやかなるを良《よ》しとす。病者《びやうしや》は充分暖《じうぶんあたゝ》かにすることは必要《ひつえう》であるが、それ以上《いじやう》に暖《あたゝ》かに着《き》ることは、皮膚《ひふ》の抵抗力《ていこうちよく》を弱《よわ》くし、却《かへ》つて感冒等《かんぼうとう》の原因《げんいん》となる。

ロ、常《つね》に清淨《せいじやう》を旨《むね》として、洗濯《せんだく》を怠《おこた》るな。日光《につくわう》への曝露《さらし》を忘《わす》れるな。

ハ、肌着《はだぎ》は木綿《もめん》の晒《さらし》が一番《ばん》よい。絹物《きぬもの》、毛類《けるゐ》は避《さ》けた方《はう》が良《よ》い。

ニ、腹部《ふくぶ》を冷《ひや》さざるやう。フランネルを卷《ま》け。

ホ、皮膚《ひふ》を弛《ゆる》やかに開放《かいはう》することは、皮膚呼吸《ひふこきふ》を助《たす》けて良《よ》いが矢鱈《やたら》に薄衣《うすき》になつても風邪《かぜ》の原《げん》因《いん》となる。私《わたし》は色々《いろ〳〵》の書籍等《しよせきとう》で薄衣《はくい》が良《よ》いと云《い》ふので餘《あま》り薄衣《はくい》になり風邪《かぜ》を引《ひ》いて大失敗《だいしつぱい》を招《まね》いたことがある。

へ、冬季《とうき》の空氣療法《くうきれうはふ》を行《おこな》ふには、適宜《てきぎ》の防寒衣《ばうかんい》を用意《ようい》せねばならぬ、(毛布《もうふ》、毛《け》シャツ、股引《もゝひき》、足袋等《たびとう》)

ト、夏季《かき》は裸體生活《らたいせいくわつ》も良《よ》し。然《しか》し規律《きりつ》ある姿勢《しせい》をくづしてはならぬ。姿勢正《しせいたゞ》しからざれば内臓《ないざう》機關歪《きくわんゆが》む。

チ、寢臺《ねだい》が理想的《りさうてき》だが、そうゆかねば、藁蒲團《わらぶとん》の上《うへ》に綿蒲團《わたぶとん》を敷《し》くが良《よ》い。

リ、敷蒲團《しきふとん》は厚《あつ》くして掛蒲團《かけふとん》は輕《かる》いものを用《もち》ひよ。

ヌ、寢具《やぐ》は凡《すべ》そ度々《たび〳〵》陽《ひ》光に曝《さら》せ。

ル、病褥《びやうじよく》は病人《びやうにん》の住家《ちうか》である。常《つね》に乾燥《かんさう》と清淨《せいじやう》に注意《ちうい》し、シーツは雪《ゆき》の様《やう》に白《しろ》からしめよ。

十三、居住

「居《きよ》は氣《き》を移《うつ》す」。眞《しん》に名言《めいげん》である。出來得《できう》べくんば、孤獨安靜《こどくあんせい》、大自然《だいしぜん》の眺望《てうぼう》を心《こゝろ》ゆくばかり味《あぢ》はい度《た》い。大自然《だいしぜん》の威靈《ゐれい》には感極《かんきは》まつて、ハラ〳〵と落涙《らくるい》することさへある。私《わたし》はその何故《なにゆゑ》たるかを知《し》らぬ。只《たゞ》この偉大《ゐだい》なる力《ちから》に我心氣《わがしんき》を融合《ゆうがふ》せしめんとするのが、私《わたし》の心的療法《しんてきれうはふ》の一である。病人《びやうにん》の神經《しんけい》は尖《とが》り易《やす》い。苦痛《くつう》を忍《しの》ぶ肉體《にくたい》を超越《てうゑつ》せしめるには、信仰以外《しんこういぐわい》に、この自然《しぜん》の眺望《てうばう》に、如《し》くものはない。そして居住《きよぢう》としては左《さ》の如《ごと》きを望《のぞ》みたい。

イ、高燥《かうさう》にして、後《うしろ》に山《やま》を負《お》ひ、前《まへ》に流《ながれ》を控《ひか》へ、空《そら》と水《みづ》と樹《き》との眺《なが》め良《よ》きは最《もつと》も佳《よ》し。

ロ、新鮮《しんせん》な野菜《やさい》、魚類等《ぎよるゐとう》の營養品《えいやうひん》を得《う》るに便利《べんり》で、水質良好《すゐしつりやうかう》且《か》つ豊富《ほうふ》なるべし。

ハ、室《しつ》は南向《みなみむ》きで廣《ひろ》く日當《ひあた》り良《よ》く、廣《ひろ》きが良《よ》し。

ニ、工場《こうぢやう》、鑛山等《くわうざんとう》の煤煙《ばいえん》なく、又附近《またふきん》に繁劇《はんげき》な音響《おんきやう》を發《はつ》すること無《な》き事《こと》。

ホ、室内《しつない》に風《かぜ》入りを能《よ》くし。理想的《りさうてき》に云《い》へば、東西南北《とうさいなんぼく》に窓《まど》や入口《いりくち》があるのが良《よ》い。

ヘ、雨《あめ》の夜《よ》、霧《きり》の夜《よ》、霜《しも》の夜《よ》にあらざれば、戸《と》を閉《と》づる勿《なか》れ、成《な》るべく開放《かいはう》せよ。

ト、應接《おうせつ》を禁《きん》ず、人《ひと》と遠《とほ》ざかり、孤獨《こどく》を樂《たの》しみ、悠々閑日月《いう〳〵かんじつげつ》を喜《よろこ》べ。

チ、沈默《ちんもく》は精氣《せいき》を充實《じうじつ》す。謠《うた》はず、語《かた》らず、常《つね》に洋々《やう〳〵》たる前途《ぜんと》の希望《きばう》に心《こゝろ》をやれ。

リ、床《とこ》あらば軸《ちく》を掛《か》けよ。花《はな》を活《い》け、佳香《かかう》を焚《た》くも可《か》。花鳥風月《はなどりふうげつ》は氣《き》を養《やしな》ふの先驅《せんく》である。

恬憺《てんたん》虚無《きよむ》なれば、眞氣《しんき》之《これ》に從《したが》ひ、
精神《せいしん》内《うち》に守《まも》らば、病安《やまひいづ》くよりか來《きた》らん。（素　問）

十四　性慾と信仰

性慾《せいよく》を節《せつ》せよ。性慾《せいよく》を誡《いまし》めよ。これ又治病《またちびやう》の最大要件《さいだいえうけん》の一である。これには私《わたし》は多言《たごん》を用《もち》ひぬ。只《たゞ》その最眞諦《さいしんてい》をのみ述《のべ》ん。何《なん》ぞや、曰《いは》く信仰《しんかう》の確立《かくりつ》によれ。

信仰《しんこう》に就《つ》いては、信仰篇《しんかうへん》に於《おい》て詳述《しやうじゆつ》してあるが、性慾《せいよく》さへ抑制《よくせい》し得《え》られぬ、優柔不斷者《いうじうふだんしや》がどうして病氣《びやうき》を癒《なほ》し得《え》ようや。たゞ慢然精神力《まんぜんせいしんりよく》の確立《かくりつ》や修養位《しうやうくらゐ》では、長年月《ながとしつき》の奮闘《ふんとう》にたへる事《こと》は吾々《われ〳〵》凡人《ぼんじん》には不可能《ふかのう》であらう。

あらゆる不攝生《ふせつせい》を排除《はいぢよ》して、治病《ちびやう》の眞實《しんじつ》を擧《あ》ぐるには、信仰《しんかう》の殿堂《でんだう》に參入《さんにふ》することである。神《かみ》に對《たい》して靜《しづ》かに祈《いの》れ、邪心起《じやしんおこ》らば心《こゝろ》から祈《いの》れ、禱《いの》るその清淨心《せいじやうしん》こそ神《かみ》である。即《すなは》ち神《かみ》が神《かみ》に禱《いの》るのである。そこにはあらゆる不攝生《ふせつせい》の邪念《じやねん》悉《ことごと》く消散《せうさん》し筆舌《ひつぜつ》にては到底盡《たうていつく》せぬ神秘《しんぴ》の大癒能力《だいゆのうりよく》が活躍《くわつやく》するのである。

十五、甦りたる我

汝《なんぢ》の前《まへ》には慈悲《じひ》限《かぎ》りない天日《てんぴ》が輝《かゞや》いてゐる。汝《なんぢ》の周圍《しうゐ》に汝《なんぢ》の體《からだ》に、隅《くま》なく空氣《くうき》と云《い》ふ天與《てんよ》の藥《やく》餌《じ》が漲《みなぎ》り溢《あふ》れてゐる。土《つち》も水《みづ》も、草《くさ》も木《き》も、鳥《とり》も虫《むし》も悉《ことごと》く汝《なんぢ》を喜《よろこ》び迎《むか》へてくれる。一粒《つぶ》の米《こめ》、一片《きれ》の野菜《やさい》も皆《みな》、汝《なんぢ》を養《やしな》はんが爲《た》めに、自己《じこ》の生命《せいめい》を犧牲《ぎせい》にしてゐるではないか。

「我《われ》は實《じつ》に幸福《こうふく》である。」

この幸福心《こうふくしん》こそ全快《ぜんくわい》へのかけ橋《はし》である。そして只《たゞ》、持久忍耐《ぢきうにんたい》。療養《れうやう》に療養《れうやう》を重《かさ》ねて功《こう》を急《いそ》ぐことを勿《なか》れ。

觀《み》よこの强敵《きやうてき》の屈服《くつぷく》には數年《すうねん》又《また》は十數年《すうねん》の奮戰《ふんせん》を續《つゞ》けて遂《つひ》には病魔《びやうま》を驅逐《くちく》し、治癒《ちゆ》の凱歌《がいか》を奏《そう》しつゝあるではないか！　あゝ如何《いか》に重病《ぢうびやう》と雖《いへど》も屹度全快《きつとぜんくわい》する。病期《びやうき》の長短等《ちやうたんとう》は苦慮《くりよ》するに足《た》らぬ。

細心《さいしん》な自療《じれう》と、

大膽《だいたん》なる信仰《しんかう》

とは必《かなら》ず病《やまひ》を征服《せいふく》し得《う》る。

「百里《り》の道《みち》を旅《たび》ゆく者《もの》は九十里《り》を以《もつ》て半《なかば》とする」と云《い》ふ金言《きんげん》がある。病《やまひ》の養生《やうじやう》も最後《さいご》の一歩《ぽ》、最《さい》後《ご》の五分時《ふんじき》を以《もつ》て最《もつと》も尊《たふと》しとせねばならぬ。よくなりかけが大事《だいじ》だが快《こゝろよ》くなつてからが猶更大切《なほさらたいせつ》である。どうか是《こ》れは確《しか》と心《こゝろ》にたゝんで置《お》いて貰《もら》ひたい。

あゝ汝《なんぢ》に向《むか》ふ虐《しひた》げの刄《やいば》も、汝《なんぢ》に向《むか》ふ不運《ふうん》の絆《いと》も、汝《なんぢ》を玉成《ぎよくせい》せしめんとする尊《たふと》き神《かみ》の試錬《しれん》ではあるまいか。人生《じんせい》、百萬《まん》の富《とみ》を積《つ》むを以《もつ》て、決《けつ》して尊《たふと》しとなさない。徒《いたづ》らの虚名何《きよめいなに》するものぞ！

病悶多年《びやうもんたねん》、漸《やうや》く眞《しん》の自己《じこ》を覺《さと》り、傷《きずつ》ける肉體《にくたい》を癒《なほ》し、病《やまひ》の心《こゝろ》をすて去《さ》り、光風霽月《くわうふうさいげつ》、清淨無垢《せいじやうむく》一點《てん》の罪《つみ》なく、汚《けがれ》なく、一箇《こ》の不滿《ふまん》なく、凡《すべ》てを感謝《かんしや》して、茲《こゝ》に「甦《よみが》へりたる我《われ》」は尊《たふと》きこと神《かみ》の如《ごと》くであらねばならぬ。

全身《ぜんしん》その心《こゝろ》の充實《じうじつ》によりて、自己《じこ》を最《もつと》も淨《きよ》く正《たゞ》しく、強《つよ》しとなして、凡《すべ》てを愛《あい》せよ。

凡《すべ》てを愛《あい》するは即《すなは》ち我《われ》を愛《あい》するのである。

人若《ひとも》し全世界《ぜんせかい》を得《う》るとも、罪《つみ》あらば何《なに》かせん。

罪《つみ》なく穢《きた》なき心《こゝろ》こそ、神《かみ》に通《かよ》ひ、凡《すべ》てを愛《あい》する慈悲《じひ》の心《こゝろ》こそ最大無限《さいだいむげん》であり、世界《せかい》の礎《もと》であり人生《じんせい》の土臺《ごだい》であらねばならぬ。

小《せう》藥《やく》ハ是《こ》レ草《さう》根《こん》木《もく》皮《ひ》。大《たい》藥《やく》ハ是《こ》レ衣《い》服《ふく》飲《いん》食《しよく》、藥《やく》源《げん》ハ是《こ》レ治《ち》心《しん》修《しう》身《しん》。

（佐藤一齋）

第十二章　信仰療法

一、信仰療法の意義

夫《そ》れ人生《じんせい》に於《お》ける眞《しん》の幸福《かうふく》は即《すなは》ち心身《しんしん》の健康保全《けんかうほぜん》にあり、人生《じんせい》に於《お》ける最大《さいだい》なる福慶《ふくけい》は、これを現代《げんだい》の如《ごと》き、形而下《けいすか》の物質方面《ぶつしつはうめん》に求《もと》むべきか、將又《はたまた》、形而上《けいすじやう》の精神方面《せいしんはうめん》に求《もと》むべきか右顧左眄《うこさけい》して、眞實《しんじつ》なる體驗《たいけん》より、これを考察《かうさつ》するならば、吾人《ごじん》の生活上《せいくわつじやう》に於《おい》て、其《そ》の平和《へいわ》と安寧《あんねい》の基《き》調《てう》さるべきものは、無病健康《むびやうけんかう》の外《ほか》には之《これ》を求《もと》むべきものがない。然《しか》るに文明人《ぶんめいじん》として誇《ほこ》れる現代《げんだい》人《じん》が時代錯誤《じだいさくご》の迷想《めいさう》に捕《とら》はれ、一にも二にも形而下《けいすか》の物質《ぶつしつ》に拘泥《かうでい》し、之《これ》に迷妄《めいもう》して、眞《しん》の人間《にんげん》の取《と》るべき自然生活《しぜんせいくわつ》を無視《むし》し、心靈《しんれい》に目醒《めざ》めずして虚榮的金殿玉樓《きよえいてききんでんぎよくろう》の安逸《あんいつ》にふけり、珍味佳肴《ちんみかかう》を求《もと》め、綺羅錦繍《きらきんしふ》に身《み》を纏《まと》ひ、淫蕩肉林《いんとうにくりん》に心《こゝろ》を傾《かたむ》けつゝある彼等《かれら》は徒《いたづ》らに、虚榮的放縦生活《きよえいてきはうじうせいくわつ》に浮身《うきみ》をやつし不知不識《しらずしらず》の裡《うち》に心身《しんしん》の惡化《あくくわ》を招《まね》き、恐《おそ》るべき病魔《びやうま》の來襲《らいしふ》を受《う》け、而《しか》して精神《せいしん》の苦腦煩悶《くのうはんもん》絶《た》ゆることなく、遂《つひ》には厭《いと》ふべき不自然《ふしぜん》なる悲《かな》しむべき病死《びやうし》の轉禍《てんくわ》を受《う》けるに至《いた》る。見《み》よ醫藥迷信《いやくめいしん》の現代人《げんだいじん》は徒《いたづ》らに醫藥《いやく》の捕虜《ほりよ》となり遂《つひ》に病院《びやうゐん》の一角《かく》に呻吟《しんぎん》する悲境《ひきやう》に陷《おとしい》れる病者《びやうしや》は、富貴《ふき》も榮華《えいぐわ》も一夜《や》の夢《めゆ》と化《くわ》し、陰鬱《ゐんうつ》な魔風《まふう》に不愉快《ふゆくわい》なる生活《せいくわつ》を辿《たど》り、一家《か》は擧《あ》げて病魔《びやうま》の巢窟《さうくつ》となり。悲慘《ひさん》なる人生《じんせい》を送《おく》るものと、之《これ》に反《はん》して身《み》は假令《たとへ》九尺《しやく》二間《けん》の茅屋《あばらや》に起臥《きぐわ》し、垢付《あかつき》たる綿衣《めんい》をつけ、麥《ばく》飯《はん》、菜食《さいしよく》に舌鼓《したつゞみ》を打《う》つて、これを山海《さんかい》の珍味《ちんみ》として飢《うゑ》を凌《しの》ぐも、常《つね》に心身共《しん〳〵とも》に强健《きやうけん》にして、その精神上《せいしんじやう》に何等《なんら》の煩悶《はんもん》もなく、愉快《ゆくわい》なる大自然《だいしぜん》を友《とも》とし安隱《あんゐん》に各自《かくじ》その業務《げふむ》に從《したが》ひ、神《かみ》の恩惠《おんけい》を享《けう》受《じゆ》して、天意《てんい》に背《そむ》かず、常《つね》に眞劍着實《しんけんちやくじつ》の精神《せいしん》を發揮《はつき》し天《てん》の使命《しめい》を奉《ほう》じ、人生《じんせい》を愉快《ゆくわい》に送《おく》る程幸福《ほどこうふく》なものはないであらう。故《ゆゑ》に個人《こじん》としての幸福《こうふく》も、國家《こくか》としての幸慶《こうけい》も、要《えう》するに國民精神《こくみんせいしん》の剛《がう》健《けん》にあり、精神《せいしん》の剛健《がうけん》は肉體《にくたい》の强健《きやうけん》を創造《さうぞう》し、よくその業務《げふむ》に勤勉《きんべん》するの根本《こんぽん》をなし、國富强兵《こくふきやうへい》の基《もと》を作《つく》り、これに依《よ》つて以《もつ》て、

敬神崇祖《けいしんすうそ》　忠君愛國《ちうくんあいこく》　の健實《けんしつ》なる思想《しさう》を現前《げんぜん》し、一家《か》の繁榮《はんえい》も、一個人《こじん》の快樂《くわいらく》も一としてこの淳良《じゆんりやう》なる思想《しさう》より離《はな》れて他《た》にこれを求《もと》むることが不可能《ふかのう》であります。

故《ゆゑ》に父母《ふぼ》に孝《こう》たらんと欲《ほつ》せば先《ま》づ以《もつ》て祖先《そせん》の遺訓《ゐくん》を守《まも》り、心身《しん〳〵》の健全《けんぜん》を圖《はか》るべし、國家《こくか》に忠《ちう》な

らんとせば、先《ま》づ以《もつ》て、思想《しさう》の健實《けんじつ》を圖《はか》り、國祖《こくそ》の神勅《しんちよく》を奉《ほう》じ、世界人道平和《せかいじんだうへいわ》の爲《た》めに盡《つく》すべく常《つね》に神《かみ》より與《あた》へられたる自然癒能力《しぜんいのうりよく》を活現《くわつげん》し、吾《わ》が身《み》の健全和樂《けんぜんわらく》を祈《いの》り、決《けつ》して我《わ》が身《み》を汚毒《をどく》するなく、清《きよ》き心《こゝろ》と淨《きよ》き身《み》を以《もつ》て、上皇室《かみくわうしつ》の安泰《あんたい》を祈《いの》り、國家《こくか》に奉仕《ほうし》するの信念《しんねん》を發揮《はつき》し以《もつ》て國家《こくか》の安全《あんぜん》を期《き》すべきであります。

(一) 自然療養と神秘の力

人《ひと》は一朝病魔《てうびやうま》に襲《おそ》はれると必《かなら》ず苦《に》がい忌《い》やなお藥《くすり》を飲《の》ませられたり、痛《いた》い思《おも》ひをさせられたりして苦《くる》しい思《おも》ひをさせられたり、身《み》も心《こゝろ》も消《き》えて行《ゆ》く様《やう》な氣《き》になりますが。病《やまひ》を治《なほ》し度《た》いと云《い》ふ一念《ねん》から、この苦痛《くつう》をこらへて煩悶《はんもん》してゐますが、決《けつ》してその様《やう》な嫌《い》やな思《おもひ》をせず、又痛《またいた》い目《め》に遇《あ》はされる様《やう》なこともなく、最《もつと》も愉快《ゆくわい》に、病氣《びやうき》を癒《なほ》すことは容易《やうい》で自己《じこ》の觀念作用《くわんねんさよう》で治《なほ》るものである。

即《すなは》ち自然療能作用《しぜんれうのうさよう》の活現躍動《くわつげんやくどう》を來《きた》す妙術《みやうじゆつ》を傳授致《でんじゆいた》します。皆《みな》さん、よく次《つぎ》の事柄《ことがら》を反省《はんせい》して心身《しんしん》の鍛錬《たんれん》を圖《はか》り、不自然《ふしぜん》なる。西洋《せいやう》カブレの皮相的模倣《ひさうてきもはう》の美食即《びしよくすなは》ちハイカラ食《しよく》や虚榮的美衣《きよえいてきびい》を慎《つゝし》み、各自《かくじ》の境遇《きやうぐう》や、環境《くわんきやう》により、衣食住《いしよくぢう》即《すなは》ち「食《しよく》」は自然《しぜん》の食飼法《しよくじはふ》に注意《ちうい》して、無暗《なやみ》に西洋化《せいやうくわ》せるバタ臭《くさ》き食物《しよくもつ》を避《さ》け、吾《わ》が國古來《くにこらい》の良習慣《りやうしふくわん》を守《まも》り、餘《あま》りに人工《じんこう》を加《くは》へて外見上《ぐわいけんじやう》の美食《びしよく》を攝《と》らぬやう、四季《き》それぐ其《そ》の土地《とち》に生産《せいさん》せらるゝ環境自然《くわんきやうしぜん》の天然産物《てんねんさんぶつ》を按配《あんばい》し飲食《いんしよく》するのが健康第一《けんかうだい》の要諦《えうてつ》であります。

(二) 美食を慎しみ信仰に入れ

着物《きもの》は何《なに》も、浮身《うきみ》をやつして餘《あま》り派出好《はでごの》みをせず、見榮《みえ》を張《は》らず、常《つね》に質素《しつそ》を守《まも》り身分《みぶん》に應《おう》じた服装《ふくさう》に改《あらた》め、外觀《ぐわいくわん》よりも心《こゝろ》に錦《にしき》衣を着《き》せる事《こと》と、厚着《あつぎ》よりも薄着《うすぎ》の習慣《しふくわん》をつける事《こと》が最《もつと》も肝要《かんえう》である。殊《こと》に子供《こども》などには尤《もつと》も注意《ちうい》を要《えう》するのであります。心身《しんしん》の抵抗力《ていかうりよく》を増進《ぞうしん》するには、自然《しぜん》生活《せいくわつ》に限《かぎ》るものであります。然《しか》るに自然《しぜん》の恩惠《おんけい》を忘《わす》れ、徒《いたづ》らに人爲的方法《じんゐてきはうはふ》や勝手氣儘《かつてきまゝ》の振舞《ふるまい》を演《えん》じて、遂《つひ》にとり返《かへ》しのつかない重病《ぢうびやう》にかゝるのであります。

住居《ぢうきよ》としては別《べつ》に金殿玉樓的建築装飾《きんでんぎよくろうてきけんちくさうしよく》をなさずとも、吾人動植物《ごじんどうしよくぶつ》を成育《せいいく》するの根本《こんぽん》をなす日《につ》光《くわう》の射入《しやにふ》を良好《りやうこう》ならしめ、常《つね》に風通《かぜとほ》りをよくして明《あか》るい場所《ばしよ》を選《えら》び、薄暗《うすぐら》い家《いへ》には、常《つね》に病人《びやうにん》が絶《た》へぬものであるから油斷《ゆだん》すべからず、この様《やう》な家《いへ》には常《つね》に醫者《いしや》の出入《でいり》が絶《た》へぬのであります。

散歩《さんぽ》運動《うんどう》は同《おな》じく心身《しん〱》を剛健化《がうけんくわ》すものであるから、適度《てきど》の運動《うんどう》をすることが肝要《かんえう》であつて、今《いま》のお醫者樣《いしやさま》のやうに、理窟《りくつ》一點張《てんば》りに捉《とら》はれ、藥物萬能《やくぶつばんのう》に傾《かたむ》いたお醫者《いしや》の力《ちから》よりも、自己《じこ》の內觀《ないくわん》に潜在活動《せんざいくわつどう》する自然療能《しぜんれうのう》と云《い》ふ不思議《ふしぎ》な靈力《れいりよく》で苦《く》もなく快癒《くわいゆ》して行《ゆ》くのであります。體《からだ》が弱《よは》いからと云《い》つて家《いへ》の中《なか》に日夜《にちや》悲觀《ひくわん》煩悶《はんもん》しながら默《だま》つてゐていやな事《こと》ばかり考《かんが》へ、蒲團《ふとん》と角力《すもふ》を取《と》つてゐては駄目《だめ》です。一寸《ちよつと》した病《やまひ》にも恐《おそ》れ、床《とこ》の中《なか》にもじ〱して醫藥《いやく》ばかりに、親《した》しんで居《ゐ》るやうな人《ひと》は、早《はや》く死神《しにがみ》に捕虜《とりこ》となります。今《いま》のお醫者樣《いしやさま》は神樣《かみさま》でない人間《にんげん》でありますから、よく病人《びやうにん》に對《たい》し、何《なん》とか、彼《か》とか、病氣《びやうき》の道筋《みちすぢ》や何《なん》かを說《と》いてきかせますが、一朝病氣《てうびやうき》になつた時《とき》の心理《しんり》狀態《じやうたい》はお醫者《いしや》さんの一言《げん》一句《く》が病者《びやうしや》の感情《かんじやう》に刺戟《しげき》を與《あた》へ、そうして知《し》らぬうちに、之等《これら》いろ〱の惡暗示《あくあんじ》が病人《びやうにん》の心《こゝろ》を占領《せんれう》せらるゝ結果《けつくわ》、直《す》ぐにも癒《いや》すべき病氣《びやうき》でも、その主治醫《しゆぢい》の言動《げんどう》如何《いかん》によりて、病者《びやうしや》の心理狀態《しんりじやうたい》を、左右《さいう》するものであります。

(三) 人間自然療能の妙機

例《たと》へば今感冒《いまかんばう》にかゝり、お醫者《いしや》からは、床《とこ》について安靜《あんせい》にして居《い》ることを命《めい》ぜられ、病氣《びやうき》の前《まへ》とは打《う》つて變《かは》り、日常《にちじやう》の食餌《しよくじ》まで一變《ぺん》し、ソレ粥《かゆ》食とか重湯《おもゆ》とか牛乳《ぎうにう》とかソップとか肉汁《にくじう》とか、文字《もじ》通《ごほ》りの滋養品《じやうひん》を偏重《へんちやう》し、これを強要《きやうえう》せられ、常《つね》に喰《く》ひ慣《な》れない食品《しよくひん》を攝取《せつしゆ》するのであるから遂《つひ》に胃腸《ゐちやう》の抵抗力《ていかうりよく》はだん／＼衰《おとろ》へ色々《いろ／＼》な藥劑《やくざい》を、強制的《きやうせいてき》に服用《ふくよう》を勵《すゝ》められるので、一層病《そうやまひ》に對《たい》する恐《きやう》怖の念《ねん》が強《つよ》くなり、放任《はうにん》して置《お》いても直《す》ぐ治《なほ》る病《やまひ》でも樣々《さま／＼》の惡《わる》い暗示《あんじ》に依《よ》つて肉體的《にくたいてき》にも精《せい》神的《しんてき》にも、異常《ゐじやう》の惡影響《あくえいきやう》を招《まね》き、一日《にち》二日《か》と床《とこ》の中《なか》で自己《じこ》の觀念《くわんねん》を弱《よは》らしめ、而《しか》して病《やまひ》の增惡《ぞうを》を恐《おそ》れるの結果《けつくわ》、自己《じこ》の心《こゝろ》の裡《うち》で此《こ》の發熱《はつねつ》は或《あるひ》は大病《たいびやう》の前提《ぜんてい》ではないかしらと想像《さうざう》して、豫期觀念《よきくわんねん》を呼《よ》び起《おこ》し、自己《じこ》の環境《くわんきやう》より享受《けうじゆ》せるいろ／＼の惡暗示《あくあんじ》に依《よ》りて心《こゝろ》を弱《よは》められ、益々《ます／＼》自己《じご》の病《びやう》氣《き》を重視《ぢうし》し、悲觀《ひくわん》から懊惱《おうなう》となり、心《こゝろ》なきお醫者《いしや》から種々《いろ／＼》の藥劑《やくざい》を強制《きやうせい》せられるので、自然《しぜん》に反《はん》逆《ぎやく》せる對症的療法《たいしやうてきれうはふ》の服藥《ふくやく》を強要《きやうえう》せられ、服用《ふくよう》せねば病《やまひ》が治《なほ》らないかと思《おも》ひ、其《そ》の效果《かうくわ》を期待《きたい》せしも、その効果《かうくわ》が無《な》いと、自己《じこ》の心中《しんちう》に於《おい》て尙《なほ》一層色々《さういろ／＼》な妄想《もうさう》を浮《うか》べ、自己《じこ》の心頭《しんとう》に惱《なや》みの種子《たね》をまき、弱《よは》い觀念《くわんねん》は益々《ます／＼》募《つの》り行《ゆ》くので、この弱《よは》い觀念《くわんねん》のために、患部《くわんぶ》には、充血《じうけつ》や鬱血症狀《うつけつしやう／＼》を起《おこ》して疼痛《とうつう》と苦惱《くのう》とを感受《かんじゆ》するのであります。

二、神に依る治療の眞理

醫學博士《いがくはかせ》二木《き》謙三《けんざう》氏《し》曰《いは》く「人間《にんげん》は自然的飲食物《しぜんてきいんしよくぶつ》を利用《りよう》せねばならぬ」と、これは余《よ》の日常實驗《にちじやうじつけん》して居《ゐ》る事《こと》と殆《ほと》んど同一《どう》である。博士《はかせ》は自己《じこ》の體驗《たいけん》から考察《かうさつ》された二木式腹式呼吸法《きしきふくしきこきふはふ》の唱導者《しやうだうしや》として名聲錚々《めいせいそう〱》たるものであります。嘗《かつ》て博士《はかせ》は病患《びやうくわん》の爲《た》めに萬物萬能《やくぶつばんのう》に捕《とら》はれ、長《なが》らく病弱《びやうじやく》の身《み》であつたが、一朝藥物萬能《てうやくぶつばんのう》の迷夢《めいむ》から醒《さ》めて、薄弱《はくじやく》な自己《じこ》の身體《からだ》に對《たい》し、眞劍《しんけん》な實際的體驗《じつさいてきたいけん》を經《へ》て、その健康《けんかう》を回復《くわいふく》し、そして自己《じこ》の體驗《たいけん》から左《さ》の四大項目《だいこうもく》を實行《じつかう》することを劃《くわく》し、これを世《せ》間《けん》に公表指導《こうへうしだう》せられてゐる。健康者《けんかうしや》は勿論《もちろん》、病弱者《びやうじやくじや》と雖《いへど》も、これを實行《じつかう》することが最《もつと》も必要《ひつえう》であります。

第一《だい》　努《つと》めて地《ち》に親《したし》しむべし。

第二《だい》　努《つと》めて水《みつ》に親《した》しむべし。

第三《だい》　努《つと》めて火《ひ》に親《した》しむべし。

第四《だい》　努《つと》めて風《かぜ》に親《した》しむべし。

天地《あめつち》に借《か》りた體《からだ》を何《な》んとする、勝手氣儘《かつてきまゝ》が第《だい》一の毒《どく》。

此《こ》の息《いき》は神《かみ》の惠《めぐ》みと氣《き》がつかば、そまつにしては罰《ばち》が當《あた》るぞ。

第《だい》一地《ち》に親《した》しむとは、土《つち》を直接《ちよくせつ》に踏《ふ》む事及《ことおよ》び弄《いぢ》る事《こと》。

草木《くさき》は土中《どちう》よりその營養及《えいやうぶん》を吸收《きふしう》し、之《こ》れが爲《た》めに成長《せいちやう》してゐるが如《ごと》く吾人《ごじん》も天地《てんち》自《し》然《ぜん》の恩惠《おんけい》を覺《さと》り、眞《しん》の生命《せいめい》を享受《けうじゆ》することを知《し》らねばならぬのであります。

太古《たいこ》の人《ひと》は勿論現今田園生活《もちろんげんこんでんえんせいくわつ》の人々《ひとびと》は皆《みな》、素足《すあし》で地上《ちじやう》を歩《ある》いた者《もの》が、段々文明《だんだんぶんめい》の進歩《しんぽ》に從《したが》ひ、草履《ざうり》を穿《は》き、下駄《げた》をはき、現代《げんだい》の如《ごと》き革靴《かはぐつ》やゴム靴《ぐつ》をはいて次第《しだい》に土《と》地《ち》と隔《へだた》るやうになつたので人間《にんげん》が益々《ますます》土《つち》に親《した》しむことが出來《でき》なくなつて來《き》たのである。文明《ぶんめい》とか進歩《しんぽ》とか云《い》ふことは或意《あるい》味《み》に於《お》いて人間《にんげん》の健康《けんかう》を弱《よは》くすることになつて來《き》たのであります。諺《ことわざ》にも「弱《よは》い子《こ》供《ども》は土《つち》いぢりさせよ」といふ事《こと》がある。試《こゝろ》みに着《き》物《もの》の裾《すそ》を卷《ま》き上《あ》げて一寸裸足《ちよつとはだし》で庭先《にはさき》に下《お》りて見《み》よ。足《あし》の裏《うら》が地《ち》につくと全身《ぜんしん》が一時《じ》に引締《ひきしま》るやうに良《よ》い氣持《きもち》になるのだ。下駄《げた》をはいてゐた時《とき》とは其《そ》の心持《こゝろもち》が別《べつ》である。

第《だい》二水《みづ》に親《した》しむ、とはなるべく皮膚《ひふ》を多《おほ》く水《みづ》に接觸《せつしよく》せしむる事《こと》が人間生活《にんげんせいくわつ》上《じやう》、將又《はたまた》健康上《けんかうじやう》最《もつと》も必要《ひつえう》であつて、大昔時代《おほむかしじだい》、吾人《ごじん》の祖先《そせん》は嬰兒《えいじ》が生《うま》れて初湯《うぶゆ》を使《つか》ふにも大抵《たいてい》は河水《かはみづ》を用《もち》ひたものであります。然《しか》るに現今《げんこん》は文化生活《ぶんくわせいくわつ》とか云《い》ふ美名《びめい》の下《もと》にだん〳〵ハイカラになつて水《みづ》を怖《おそ》るゝやうになつて來《き》たことは眞《しん》に憂《うれ》ふべきことであります。齋戒沐浴《さいかいもくよく》とは水中《すゐちう》に全身《ぜんしん》を浴《よく》して心身《しん〳〵》を清淨《せいじやう》にする事《こと》であつて、西洋《せやう》でもキリスト敎信者《けうしんじや》が洗禮《せんれい》を受《う》くるには河中《かちう》に浴《よく》したのである。近來《きんらい》冷水摩擦《れいせいまさつ》とか、海水浴《かいすゐよく》、水浴《すゐよく》、生水飮用《なまみづいんよう》の實驗者《じつけんしや》の體驗《たいけん》によりて、だん〳〵水《みづ》に親《した》しむやうになつて來《き》たのはまことに喜《よろこ》ぶべき時相《じさう》であると共《とも》に大《おほい》に歡迎《くわんげい》すべき事《こと》であります。

第三火《だいさんび》に親《した》しむとは、人《ひと》に最《もつと》も大切《たいせつ》にして、大自然《だいしぜん》の絶對的恩惠《ぜつたいてきおんけい》は火即《ひすなは》ち太陽《たいやう》の光線《くわせん》である。日光《につくわう》が地上《ちじやう》の生物《ぜいぶつ》に對《たい》しその、威力《ゐりよく》を與《あた》へ、之《こ》れを成育《せいいく》せしむるは勿論《もちろん》、殊《こと》に人間《にんげん》の健康上《けんかうじやう》に對《たい》して如何《いか》に、活力《くわつりよく》をあたへてゐるかは云《い》ふまでもない。故《ゆゑ》にうす暗《ぐら》い家《いく》は日光《につくわう》の入《はい》らぬ家《いへ》でいつも陰氣《いんき》で黴菌《ばいきん》の巣窟《さうくつ》となり、病人《びやうにん》が絶《た》へないのであります。日光《につくわう》の効能《かうのう》は先《ま》づ皮膚《ひふ》を強健《きやうけん》ならしめ抵抗力《ていかうりよく》を増《ま》し、有害菌《いうがいきん》を撲滅《ぼくめつ》し、血液《けつえき》の循環《じゆんくわん》をよくし、從《したが》つて新陳代謝《しんちんたいしや》を旺盛《わうせい》ならしむる如《ごと》きは到底《たうてい》これに及《およ》ぶものはない。

然《しか》るに文明人《ぶんめいじん》と稱《しよう》する現代人《げんだいじん》は此《こ》の有難《ありかた》い日光《につくわう》に遠《とほ》ざかり、且《か》つこれを恐《おそ》れてゐるやうな輩《はい》は自然《しぜん》の恩惠《おんけい》を無視《むし》し、日光《につくわう》に接《せつ》すれば色《いろ》が黒《くろ》くなる等《とう》との「たはごと」を云《い》ふてゐる馬鹿者《ばかもの》が多《た》様《やう》あるのには實《じつ》に驚《おどろ》くのである。反省《はんせい》せよ。而《しか》して日光《につくわう》の威力《ゐりよく》に感嘆《かんたん》せよ。

第四《だい》、風《かぜ》に親《した》しむとは、空氣《くうき》を完全《くわんぜん》に呼吸《こきう》することであつて、日光《につくわう》と共《とも》に人間《にんげん》には寸時《すんじ》も離《はな》るゝことの出來《でき》ぬ、自然《しぜん》の恩惠《おんけい》であります。自然《しぜん》は地上《ちじやう》の生物《せいぶつ》に對《たい》し常《つね》に新鮮《しんせん》な空氣《くうき》を呼吸《こきふ》せしむることの必要《ひつえう》な事《こと》は、今更新《いまさらあたら》しく論《ろん》ずるまでもない事《こと》であるが、現代《げんだい》の文明人《ぶんめいじん》はやゝもすれば科《くわ》學《がく》を迷信《めいしん》し、自然《しぜん》の公則《こうそく》を誤《あやま》り、單《たん》に鼻《び》口《こう》より呼吸《こきふ》するを以《もつ》て足《た》れりとなし、少《すこ》し寒《さむ》いと厚着《あつぎ》を重《かさ》ね、殆《ほと》んど顔《かほ》ばかり出《だ》し、恬《えう》として顧《かへり》みざるもの多《おほ》く、殊《こと》に往年流感流行《わうねんりうかんりうかう》の際《さい》に於《お》ける狼狽《らうばい》した當局者《たうきよくしや》が誤《あやま》れる宣傳《せんでん》によつて例《れい》の不衞生《ふえいせい》なる「マスク」を使用《しよう》させたことである。當局者《たうきよくしや》が恐《おそ》るべき流感菌《りうかんきん》を「マスク」で豫防《よぼう》せんとしたことは丁度《てうど》惡思想《あくしさう》の輸入《ゆにう》を「サーベル」で豫防《よぼう》せんとすると同一《どう》で尤《もつと》も滑稽《こつけい》な次第《しだい》であります。

斯《かく》の如《ごと》き消極的豫防法《せうきよくてきよばうはふ》では、徒《いたづ》らに恐怖心《けうふしん》を増長《ぞうちやう》せしめ、心身《しんしん》を薄弱《はくじやく》にして抵抗力《ていかうりよく》を減退《げんたい》せしめて何等《なんら》の利益《りえき》なく、殊《こと》に笑止千萬《せうしせんばん》なのは、國民中《こくみんちう》の優良《ゆうりやう》にして健康體《けんかうたい》、所有《しよいう》の軍人《ぐんじん》に「マスク」を使用《しよう》せしめた事《こと》は間違《まちがひ》だらけの、衞生法《えいせいはふ》で時代錯誤《じだいさくご》の極《きはみ》ではあるまいか、恐《おそ》らく「マスク」に依《よ》つて感冒《かんばう》を豫防《よばう》するでなく、反《かへ》つて感受性《かんじゆせい》を強《つよ》くし傳染《でんせん》の機會《きくわい》を與《あた》へるものではあるまいか、此《かく》の如《ごと》きは徒《いたづ》らに、空氣《くうき》を恐怖《けうふ》すると共《とも》に遂《つひ》に純《じゆん》なる酸素《さんそ》吸入《きふにう》などの人爲的《じんゐてき》藥物《やくぶつ》によつて生命《せいめい》を短縮《たんしゆく》させるものではあるまいか？　今日《こんにち》の衛生家《えいせいか》と稱《しよう》する人々《ひと〴〵》は、日光《につくわう》と空氣《くうき》を遠《とほ》ざけることに努《つと》めてゐるやうであるが、これ等《ら》所謂《いはゆる》一知《ち》半解的《はんかいてき》な消極的《せうきよくてき》衛生家《えいせいか》の續出《ぞくしゆつ》は、國家《こくか》民衆《みんしう》を毒《どく》するものとして皷《つゞみ》をならして排斥《はいせき》しなければなりません。現在《げんざい》我《わ》が一般國民《はんこくみん》は祖先《そせん》の剛健體《がうけんたい》に復歸《ふくき》して、偉大《ゐだい》なる國民性《こくみんせい》を發揮《はつき》し確乎《かくこ》たる信念《しんねん》を喚起《くわんき》して、健全《けんぜん》なる心身《しんしん》の所有者《しよいうしや》となつて頂《いたゞ》き度《た》いのであります。

(一)　清き心で信仰の發心

『私《わたし》は清《きよ》き心《こゝろ》で御願《おねがひ》致《いた》します。私《わたし》は只今《たゞいま》病氣《びやうき》のために惱《なや》んでゐるものであります。どうぞこの苦《くる》しみから解放《かいはう》するやう今迄《いまゝで》の誤《あやま》つた治療法《ちれうはふ》を去《さ》つて』『私《わたし》は迷《まよ》はず、疑《うたが》はず、この病《や》める全身《ぜんしん》を捧《さゝ》げて、心靈《しんれい》治療《ちれう》の偉功《ゐこう》に信賴《しんらい》いたします』と靈念《れいねん》するのであります。さうすれば必《かなら》ず貴下《きか》の心靈《しんれい》は宇宙《うちう》の大靈《たいれい》と融合《ゆうがふ》一致《ち》して、遠《とほ》くかすかに『汝《なんち》は斯く〳〵なる迷信《めいしん》から招《まね》いた病氣《びやうき》であるから夫《そ》れを悔《く》い改《あらた》めよ』とか、『汝《なんぢ》の心《こゝろ》懸《が》けが惡《わる》いとか、腑甲斐《ふかひ》ないとか、モット元氣《げんき》を出《だ》せ』、とかに聞《きこ》えて來《く》るか、但《たゞ》しは心《こゝろ》に浮《うか》ぶか、それが人間《にんげん》の聲《こゑ》でなく、何處《どこ》からともなしに感應《かんおう》するのであるから不思議《ふしぎ》です。故《ゆゑ》に誠心誠意《せいしんせいい》を以《もつ》て靈念《れいねん》する時《とき》は必《かな》らず、その神意《しんい》を聞《き》くことが出來《でき》ます。その時《とき》は貴下《きか》の病患《びやうくわん》は如何《いか》なる難病痼疾《なんびやうこしつ》と雖《いへど》も何《なん》の苦痛《くつう》もなく、不思議《ふしぎ》な生理作用《せいりさよう》で病患《びやうくわん》は迅速《じんそく》に治癒《ちゆ》するのであります。決《け》つして迷《まよ》ふことなく、疑《うたが》ふことなく、熱烈《ねつれつ》なる信仰《しんかう》を喚起《くわんき》して、自分《じぶん》の病患《びやうくわん》は必《かなら》す平癒《へいゆ》すると眞心《まごゝろ》からそれを思《し》念《ねん》して貰《もら》ひたいのであります。現今《げんこん》の心《こゝろ》なき、ハイカラ臭《くさ》き西洋《せいやう》カブレの、一知半解的《ちはんかいてき》な非似《ひじ》而科學者《くわがくしや》を氣取《きど》つて、そんなことがあつてたまるか、萬《まん》一その樣《やう》な事《こと》が此《こ》の世《よ》にあるならば醫者《いしや》や藥《くすり》の必要《ひつえう》はない、などと放言《はうげん》する馬鹿《ばか》ものがあるので困《こま》る、その樣《やう》な物質迷妄《ぶつしつめいもう》の馬鹿者《ばかもの》には決《けつ》つして神靈《しんれい》の御加護《ごかご》がないのであります。よく〳〵心《こゝろ》に念《ねん》じて治療《ちれう》するのが養身治病第一《やうしんちびやうだい》の道《みち》であります。

現代《げんだい》の醫學治療《いがくちれう》は、餘《あま》り理論《りろん》に捉《とら》はれ、藥物《やくぶつ》に拘泥《こうでい》し、萬物《ばんぶつ》の靈長《れいちやう》たる人間《にんげん》の貴重《きちやう》なる生命《せいめい》を取扱《とりあつか》ふに、餘《あま》りに御粗末《おそまつ》である。彼等《かれら》は自分等《じぶんら》の研究資料《けんきうしれう》に供《きよう》する牛馬《ぎうば》や、モルモット、と同視《みな》し、靈《れい》の上《うへ》に支配《はい》されてゐる。吾人々類《ごじんじんるゐ》をして之《こ》れ等《ら》の獸類《じうるゐ》と同視《どうし》して、研究資料《けんきうしれう》となしてゐるのではないかと危《あや》ぶまれる實例《じつれい》も多様見《たやうみ》えるのであります。これ現代《げんだい》の醫學《いがく》は吾人《ごじん》の心身《しんしん》を物質《ぶつしつ》化《くわ》し、機械化《きかいくわ》し、偉大《ゐだい》なる心靈《しんれい》の實在《じつざい》を無視《むし》した罪《つみ》がかゝる矛盾《むじゆん》を見《み》るのではなからうか。

貴下《きか》は何《なに》も病《やまひ》を恐怖《きようふ》するの必要毫《ひつえうがう》もなく、理由《りいう》もないものを、何時《いつ》とはなしに、無意識《むいしき》の裡《うち》に病氣《びやうき》の種子《たね》を蒔《ま》かれてゐたのです。貴下《きか》は心《こゝろ》から今日只今《こんにちたゞいま》から前《まへ》に蒔《ま》いた。惡《ある》い種《たね》から芽生《めば》えた病《やまひ》の根《ね》を刈《か》り取《と》つて、今度《こんど》からは、尤もよい種子《たね》を蒔《ま》くのです。これからは、惡《いる》い種子《たね》を蒔《ま》いた爲《た》めに、其様《そのやう》な惡《わる》い結果《けつくわ》を生《う》んだと同《おな》じ力《ちから》が、今日《こんにち》からは其反對《そのはんたい》によい結果《けつくわ》を生《う》んで、不思議《ふしぎ》に貴下《きか》の病《やまひ》は治《なほ》るのです。

貴下《さか》は今日迄餘《こんにちまであま》り自分《じぶん》の病氣《びやうき》を苦《く》にして、それからそれと詰《つま》らん取《と》り越《こ》し苦勞《くらう》をされたので、色々《いろ〳〵》な新《あた》しい病氣《びやうき》の種子《たね》を作《つく》つてゐたのです。それだから毎日毎日憂鬱《まいにち〳〵いううつ》な氣分《きぶん》に捕《とら》はれて、毎日《まいにち》イラ〳〵とした邪念《じやねん》が貴下《きか》の心頭《しんとう》に湧《わ》いて來《き》た結果《けつくわ》。何《なん》でもな　一寸《ちよつと》した病《やまひ》も、貴下《きか》の心《こゝろ》の持《も》ちやうで苦《くる》しめられてこのやうに重《おも》くなつたのです。そして苦《くる》しみや痛《いた》みが増《ま》してくるのてす。貴《き》下《か》は自分《じぶん》で自分《じぶん》の心身《しん〳〵》を惡《わる》い方《はう》へ不知《しらず》不識《しらず》の裡《うち》に誘《さそ》ひつゝあるのです。そうして自己《じこ》の心身《しん〳〵》を無《む》理《り》に疲勞《ひらう》さしてゐるのです。その様《やう》な間違《まちがひ》だらけの衛生法《ゑいせいはふ》や治療法《ちれうはふ》では到底治《たうていなほ》りません。その様《やう》な悪《わる》い觀念《くわんねん》を連續《れんぞく》すればする程《ほど》、病《やまひ》は重《おも》くなつて行《ゆ》くのです。それですから、この様《やう》な悪《わる》い觀念《くわんねん》に捕《とら》はれぬ様《やう》に心機《しんき》一轉《てん》し、從來《じうらい》の弱《よは》い豫期《よき》觀念《くわんねん》や、悪暗示《あくあんじ》を一掃《さう》して、心《こゝろ》から不安恐怖《ふあんけうふ》の念《ねん》を去《さ》れば、病《やまひ》は追々《おひ／＼》と紙《かみ》を剝《は》ぐやうに、必《かなら》ず癒《なほ》つて行《ゆ》きます。そして貴下《あなた》の環境《くわんきやう》より受《う》けた恐《わる》い暗示《あんじ》を忘《わす》るゝやう一意《い》專念自己《せんねんじこ》の誤《あやま》れることを改《あらた》め、以上述《いじやうの》べた觀念《くわんねん》の轉換《てんくわん》に努《つとめ》るならば屹度《きつと》不思議《ふしぎ》に癒《なほ》つて行《ゆ》きます。

(二) 眞劍の信仰は健康の母

病氣《びやうき》を治《なほ》す原動力《げんどうりよく》は醫者《いしや》や藥《くすり》の力《ちから》ではなく、患者自身《くわんじやじしん》の内觀《ないくわん》に常住不變《じやうぢうふへん》に而《し》かも無限《むげん》に潜在《せんざい》して、活現躍動《くわつげんやくどう》するものである處《ところ》の自然的藥籠《しぜんてきやくろう》が吾人生物《ごじんせいぶつ》に賦與《ふ》せられて、無盡藏《むじんざう》に分泌《ぶんぴ》してゐるのであります。

治癒《ゆ》の原動力《げんどうりよく》たる大元卽《おほもとすなは》ち生理作用《せいりきよう》より來《きた》る内分泌作用《ないぶんぴさよう》は、三千年《ねん》の大昔《おほむかし》も現代《げんだい》も變《かは》りないのであります。そして如何《いか》に進歩《しんぽ》した現代醫藥學者《げんだいいやくがくしや》と雖《いにど》も、到底此《たうていこ》の自然《しぜん》に湧出《ゆうしゆつ》する内分泌卽《ないぶんぴすなは》ち靈《れい》液《えき》を作出《さくしゆつ》することは出來《でき》ぬのであります。この原動力《げんどうりよく》は卽《すなは》ち靈力《れいりよく》で、吾人《ごじん》の內觀《ないくわん》に實在《じつざい》して不斷《ふだん》に活力《くわつりよく》を與《あた》へてゐるのである。而《しか》して心經中樞《しんけいちうすう》の活動《くわつどう》に依《よ》つて全身《ぜんしん》の諸機能《しよきのう》を働《はたら》かし、諸細胞《しよさいはう》の新陳代謝機能《しんちんたいしやきのう》に活動《くわつどう》を與《あた》へるのであります。現《げん》の醫術《いじゆつ》及《およ》び對症的藥物療法《たいしやうてきやくぶつれうはふ》でも、精神療法《せいしんれうはふ》でもクリスチャン、サイユレス療法《れうはふ》でも、クーヱ氏《し》暗示療法《あんじれうはふ》や余《よ》の行《おこな》ふ靈念術《れいねんじゆつ》と雖《いへど》も皆《みな》各人《かくじん》に具有《ぐいう》する癒能力《ゆのうりよく》が主《しゆ》として活動《くわつどう》し、病者《びやうしや》を治癒《ちゆ》するものであつて決《けつ》して藥《くすり》や其《そ》の他《た》の方法《はうはふ》では完全《くわんぜん》に癒《い》ゆるものでなく、その根本《こんぽん》は外界《ぐわいかい》より注入《ちうにう》する物質的《ぶつしつてき》のものでなく、內觀的《ないくわんてき》に活躍《くわつやく》する心靈力《しんれいりよく》其《そ》のものであります。この靈力《れいりよく》は自然《しぜん》に汝《なんぢ》の心身《しんしん》を創造《さうざう》し、汝《なんぢ》の心身《しんしん》を改造《かうざう》し、汝《なんぢ》の心身《しんしん》を健康《けんかう》ならしめ、汝《なんぢ》をして永遠《えいえん》に健康《けんかう》を光明《くわうみやう》に導《みちび》き、汝《なんぢ》が苦《くる》しめる病苦《びやうく》を救《すく》ひ、煩惱《ぼんのう》を癒《いや》し、折《を》れたる骨《ほね》を接《つ》ぎ、腐《くさ》れた筋肉《きんにく》を治《なほ》し、そして再《ふたゝ》び完全《くわんぜん》なものとする其《そ》の絶對的癒能力《ぜつたいてきゆのうりよく》は、卽《すなは》ち生理學上《せいりがくじやう》に於《お》ける再生力《さいせいりよく》の活現《くわつげん》である。然《しか》らば此《こ》の靈力《れいりよく》は外界《ぐわいかい》より享受《けうじゆ》すべきものであるか、否外界《いなぐわいかい》より受《う》くるものでなく、他力的《たりきてき》のものでなく、此《こ》の力《ちから》は吾人《ごじん》を創造《さくざう》した力《ちから》であり、吾人《ごじん》を活躍《くわつやく》せしむる靈力《れいりよく》であつて、その躍動現出《やくどうげんしゆつ》の根本《こんぽん》を司《つかさど》るものは卽《すなは》ち心靈《しんれい》の活動《くわつどう》であつて、吾人《ごじん》の內觀《ないくわん》に潛在《せんざい》してゐるものであります。決《けつ》して自己《じこ》の心外《しんぐわい》に存在《ぞんざい》するものでないといふ事《こと》を力說《りきせつ》したのであります。

此《こ》の力《ちから》は吾人《ごじん》の本來《ほんらい》に具《そな》へてゐる靈性靈能《れいせいれいのう》であつて、彼《か》の天《てん》を摩《ま》する大木《たいぼく》も微小《びせう》な一小果粒《せうくわりう》の樫《かし》の實《み》の內《うち》から芽《め》を出《だ》して、天然自然《てんねんしぜん》の恩惠《おんけい》を受《う》け發育《はついく》したのであります。彼《か》の馥郁《ふくいく》たる芳香《はうかう》を放《はな》つ美《うつく》しい『バラ』の花《はな》も細《こま》かい種《たね》が自然《しぜん》の恩惠《おんけい》を受《う》けて發育《はついく》し、人間《にんげん》の觀賞物《くわんしやうぶつ》として、愛《あい》さるゝもの皆《みな》これと同《どう》一な自然力《しぜんりよく》の發現《はつげん》であります。宇宙間《うちうかん》到《いた》る處《ところ》にこの活力《くわつりよく》は、無限絶對《むげんぜつたい》に溢《あふ》れてゐます。換言《くわんげん》すればこの自然《しぜん》の靈的活　力《れいてきくわつりよく》は一箇《こ》の細胞中《さいはうちう》にも實在《じつざい》する所《ところ》の靈體《れいたい》であります。此《こ》れ細胞分子《さいはうぶんし》の實體《じつたい》が集《あつま》つて統《とう》一されたものが即《すなは》ち靈性《れいせい》を具《そな》へた不即不離《ふそくふり》の心身《しん〳〵》であります。苦《も》し吾人《ごじん》の心身《しん〳〵》と吾人《ごじん》の生存上《せいぞんじやう》に具現《ぐげん》する活　力《くわつりよく》の本體《ほんたい》が心性《しんせい》でなかつたならば、吾人《ごじん》は此《かく》の如《ごと》き生《せい》命《めい》を保《たも》つことは絶對《ぜつたい》に出來《でき》ぬのであります。私共《わたしども》を助《たす》け、私共《わたしども》を保持《ほぢ》し、私共《わたしども》を守護《しゆご》し、私共《わたしども》を指導《しどう》する眞《しん》の力《ちから》は、決《けつ》して外《そと》から來《く》る力《ちから》ではなく吾人《ごじん》の內觀《ないくわん》に、潛在《せんざい》する靈力《れいりよく》で絶對《ぜつたい》なる神《かみ》の創《さう》造《ざう》せられたものであります。そしてこの創造的靈力《さうざうてきれいりよく》によつて私等《わたしら》を構成《かうせい》してゐる各細胞《かくさいはう》の固有《こいう》する靈能《れいのう》が集《あつま》つて所謂共同《いはゆるきやうどう》一致《ち》の歩調《ほてう》で活動《くわつどう》するのであります。これが即《すなは》ち吾人《ごじん》の靈性開發《れいせいかいはつ》であります。

三、床上の信仰と精神統一

神信心《かみしんじん》は至《いた》つて大切《たいせつ》であるが、どうせ信心《しんじん》する程《ほど》なら、その甲斐《かひ》のある信心《しんじん》をしたいものであります。開《ひら》けぬ世《よ》には物《もの》の道理《だうり》が明《あきら》かでない爲《た》め何《な》んでも、少《すこ》し不思議《ふしぎ》なことがあれば、皆之《みなこ》れを神様《かみさま》として拜《をが》んだ。卽《すなは》ち高《たか》い山《やま》でも、深《ふか》い淵《ふち》でも、大《おほ》きな木《き》でも、珍《めづ》らしい岩《いは》でも、雷《かみなり》や、龍《りう》天狗《てんぐ》や狐《きつね》でも皆《みな》これを神様《かみさま》として崇《あが》めたものであります。草茅危言《くさかやきげん》と云《い》ふ本《ほん》に『出雲大社《いづもおほやしろ》の龍燈《りうとう》備中吉備津《びつちうきびつ》の宮《みや》の釜鳴《かまなり》など、鬼神《きじん》の威令《ゐれい》に託《たく》して巫現輩《ふげんはい》の愚民《ぐみん》を欺《あざむ》き錢《ぜに》を求《もと》むる術《じゆつ》とす。其外《そのほか》讃岐《さぬき》の金毘羅《こんぴら》、大和《やまと》の大峰《おほみね》など、種々《いろ/\》の靈怪《れいくわい》を稱《とな》へ又《また》は不動《ふどう》、地藏《ぢざう》を祀《まつ》り、吉凶《きつきよう》を問《と》ひ、病《やまひ》を祈《いの》り醫者方角《いしやはうかく》を指《さ》し示《しめ》し、或《あるひ》は醫藥《いやく》をやめて死《し》に至《いた》らしめ、夷子大黑《えびすだいこく》を祀《まつ》りて强慾姦利《がうよくかんり》の根據《こんきよ》とし、天滿宮《てんまんぐう》を淫奔《いんぽん》の媒《たかうど》とし、觀音《くわんおん》を產婆《さんば》の代《かは》りとし狐狸《きつねたぬき》の妄談《もうだん》、天狗《てんぐ》の虛誕《きよたん》、聊《いさゝ》かの辻神辻佛《つじがみつじほとけ》に種々《いろ/\》の靈驗《れいけん》を猥《みだり》に云《い》ひ觸《ふ》らし、佛神《しんぶつ》の夢想《むさう》に託《たく》して妄藥粗劑《もうやくそざい》を賣《う》り弘《ひろ》め、男女《なんによ》の相生《あひしやう》、人相《にんさう》、劍相《けんさう》、家相《かさう》の類《るゐ》、邪說橫流《じやせつわうりう》し、愚民《ぐみん》を眩惑矯誣《げんわくけうぶ》する術《じゆつ》に非《あら》ざるなし、斯《か》ゝる怪妄《くわいもう》、世界頑鈍《せかいぐわんどん》にして風俗《ふうぞく》誠《まこと》に歎《なげ》かはし。憫《あはれ》むべきの甚《はなは》しき者《もの》なり』とあり、稍々《やゝ》過激《くわげき》に似《に》たれども一理《り》あり。それにつけても、私共《わたしども》はよく／＼思案《しあん》し其《そ》の甲斐《かひ》のある眞《しん》の神信心《かみしんじん》を致《いた》し度《た》いものです。

然《しか》らば今日《こんにち》の私共《わたしども》が頭《ちたま》を下《さ》げて尊敬歸依《そんけいきえ》すべき神樣《かみさま》は、如何《いか》なるお方《かた》であるかと云《い》ふに、それは天地萬物《てんちばんぶつ》を造《つく》り、之《これ》を御支配《ごしはい》になつてゐる、唯一《ゆいつ》の眞《しん》の神樣《かみさま》の外《ほか》にはありません。今卵《いまたまご》は鷄《とり》から生《うま》れ、鷄《とり》は卵《たまご》から生《うま》れ、その卵《たまご》は又鷄《またとり》から生《うま》れる、處《ところ》でその一番初《ばんはじめ》に卵《たまご》を生《う》む鷄《とり》を造《つく》つたものは天《てん》の眞《しん》の神樣《かみさま》であります。諸君《しよくん》の親御《おやご》の又其《またそ》の親御《おやご》の、も一つその親御《おやご》の、一番始《ばんはじ》めの親御《おやご》を造《つく》つたものは、同《おな》じく天《てん》の眞《しん》の神樣《かみさま》であります。又私共《またわたしども》が毎日米麥《まいにちこめむぎ》を喰《く》ひ、水《みづ》を飲《の》み、日《ひ》に照《て》らされ、雨露《あめつゆ》に濕《うるほ》はされて、生《い》き長《なが》らへて居《を》られるのも、本《もと》をただせば天《てん》の眞《しん》の神樣《かみさま》のお蔭《かげ》であると思《おも》へば、これこそ私共《わたしども》が諸君《しよくん》と一緒《しよ》に、誠《まこと》をこめて信心《しんじん》すべき神樣《かみさま》ではありませんか、それては其《そ》の眞《しん》の神樣《かみさま》は何處《ごこ》にお出《いで》になるかと云《い》ふに、神樣《かみさま》は何處《どこ》にでもお在《いで》になる。病床《びやうしやう》であらうと何處《ごこ》であらうと確《たし》かにお在《いで》になる。人間《にんげん》の靈魂《れいこん》が目《め》に見《み》えねども、全身《ぜんしん》を支配《しはい》すると同《おな》じく、眞《しん》の神樣《かみさま》は目《め》に見《み》えねども、天地萬物《てんちばんぶつ》、何事《なにごと》をも、何物《なにもの》をも御支配《ごしはい》にならぬと云《い》ふことはないのであります。奥野昌綱《おくのまさつな》といふ人《ひと》の歌《うた》に、

『あまりにも神《かみ》の惠《めぐ》みの廣《ひろ》ければ、惠《めぐ》みを知《し》らぬ人《ひと》もこそあれ』又《また》『いや廣《ひろ》き神《かみ》の惠《めぐ》みを今《いま》ぞし

る、おのが心《こゝろ》のせまき世《よ》を經《へ》て、』とあるのは此事《このこと》であります。

それては其《そ》の天《てん》の眞《しん》の神様《かみさま》と、私《わたし》たち人間《にんげん》との關係《くわんけい》は如何《いか》にと尋《たづ》ぬるに、神様《かみさま》は私共人間《わたしどもにんげん》の父《ちゝ》上《うへ》であり、人間《にんげん》はその子供《こども》である。つまり私共《わたしども》は、其《そ》の靈魂上《れいこんじやう》に於《おい》て全《まつた》く神様《かみさま》と親子《おやこ》の間柄《あひだがら》であります。併《しか》し乍《なが》ら諺《ことわざ》にも『親《おや》に似《に》ぬ子《こ》は鬼子《おにご》』といふ如《ごと》く、私共《わたしども》が毎日心咎《まいにちこゝろとが》むる行《おこな》ひをし、罪《つみ》に罪《つみ》を重《かさ》ねて、聖《きよ》く正《たゞ》しき神様《かみさま》の思召《おぼしめし》を痛《いた》めてゐる間《あひだ》は、神様《かみさま》の子《こ》は子《こ》だけれど、放蕩息子《はうとうむすこ》のやうな姿《すがた》になつてゐます。それ故《ゆゑ》若《も》し私共《わたしども》が眞《しん》の神信心《かみしんじん》をしやうとしたならば、何《なに》より先《ま》づ第《だい》一、己《おの》が心《こゝろ》の姿《すがた》を吟味《ぎんみ》し、身《み》の行《おこなひ》を省《かへり》みて、その重《かさ》ね〴〵の罪咎《つみとが》を悔改《くいあらた》め、神様《かみさま》の御心《みこゝろ》に叶《かな》ふ清《きよ》く正《たゞ》しい人間《にんげん》となることから、始《はじ》めねばなりません。歌《うた》に『いのりても驗《しるし》なきこそ驗《しるし》なれ、願《ねが》ふ心《こゝろ》の誠《まこと》ならねば』とある。眞《しん》の神信心《かみしんじん》は先《ま》づ自分《じぶん》が悪《わる》いことをやめて、正《たゞ》しい人《ひと》となることから、取《と》りかゝるべきであります。或時私《あるときわたし》の知《し》つた一人《ひとり》の老女《らうば》の話《はなし》に『私《わたし》は若《わか》い時簞笥《ときたんす》に二竿《さを》の衣類《いるゐ》を持《も》つて、この家《いへ》に嫁入《よめい》りましたが、間《ま》もなく、夫《をつと》が事業《じげふ》に失敗《しつぱい》して、一文《もん》なしになられた故《ゆゑ》、思《おもひ》切《き》つてその簞笥《たんす》二竿《さを》の着物《きもの》を殘《のこ》らず賣《う》り拂《はら》ひ、金《かね》を夫《をつと》に渡《わた》しました。さうすると程《ほど》なく、私《わたし》の伯《お》母《ば》が死《し》んで、遺物《かたみ》に簞笥《たんす》二竿《さを》の衣類《いるゐ》を贈《おく》られそれから數年《すうねん》の後《のち》、今度《こんど》は里《さと》の母《はゝ》が死《し》んで、また簞《たん》笥《す》に二竿《さを》の衣類《いるゐ》を頂《いたゞ》きました。その時私《ときわたし》が思《おも》ふには、これはどうしても人間業《にんげんわざ》ではない、屹度此《きつとこ》の世《よ》に神様《かみさま》といふものがあつて、私《わたし》が夫《をつと》に盡《つく》した眞實《しんじつ》を見《み》ておられ、簞笥《たんす》二竿《さを》の衣類《いるゐ》を賣拂《うりはら》ふたのを、倍《ばい》にして四竿《さを》まで返《かへ》して下《くだ》さつたに違《ちが》ひない。一體《たい》その神様《かみさま》は何處《どこ》にお出《いで》になるだろうかと、下駄《げた》をはいて裏《うら》の庭《には》に出《で》て探《さが》したけれども見付《みつか》りませんでした。それが神道《しんだう》の話《はなし》を聞《き》いてみると、此《こ》の世《よ》には目《め》に見《み》えぬ眞《しん》の神様《かみさま》がお在《あ》りになると云《い》ふ話《はな》してあるから、直《す》ぐに信仰《しんかう》することになつて、今日《こんにち》まで仕合《しあは》せに暮《くら》してゐるのでありまする、といふ事《こと》でした。どなたも早《はや》く此《こ》の靈魂《れいこん》の父上《ちゝうへ》なる、眞《しん》の神様《かみさま》を御信心《ごしんじん》なさいませ。

(一)　罪を祓ひ神に接せよ

こゝに若《も》し一人《ひとり》の寫眞師《しやしんし》があり、人々《ひと〲》の心《こゝろ》の姿《すがた》をそのまゝ寫《うつ》す故《ゆゑ》、御贔負《ごひいき》に願《ねが》ひますと、廣告《くわうこく》したらどうでせう。その商賣《しやうばい》は繁昌《はんじやう》するでせうか。否々《いな〲》繁昌《はんじやう》どころではない。人々《ひと〲》は氣味惡《きみわる》がつて成《な》るたけそんな劍呑《けんのん》な寫眞師《しやしんし》の傍《そば》には、寄《よ》り付《つ》かぬやう氣《き》を付《つ》けるであろうと言《い》ふた人《ひと》がある如何《いか》にもその如《ごと》く、人《ひと》は皆幾《みないく》ら外部《ぐわいぶ》を立派《りつぱ》に繕《つくろ》ふてゐてもその心《こゝろ》の中《うち》には罪《つみ》の穢《けがれ》を蓄《たくは》へて、自《じ》分《ぶん》でも心苦《こゝろぐる》しく覺《おぼ》えながら世《よ》を渡《わた》つて居《ゐ》るのであります。歌《うた》に『人《ひと》ごゝろ鏡《かゞみ》にうつるものならばさぞや姿《すがた》の醜《みに》くかるらん』。

神道《しんだう》は人《ひと》の罪咎《つみとが》をやかましく言《い》ひます。それは天《てん》の眞《しん》の神樣《かみさま》は正《たゞ》しいことを好《この》み、邪《よこし》まを惡《にく》み給《たま》ふお方故《かたゆえ》、そうゆう神樣《かみさま》を信仰《しんかう》するには先《ま》づ己《おの》が心《こゝろ》の罪《つみ》を去《さ》り、身《み》の行《おこなひ》を淸《きよ》めてかゝる必要《ひつえう》があるからであります。罪《つみ》とは如何《いか》なるものであるかと尋《たづ》ぬるに、聖書《せいしよ》に「凡《すべ》ての不義《ふぎ》は罪《つみ》なり」とあつて何《な》んでも惡《わる》い事《こと》をするのが罪《つみ》であります。又《また》、「善《ぜん》を知《し》つて爲《な》さゞるは罪《つみ》なり」とあり、善《よ》いと氣《き》の付《つ》いた事《こと》をしないのも罪《つめ》であります。そればかりでなく神樣《かみさま》はどんな暗《くら》い所《ところ》で行《おな》ふことも、又心《またこゝろ》の中《なか》で思《おも》ふことさへも、見破《みやぶ》り給《たま》ふ御《お》方故《かみゆえ》、人《ひと》は表向《おもてむ》きに惡事《あくじ》を行《おこな》ふた時《とき》にのみ、罪《つみ》を犯《おか》すのではなくて、暗《くら》い所《ところ》で心《こゝろ》に目論《もくろ》んだことさへ罪《つみ》になる。それ故色情《ゆえしきじやう》を以《もつ》て女《たんな》を見《み》る者《もの》は姦淫《かんゐん》を行《おこな》ふもので、又《また》は人《ひと》を憎《にく》む者《もの》は卽《すなは》ち人《ひと》を殺《ころ》すものであると敎《をし》へてあります。其《そ》の他《た》不養生《ふやうじやう》も、不《ふ》身持《みもち》も、虛言《きよげん》も、詐《いつは》りも、嫉妬《しつと》も、猜忌《さいぎ》も、不《ふ》平愚痴《へいぐち》も、高慢《かうまん》も、貪慾《どんよく》も、身《み》勝手《がつて》も、不《ふ》信心《しんじん》も、一切殘《さいのこ》らず皆神樣《みなかみさま》の前《まへ》に罪《つみ》であるとすれば、此《こ》の世《よ》に罪人《つみびと》でないものとては、一人《ひとり》もありません。卽《すなは》ち聖書《せいしよ》に「義人《じん》なし一人《ひとり》もあるなし」とあるのは動《うご》かすことの出來《でき》ぬ眞理《しんり》です。神《かみ》様《さま》は罪咎《つみとが》を憎《にく》み給《たま》ふ、それ故人《ゆえひと》が罪《つみ》を犯《をか》してゐる間《あひだ》は、胸《むね》に安心満足《あんしんまんぞく》がなく、身《み》に災難苦勞《さいなんくらう》が付《つ》き纏《まと》ひ、死《し》んで後《のち》は彼世《あのよ》で迄《まで》、其《そ》の報《むく》ひを受《う》けねばならぬことになります。人間《にんげん》のあらゆる禍《わざはひ》の源《みなもと》は、其《そ》の犯《をか》せる罪愆《つみとが》にある。それ故聖書《ゆゑせいしよ》には「汝等各々己《なんぢらおの〳〵おのれ》の罪《つみ》に死《し》ん」と、敎《をし》へてあります。

昔《むかし》キリストは三十八年病氣《ねんびやうき》してゐる男《をとこ》を癒《いや》し、之《これ》を戒《いまし》めて「視《み》よ汝既《なんぢすで》に癒《い》へたり、復罪《またつみ》を犯《をか》すこと勿《なか》れ、恐《おそ》らくは前《まへ》にまされる禍汝《はざはひなんぢ》に罹《かゝ》らん」と仰《おほ》せられました。多《おほ》くの病氣《びやうき》は、其《そ》の人《ひと》の不養生《ふやうじやう》や、不心得《ふこゝろえ》、不身持《ふみもち》等《とう》、すべて犯《をか》せる罪《つみ》の報《むく》ひとして身《み》に襲《おそ》ひ來《き》るものであります。歌《うた》に「世《よ》の中《なか》に苦《く》はなきものを、樂《たのし》みを求《もと》めて後《のち》に苦《くるし》みをする」。「貧乏《びんばう》の神《かみ》を入《い》れじと戶《と》を立《た》てゝよく〳〵みれば吾身《わがみ》なりけり」。人《ひと》は自分《じぶん》の罪《つみ》の爲《た》めに勝手《かつて》に難儀《なんぎ》をしてゐるものです。或時一人《あるときひとり》の若者《わかもの》が毒藥《どくやく》を飲《の》んで自殺《じさつ》した。息《いき》の切《き》れる前《まへ》に耳元《みゝもと》へ口《くち》をよせ「何故《なにゆゑ》の自殺《じさつ》か」と尋《たづ》ねると、その男《をとこ》は指《きび》の先《さき》で、酒《さけ》といふ字《じ》を、一字書《じか》いて息《いき》を引取《ひきと》つた。又或博徒《またあるばくと》は人殺《ひとごろ》しの罪《つみ》で死刑《しけい》になる前《まへ》、その伜《せがれ》を呼《よ》び「お前《まへ》は決《けつ》して博奕《ばくち》をうつな」といひ、又《また》その娘《むすめ》には「必《かなら》ず酒飲《さけのみ》を夫《をつと》にもつな」と、言《い》ひ遺《のこ》して殺《ころ》されたといふ事《こと》です。「たかぬ火《ひ》の胸《むね》にし燃《も》えて苦《くる》しきは心《こゝろ》の鬼《おに》の身《み》を責《せ》むるなり「火《ひ》の車《くるま》つくる大工《だいく》はなけれども、身《み》からつくりて獨《ひと》り乘《の》り行《ゆ》く」加之罪人《しかのみかつみびと》は此《こ》の世《よ》で送《おく》つた苦《くる》しい生涯《しやうがい》のもつと甚《ひど》いのを彼《あ》の世《よ》に引繼《ひきつ》ぐものと思《おも》はねばならぬ。人《ひと》は先《ま》づ正直《しやうじき》に、自分《じぶん》が神《かみ》樣《さま》の前《まへ》に罪深《つみふか》いことを認《みと》めねばならぬ。そして罪深《つみふか》いことを認《みと》めたならば、心《こゝろ》から悔改《くいあらた》めて、その御赦《おゆる》しを神樣《かみさま》に願《つが》ふ外《ほか》はない。如何《いか》なる大罪人《だいざいにん》と雖《いへど》も心《こゝろ》から悔改《くひあらた》めて神《かみ》に縋《すが》るものは、必《かなら》ず一切《さい》の罪愆《ざいしやう》を赦《ゆる》され新《あたら》しい心《こゝろ》さへも授《さづ》けられ、凡《すべ》ての惡《わる》い事《こと》を眞實《しんじつ》に憎《にく》み、一切《さい》の善《よ》い事《こと》を心底《しんてい》から、慕《した》ひあこがれる樣《やう》になる。その結果《けつくわ》心《こゝろ》には安心滿足《あんしんまんぞく》が宿《やど》り、身《み》は幸福圓滿《かうふくゑんまん》の世渡《よわたり》をし、死《し》んで後《のち》は必《かなら》ず天國《てんごく》に入《はい》れるといふ目當《めあて》が出來《でき》ます。

「艪《ろ》は流《なが》れ棹《さを》は折《を》れたる捨小舟《すてをぶね》、救《すくひ》の船《ふね》をとく呼《よ》べや人《ひと》」

(二) 罪より救はれよ

何處《どこ》の村又《むらまた》は町《まち》に行《い》つて見《み》ても、道德《だうとく》に關係《くわんけい》ある名前《なまへ》の多《おほ》いには驚《おどろ》く、卽《すなは》ち仁太郎《にたらう》、義平《ぎへい》、禮《れい》三、忠《ちう》一、孝次《かうじ》、善之助《ぜんのすけ》、正五郎《まさらう》などゝまるで昔《むかし》の八犬士《けんし》の樣《やう》に、五倫《りん》五常《じやう》の使《つか》ひ分《わ》けをした名《な》前《まへ》が澤山《たくさん》ある。それに引換《ひきか》へ、惡《あく》と云《い》ふ字《じ》のついた名前《なまへ》は、一向《かう》どこにも見當《みあた》らない、日本《にほん》二千六百年《ねん》の歴史《れきし》にも悪《あく》と云《い》ふ名《な》の人《ひと》は唯《たゞ》五六人位《にんくらひ》しか無《な》い。悪源太義平《あくげんたよしひら》、悪《あく》七兵衛《べえ》景清《かげきよ》、等《とう》。然《しか》しそれさへ自己《じこ》で名乗《なの》つたり、親《おや》が名付《なづ》けたのではなくて、大抵殘《たいていのこ》らず他人《たにん》につけられたのであります。

此《かく》の如《ごと》く人《ひと》は我《わ》が子《こ》に善《よ》い名《な》をつけ、自分《じぶん》でも良《よ》い名《な》を名乗《なの》ることを好《この》み、人《ひと》から悪人《あくにん》と思《おも》はれ、又自分《またじぶん》で悪人《あくにん》と名乗《なの》ることを好《この》まぬ。唯《たゞ》この一事《じ》をみても、どんなに人《ひと》の本心《ほんしん》といふものが善《ぜん》を好《この》み悪《あく》を憎《にく》むかといふ事實《じじつ》を知《し》るに足《た》るのであります。然《しか》らば人《ひと》は、それ程善《ほどぜん》が好《す》きで悪《あく》が嫌《きら》ひゆゑ、いつでも、善《ぜん》のみを行《おこな》ふて悪《あく》を退《しりぞ》けてゐるかと云《い》ふに、決《けつ》してそうでない、人《ひと》は善《ぜん》と知《し》り乍《なが》ら之《これ》を行《おこな》はず、悪《あく》と心付《こゝろつ》き乍《なが》ら之《これ》を行《おこな》ふてゐる。人《ひと》は兎角善《とかくぜん》の善《ぜん》たるを知《し》れど行《おこな》ふ能《あた》はず悪《あく》の悪《あく》たるを知《こ》りつゝこれを行《おこな》ふ腑甲斐《ふがひ》なき者《もの》なれど、それを救《すく》ふて下《くだ》さるは神様《かみさま》である。

それは又《また》どうゆうわけかと云《い》ふに、人《ひと》は誰《たれ》でも年中本心《ねんぢうほんしん》に咎《とが》めることのみ行《おこな》ひ勝《が》ち故《ゆえ》、正直《しやうじき》にその罪深《つみふか》い身《み》の有様《ありさま》を嘆《なげ》き、之《これ》を悔改《くひあらた》めて信仰《しんかう》に入《い》り神様《かみさま》に立歸《たちかへ》ると、神様《かみさま》は人《ひと》の心《こゝろ》に新《あたら》しい力《ちから》を授《さづ》け、不思議《ふしぎ》に悪《あく》を嫌《きら》ひ善《ぜん》を好《す》く様《やう》にならせ給《たま》ふ。所謂靈魂《いはゆるれいこん》を入《い》れかへられるとは此事《このこと》です譬《たと》へば澁柿《しぶがき》を切《き》つて、甘柿《あまがき》を接《つ》ぐと、其《そ》の木《き》になる柿《かき》は甘《あま》い。卽《すなは》ち柿《かき》の臺木《だいき》に元《もと》の澁柿《しぶがき》だが枝《えだ》が變《かは》つた爲《た》めに甘《あま》い實《み》がなる。丁度《てうど》その樣《やう》に人《ひと》が天地萬物《てんちばんぶつ》の造主《つくりぬし》なる神樣《かみさま》を信仰《しんかう》し。その靈《れい》を受《う》けるやうになると、心《こゝろ》の中《なか》が一變《ぺん》し、體《からだ》は罪人《つみびと》の時《とき》の儘《まゝ》でも、心《こゝろ》は全《まつた》く新《あたら》しくなり、自然身《しぜんみ》の行《おこなひ》も全《まつた》く違《ちが》つて來《く》る。それ故本氣《ゆゑほんき》で信仰《しんかう》するものは不思議《ふしぎ》に惡人《あくにん》が善人《ぜんにん》になり、なまけ者《もの》が稼人《かせぎにん》になり、道樂者《だうらくもの》が堅氣《かたぎ》に、酒飲《さけのみ》が酒嫌《さけきらひ》になり、心配苦勞《しんぱいくらう》のある人《ひと》が安心《あんしん》になる。卽《すなは》ちキリストが「新《あらた》に生《うま》れよ」と言《い》はれたのはこれであります。或時英國《あるときえいこく》のビクトリヤ女帝《ぢよてい》が製紙會社《せいしぐわいしや》を見物《けんぶつ》にお出《いで》になり、見《み》る〳〵うちにボロ切《ぎ》れが立派《りつぱ》な紙《かみ》になり、然《し》かも陛下《へいか》の御肖像《ごせうざう》を透《す》かした白紙《はくし》になつたので甚《ひど》く感心《かんしん》されたといふ話《はなし》があります。神樣《かみさま》はそれの如《ごと》く、ボロ切《き》れで使《つか》ひ道《みち》のない人間《にんげん》もすき直《なほ》して、神樣《かみさま》の御姿《おすがた》を心《こゝろ》に宿《やど》す立派《りつぱ》な人《ひと》とならせ給《たま》ふ。此《こ》の靈魂《れいこん》を入《い》れかへる力《ちから》にお賴《たよ》りなさい。

(三)　祈禱は電話を懸くる如し

始《はじ》めて電話《でんわ》をかける時《とき》にはどんな風《ふう》に話《はなし》をしたら良《よ》いものか分《わか》らず、又先方《またせんぱう》から返事《へんじ》をされても耳《みゝ》ばかりなる樣《やう》で聞《き》きとりにくい、いつそ誰《たれ》かに代《かは》りをして貰《もら》ひ自分《じぶん》は御免蒙《ごめんかうむ》りたいやうな氣《き》さへする。併《しか》し我慢《がまん》して、數回電話《すうくわいでんわ》をかけたり。電話《でんわ》にかゝつたりして居《ゐ》るうちに慣《な》れてくる。さうすると最早《もは》や電話《でんわ》なしには一日《にち》も過《すご》されぬといふ位《ならゐ》重寶《ちやうはう》になつて來《く》る。今私共《いまわたしども》が神様《かみさま》にお祈《いの》りをすると云《い》ふのも亦此《またこ》の如《ごと》く、始《はじ》めてお祈《いの》りする時《とき》には、どんな具合《ぐあひ》に物《もの》をいふたら可《い》いのか、様子《やうす》が分《わか》らずまして、神様《かみさま》が自分共《じぶんども》のお祈《いの》りに應《こた》へ給《たま》ふかどうかも不確實《ふかくじつ》で、何《な》んとなく氣《き》乗《の》りがせぬやうに覺《おぼ》える。併《しか》しそれを推《お》し切《き》つて、強《し》いてお祈《いの》りを續《つゞ》けると、間《ま》もなく、それがどんなに靈《れい》の世界《せかい》に一日《にち》も缺《か》く可《べか》らざる大事《だいじ》なものかといふことが分《わ》かる。果《は》てはお祈《いの》りをせずには夜《よ》も日《ひ》も明《あ》けぬ位《くらゐ》になる。神様《かみさま》にお祈《いの》りすることは全《まつた》く電話《でんわ》をかけるのに似《に》てゐます。

第《だい》一電話《でんわ》は相手《あひて》の顔《かほ》を見《み》ないけれども、向《むか》ふに聞《き》いてゐる人《ひと》のあることを信用《しんよう》して話《はなし》をしかけるものであります。丁度《てうど》其如《そのごと》く私共《わたしども》は神様《かみさま》のお姿《すがた》を見《み》ることは出來《でき》ないが、お祈《いの》りすれば聞《き》いてお出《いで》になさることを確信《しん》ずる故《ゆえ》、何《な》んでも打《うち》あけて神様《かみさま》にお願申《ねかひまう》し上《あ》げることが出來《でき》る、私《わたし》たちは肉眼《にくがん》には見《み》えぬ神様《かみさま》を、見《み》るが如《ごと》くに信用《しんよう》し、その神様《かみさま》に向《むか》つて己《おの》が靈《れい》のことは勿論《もつろん》、身上萬《みのうへばん》般《ばん》の事《こと》、さては他人《たにん》の事《こと》、國天下《くにてんか》の事《こと》に就《つい》て迄《まで》も、何《なに》くれと心《こゝろ》にかかることを打《う》ちあけて祈《いの》り求《もと》めるやうでなくてはななぬ。

第二《だい》、電話《でんわ》をかけるには、周圍《しうゐ》の靜《しづ》かな程《ほど》よい。成《な》るべく狹《せま》い電話室《でんわしつ》を設《まう》け、やかましい物音《ものおと》にさまたげられぬやう、話《はなし》をするに如《し》くはない、その通《とほ》り神樣《かみさま》にお祈《いの》りするにも、成《な》るたけ人《ひと》をさけ、世《よ》の雜念雜慮《ざつねんざつりよ》をのがれ、心《こゝろ》靜《しづ》かにこれを務《つと》めたきものであります。私共《わたしども》は少《すく》くとも朝夕《あさゆふ》くらゐ、必《かなら》ず人《ひと》を避《さ》けてお祈《いの》りしたいものです。

第三《だい》、電話《でんわ》にはこれを繋《つな》ぐ線《せん》に故障《こしやう》があると話《はなし》が通《つう》じない。神樣《かみさま》にお祈《いの》りするにも先《ま》づ以《もつ》て神《かみ》樣《さま》への御縁《ごえん》をつけて置《お》かねばなりません。神樣《かみさま》は清《きよ》く正《たゞ》しい御方《おかた》故《ゆえ》、私共《わたしども》が若《も》し罪咎《つみとが》に穢《けが》れた世《よ》渡《わた》りをして居《ゐ》るならば、之《これ》と關係《くわんけい》をつなぐことは出來《でき》ない。それ故《ゆえ》人《ひと》はまづ眞面目《まじめ》に我《われ》と我《わ》が身《み》を省《かへり》みて、これ迄《まで》犯《をか》せる罪咎《つみとが》を悔改《くひあらた》め、その心《こゝろ》を清《きよ》め、良心《りやうしん》に疚《やま》しい所《ところ》なき人間《にんげん》となつて、始《はじ》めて其《そ》の祈《いの》る所《ところ》、響《ひゞき》の聲《こえ》に應《おう》ずる如《ごと》く神樣《かみさま》にきかるゝやうになる。電話《でんわ》は器械《きかい》に故障《こしやう》があつては先《せん》方《ぱう》へ通《つう》せぬやうに、人《ひと》は良心《りやうしん》に疚《やま》しい罪《つみ》がある間《あひだ》は、折角《せつかく》のお祈《いの》りが神樣《かみさま》に屆《とゞ》きかねます。「神《かみ》は罪人《つみびと》に聽《き》かず」と。

第五《だい》、電話《でんわ》は成《な》るたけ鮮《あざ》やかな聲《こえ》で、手短《てみぢ》かに用事《ようじ》を述《の》べるのが良《よ》い。神樣《かみさま》にお祈《いの》りをするにも、繰《く》り返《かへ》し言《ごと》をいはず、主意《しゆい》明白《めいはく》な簡潔《かんけつ》なお祈《いの》りが肝腎《かんじん》です。ことばを飾《かざ》り、又《また》は口《くち》から出《で》まかせのことを列《なら》べる不眞面目《ふまじめ》なお祈《いの》りは祈《いの》りでなく唯《たゞ》くり言《ごと》であります。人《ひと》の心《こゝろ》の奥《おく》を見給《みなま》ふ神《がみ》様《さま》の前《まへ》には、何等《なんら》の價値《かち》なきものであります。歌《うた》に『まごころの足《た》らぬを知《し》りて勵《すゝ》めとや、祈《いの》りてもなほこたへざるらむ』。

(四) 病床の神通力

神様《かみさま》は誰《たれ》でもどんな場合《ばあひ》にも必《かなら》ず信仰《しんかう》して居《ゐ》るべき筈《はず》のものであります。併《しか》し乍《なか》ら中《なか》には體《からだ》に病氣《びやうき》があつて、氣分《きぶん》がハキ〱しないと云《い》ふ様《やう》な人《ひと》には取《と》りわけ信仰《しんかう》が大事《だいじ》であります。なぜかと云《い》ふに、さうゆう人達《ひどたち》には、信仰《しんかう》が心《こゝろ》の上《うへ》のみならば、目《め》に見《み》えて體《からだ》の上《うへ》にまで、大層《たいさう》な影響《えいきやう》を及《およ》ぼすからであります。

それではどんな風《ふう》に、病身《びやうしん》な人達《ひとたち》の體《からだ》の上《うへ》に影響《えいきやう》する　といふに、神様《かみさま》を信仰《しんかう》し眞面目《よじめ》な世渡《よわた》りをする人《ひと》は、自分《じぶん》の不心得《ふこゝろえ》から病《やまひ》を造《つく》るやうなことはない。學者《がくしや》の説《せつ》によれば今時人間《いまどきにんげん》の體《からだ》を惡《わる》くし、國民《こくみん》を弱《よは》くする大敵《たいてき》は、花柳病《くわりうびやう》と結核《けつかく》と酒《さけ》の三つだそうです。この内結核丈《うちけつかくだ》けは何《なん》ともいはれぬが、少《すくな》くとも酒《さけ》と花柳病《くわりうびやう》の害《がい》は神様《かみさま》を信仰《しんかう》する者《もの》には取《と》りつくひまがない。なぜかと云《い》ふに信心《しんじん》の爲《た》め道樂《だうらく》や不身持《ふみもち》をしない。其他《そのた》一切《さい》の不養生《ふやうじやう》をしなくなるから大《おほ》に健康《けんかう》の助《たす》けとなります。

加之《しかのみならず》、神樣《かみさま》を信仰《しんかう》して身《み》も心《こゝろ》もお任《まか》せしてゐる人《ひと》は、氣《き》心配《しんぱい》が少《すこ》しもない、神樣《かみさま》が一心《しん》に思召《おぼしめし》を行《おこな》ふものを、惡《わる》くは計《はか》りい給《たま》はぬことを知《し》つて安神《あんしん》してゐます それ故病氣《ゆゑびやうき》を造《つく》るやうな事《こと》がないばかりか、病氣《びやうき》になつても治《おさま》りが早《はや》い。神樣《かみさま》もさうゆう人間《にんげん》は早《はや》く丈夫《じやうぶ》にして、少《すこ》しでも餘計《よけい》に善事《ぜんじ》を行《おこな》ふやうになし給《たま》ふ。凡《およ》そどんなお醫者《いしや》さんや。藥《くすり》があつたからとて神樣《かみさま》を信仰《しんかう》する位《くらい》體《からだ》の健康《けんかう》に良《よ》いことはありません。

江原素六翁《えはらそろくおう》が今《いま》から三十五六年前《ねんぜん》、鄕里《きやうり》の沼津《ぬまづ》に病院《びやうゐん》を建《た》てられ、間《ま》もなく重《おも》い肺病《はいびやう》に罹《かゝ》られました。左肺《さはい》が痛《いた》んで苦《くる》しくて堪《たま》らない、體《からだ》を横《よこ》にすることも出來《でき》ないで、後《うしろ》に蒲團《ふかん》を積《つ》み上《あ》げて、前《まへ》に机《つくゑ》を置《お》き、それにもたれた儘《まゝ》て、苦《くる》しんでおられる東京《とうきやう》から博士《はかせ》でも呼《よ》んだらといふてすゝめたが翁《おう》はきかれない。そうして言《い》はれるには、「私《わたし》は沼津《ぬまづ》の人《ひと》の爲《た》めに病院《びやうゐん》を起《おこ》し、醫學士《いがくし》を連《つ》れて來《き》て院長《ゐんちやう》とし、之《これ》を沼津《ぬまづ》の人《ひと》に推薦《すゐせん》したのであるから、自分《じぶん》も亦其醫學士《またそのいがくし》一人《ひとり》に任《まか》せて居《ゐ》るべき筈《はず》である。決《けつ》して他《た》の醫者《いしや》には見《み》て貰《もら》はぬっ」と言《い》ふてどこ迄《まで》も其醫學士《そのいがくし》一人《ひとり》に限《かぎ》り。其《その》他《た》の事《こと》は一切《さい》神様《かみさま》に任《まか》せて疑《うたが》はれませんでした。そのうち容體《ようだい》が段々《だん〳〵》悪《わる》くなつて「いよ〳〵今晩《こんばん》は六つかしからう」と云《い》ふ晩《ばん》の事《こと》である。二箇所《かしよ》の敎會所《けうくわしよ》で信者《しんじや》が集《あつま》つて一心《しん》に神様《かみさま》に祈《いの》りました。「神様《かみさま》よ何卒《なにとぞ》江《え》原素《はらそ》六氏《ろくし》の病《やまひ》を癒《いや》し給《たま》へ」と祈《いの》つてゐる最中《さいちう》、翁《おう》は忽《たちま》ちえらい勢《いきほひ》で吐血《とけつ》しました。血《ち》を吐《は》いて吐《は》いて金盥《かなだらひ》に一ぱい吐《は》き出《だ》された。もうこれで最後《さいご》かと思《おも》ふとさうでもない様《やう》子《す》である。却《かへ》つて其時《そのとき》から不思議《ふしぎ》に少《すこ》しづゝ良《よ》くなつて、到頭間《たうとうま》もなく達者《たつしや》になつてしまはれた後《あと》で調《しら》べてみたら、これはすつかり腐《くさ》つてしまつた左肺《さはい》を齎《もと》も子《こ》もなく吐《は》き出《だ》されて、それ切《き》り健康體《けんかうたい》になつて居《を》られたのでありました。

これは江《え》原素《はらそ》六翁《おう》が四十歳《さい》の時《とき》のことです。其後《そのご》六十一歳迄《さいまで》は寒中《かんちう》にも、座蒲團《ざぶとん》を用《もち》ひず、毎《まい》朝味噌汁《あさみそしる》一椀《わん》の外《ほか》、副食物《ふくしよくぶつ》は食《た》べぬといふ質素《しつそ》な生活《せいくわつ》で、朝《あさ》は五時《じ》に起《お》き、目《め》だけ水《みづ》で洗《あら》ふて本《ほん》をよみ、朝飯後《あさめしご》は直《す》ぐ學校《がくかう》へ出《で》て書生《しよせい》を敎《をし》へるといふ様《やう》な暮《くら》し方《かた》をせられたがそれでも今年《ことし》とつて七十四歳迄《さいまで》若物《わかもの》を凌《しの》ぐやうに達者《たつしや》で働《はた》らいて居《を》られるのは、眞《しん》に不思議《ふしぎ》といふ外《ほか》はありません此《かく》の如《ごと》く神様《かみさま》を信仰《しんかう》して、其《そ》の思召《おぼしめし》にかなふ世渡《よわた》りをし、神様《かみさま》から授《さづか》つた本分《ほんぶん》を忠實《ちうじつ》に盡《つく》しつ御惠《おめぐ》みに任《まか》すべきは、容易《ようい》に病《やまひ》にならない。病氣《びやうき》になつても早《はや》くなほる。凡《すべ》て療床《びやうしやう》の神通力《しんつうりき》は熱烈《ねつれつ》なる信仰心《しんかうしん》より湧出《わきい》でるものであります。

四、人壽は神のみ知る

近頃《ちかごろ》は肺結核《はいけつかく》になつたからとて、直《たゞ》ちに不治《ふち》だと思《おも》ふ樣《やう》な人《ひと》は餘《あま》りありませんが。某博士《ばうはかせ》が到《たう》底《てい》治《なほ》らぬと宣告《せんこく》したからいけないとか、自分《じぶん》はもう腸結核《ちやうけつかく》だから必《かなら》ず近《ちか》い中《うち》に死《し》ぬだらうとか、また第《だい》三期《き》だから治《なほ》る見込《みこみ》はないとか云《い》つて、獨《ひと》り嘆《なげ》き暮《くら》す人《ひと》が多《おほ》いやうです。

然《しか》し諸君《しよくん》よ、吾等《われら》が微妙《びみやう》な身體《からだ》を築《きづ》き上《あ》げたのは誰《たれ》でありませうか、決《けつ》して人間《にんげん》の力《ちから》ではありません。萬能《ばんのう》の神《かみ》、造物主《ざうぶつぬし》なる神《かみ》のみ、吾等《われら》を作《つく》り得《う》るものでありまして如何《いか》なる名醫《めいい》も、吾等《われら》を作《つく》り得《う》るものではありません。

話《はなし》は別《べつ》だが複雜《ふくざつ》なる構造《かうざう》を有《いう》する、機械《きかい》の内容《ないよう》は實《じつ》に機械《きかい》の製造者《せいざうしや》のみが知《し》つて居《ゐ》るのであります。神《かみ》を措《お》いて眞《しん》に吾人《ごじん》の身體《しんたい》の内容《ないよう》、構造《かうざう》、動作《ごうさ》の微妙《びみやう》なることを誰《だれ》か知《し》りませうや。殊《こと》に現代醫師《げんだいいし》の繁忙《はんばう》を粧《よそほ》ひ診斷《しんだん》の疏漏《そらう》、或《あるひ》は服藥《ふくやく》せしめんが爲《た》めの誇張《こちやう》などの例《れい》が實《じつ》に枚擧《まいきよ》に遑《いとま》ないのを見《み》れば、徒《いたづ》らに醫師《いし》のみに信賴出《しんらいで》來《き》ぬことが分《わか》ります。

醫者《いしや》悉《ことごと》く吾等《われら》を棄《す》てたなら、吾等《われら》は醫者《いしや》の醫者《いしや》たる天地《てんち》を造《つく》り給《たま》ひし、造物主《ざうぶつぬし》に便《たよ》るべきであります。實《じつ》に吾等《われら》が高唱《かうしやう》する信仰療法《しんかうれうはふ》は、遺物《ざうぶつ》の神《かみ》が與《あた》へ給《たま》ひし人智《じんち》の及《およ》ばざる靈妙《れいみやう》なる療法《れうはふ》であります。單《たん》に醫師《いし》の宣告《せんこく》、宣傳《せんでん》に迷《まよ》はされて、此《こ》の神《かみ》を見失《みうしな》ひ、或《あるひ》は神《かみ》の療法《れうはふ》を見出《みいだ》すことの出來《でき》ぬのは何《なん》たる不幸《ふかう》でありませう。

實《じつ》に吾等《われら》の生死《せいし》は神《かみ》のみ知《し》らし召《め》す、一介《かい》の醫師《いし》が不治《ふぢ》の宣告《せんこく》をなしたりとも、神《かみ》の御目《おんめ》より見《み》れば、癒《なほ》り易《やす》き病《やまひ》であるかも知《し》れません。又輕《またかる》いと宣告《せんこく》した病《やまひ》も神樣《かみさま》より見《み》れば癒《なほ》り難《がた》い病氣《ひやうき》かも知《し》れません。

徒《いたづ》らに落膽《らくたん》してはなりません。私等最善《わたしらさいぜん》の手段《しゆだん》は神《かみ》の與《あた》へ給《たま》ひし、心理療法《しんりれうはふ》を行《おこな》ひ、餘《よ》は全《まつた》く神樣《かみさま》にお任《まか》せして唯々《たゞ〳〵》神《かみ》の聖旨《せいし》に從《したが》ふ樣《やう》、祈《いの》る心《こゝろ》を忘《わす》れぬやうにする事《こと》であります。

(一) 吾人の快樂は神に依る

世《よ》は爛漫《らんまん》たる春《はる》を樂《たの》しむ時《とき》、吾等病床《われらびやうしやう》にあるものは、秋雨《しうう》慘《さん》として聲《こえ》なしとは、神《かみ》を信《しん》ずることと出來《でき》ずして、病《やまひ》に惱《なや》む人《ひと》の嘆《なげ》きであります。日《ひ》も夜《よ》も暗《くら》い病《やまひ》の床《とこ》にあつて何《なん》の歡樂《くわんらく》があらうと思《お》ふのは、無理《むり》もないのであります。然《しか》し神《かみ》を信《しん》じ、神《かみ》の聖力《みて》にすがつて生《い》きるものは、肉《にく》の歡《くわん》樂《らく》のはかなくも消《き》え去《さ》るに反《はん》し、精神的歡樂《せいしんてきくわんらく》の、永久的《えいきうてき》に力強《ちからづよ》いことを知《し》つてゐます。彼《か》のミルトンが、貧苦《ひんく》の中《なか》に、兩眼盲《りやうがんめし》ひし時《とき》「四季《き》は年《とし》と共《とも》に歸《かへ》れども、光明《くわうみやう》の日《ひ》は我《わ》が爲《た》めに歸《かへ》らず夕陽《ゆふひ》の美《うつく》しき、朝暾《あさひ》の勇《いさ》ましき、四季《き》の花木《くわもく》、薔薇《ばら》の笑顏《えがほ》、羊《ひつじ》の群《むれ》、鳥《とり》の集《つど》ひ神《かみ》に似《に》たる人《ひと》の顏《かほ》は再《ふた》び我《われ》に歸《かへ》り來《きた》らざるなり。黑《くろ》き雲《くも》、永久《えいきう》に晴《は》れざる暗黑《あんこく》は我《われ》をめぐり、人々《ひとびと》の樂《たの》しき讌會《えんくわい》は我《われ》を捨《す》てゝ去《さ》れり、趣味《しゆみ》ある書籍《しよせき》又《また》然《しか》り、自然《しぜん》の妙趣《みやうしゆ》も白紙《はくし》に等《ひと》しく、智識《ちしき》の門戶《もんこ》は全《まつた》く閉塞《へいそく》され終《をは》りぬ」と其《そ》の盲目《もうもく》を嘆《なげ》いたが、更《さら》に又《また》、神《かみ》の己《おのれ》に與《あた》へざりしものを思《おも》はずして、神《かみ》の己《おのれ》に與《あた》へ給《たま》ひしもの、美《ひ》を思《おも》ひ續《つゞ》けん」と云《い》つたのでありました。

神《かみ》の己《おのれ》に與《あた》へ給《たま》ひし美《び》を思《おも》ひ續《つゞ》けん、とは何《なん》と美《うつく》しいよい言葉《ことば》ではありませんか。元來人間《ぐわんらいにんげん》は神《かみ》より與《あた》へ給《たま》ひしもののみに滿足《まんぞく》し其《そ》の分《ぶん》に安《やす》んずれば決《けつ》して間違《まちがひ》はないのであります。然《しか》るに與《あた》へ給《たま》はざりしものを得《え》やうとするから、煩悶《はんもん》も起《おこ》り、焦慮《せうりよ》も起《おこ》るのであります。譬《たと》へば發熱患《はつねつくわん》者《じや》は安靜《あいせい》といふ事《こと》を神《かみ》から與《あた》へられて居《を》ります。然《しか》るに與《あた》へられぬ運動《うんごう》をしようとするから、こゝに當然《たうぜん》の報酬《はうしう》として更《さら》に高《かか》い發熱《はつねつ》を課《くわ》せられるのです。

吾等《われら》幸《さいは》ひにして、ミルトンの様《やう》に目《め》は盲《めし》ひず、吾等《われら》にふさはしき幾多《いくた》の快樂《くわいらく》は横《よこた》はってゐるではありませんか、神《かみ》と偕《とも》に在《い》ます事《こと》は、勿論最大《もちろんさいだい》の樂《たの》しみであります。靜《しづ》かに神《かみ》を思《おも》ひ、神《かみ》を讃《たゝ》へ、神《んみ》に祈《いの》る、靜《しづ》かな多《おほ》くの時間《じかん》を與《あた》へられしは、吾等《われら》病床《びやうしやう》にあるもの丶特典《とくてん》であります。病《やまひ》大《おいほ》に良《よ》ければ、庭《には》に花《はな》を見《み》、椽《えん》に小鳥《ことり》を育《はぐ》くむことも出來《でき》ます。例《たと》へ如何《いか》に重病《ちうびやう》なりとも自分《じぶん》の爲《た》め、人《ひと》の爲《た》め専心誠意《せんしんせいい》の祈禱《ぎとう》の時間《じかん》を與《あた》へられて居《ゐ》る歡《くわん》を思《おも》はなければなりません。諸氏《しよし》は引《ひき》續《つゞ》き自然《しぜん》を友《とも》とするの生活《せいくわつ》を續《つゞ》けておられますか。庭《には》に寢椅子《ねいす》を具《そな》へ、靜《しづ》かに横《よこた》はり乍《なが》ら、鳥《とり》かける大空《おほぞら》を見《み》つめて居《な》られますか、眞《しん》の靜寂《せいじやく》、眞《しん》の慰樂《いらく》、病《やまひ》を得《え》て初《はじ》めて得《え》らる丶絶境《ぜつきやう》ではありませんか。或《あるひ》は天然《てんねん》の大《おほ》きな育《はぐ》くみを受《う》けて、日《ひ》に日《ひ》に癒《い》へて行《き》く我《わ》が病《や》める身《み》の光明《くわうみやう》を思《おも》ふとき「希望《きばう》に輝《かゞや》き生《い》くる喜《よろこ》び「キリスト」が幸福《さいはひ》なる哉《かな》いま泣《な》くものよ。汝《なんぢ》ら笑《わら》ふことを得《え》ん』と云《い》ひ給《たま》ひし實《じつ》に味《あぢは》ふべきではありませんか。

(二) 吾人は神に依て療す

現今《けんこん》よく問題《もんだい》とされてゐる信仰療法《しんかうれうはふ》とはどんなものか、卽《すなは》ち信仰《しんかう》の力《ちから》がどの位《くらゐ》私《わたし》たち病人《びやうにん》の上《うへ》に力《ちから》を與《あた》へて呉《く》れませうか、勿論《もちろん》我《わ》が敎會《けうくわい》の一員《ゐん》となられ大《おほ》きな自然《しぜん》を友《とも》とせられて生活《せいくわつ》しおられる諸君《しよくん》は此《こ》の世《よ》の中《なか》に目《め》に見《み》えぬ、何《なに》かしら大《おほ》きな力《ちから》がある。人間《にんげん》がどんなに反抗《はんかう》してもどんなにあがいても、この見《み》えない力《ちから》には、逆《さか》らひ切《き》れぬことは御承知《ごしようち》のことゝ思《おも》ひます。之《これ》こそ神《かみ》の御力《みちから》であります。私《わたし》たち人間《にんげん》として此《こ》の神《かみ》の御力《みちから》に凡《すべ》てをお任《まか》せして信頼《しんらい》して生《い》きるのが信《しん》仰《かう》であります。

人間《にんげん》は順境《じゆんきやう》の時《とき》には、どうも自分《じぶん》の力《ちから》のみを頼《たよ》り過《す》ぎて、神《かみ》の御力《みちから》を無視《むし》し度《た》がります。然《しか》し一朝《てう》病魔《びやうま》に襲《おそ》はれるとか、大苦痛《だいくつう》に遇《あ》ふとか云《い》ふ場合《ばあひ》には、何物《なにもの》にかすがり少《ちひ》さい弱《よわ》い自分《じぶん》をお任《まか》せしたいと云《い》ふ望《のぞ》みが起《おこ》つて來《く》るものです」吾等病者《われらびやうしや》としてもやはり、殆《ほと》んど全部《ぜんぶ》の人《ひと》が何《なに》ものにかすがりたいか或《あるひ》はすがつて居《ゐ》ると云《い》ふ狀態《じやうたい》にあるだらうと思《おも》ひます。若《も》しこの天地間《てんちかん》に存在《ざい》する大《だい》なる神《かみ》の御力《みちから》を無視《むし》する人《ひと》があつたら、それは弱《よは》いくせに自分《じぶん》のみを頼《たよ》りすぎて、苦悶《くもん》と憂愁《いうしう》に其日《そのひ》を送《おく》るお氣《き》の毒《どく》な人《ひと》と申《まを》さねばなりません。

さて吾々《われ〳〵》が大《おほ》きな神力《しんりよく》を絶對《ぜつたい》に信《しん》じ切《き》つて、凡《すべ》てをお任《まか》せして了《しま》つた時《とき》にはどうなるでせう。吾々《われ〳〵》の一日《にち》も一時《じ》も忘《わす》るゝことの出來《でき》ぬこの病氣《びやうき》が全快《ぜんくわい》するであらうか。昔《むかし》の健康《けんかう》に呼《よ》び戻《もど》して呉《く》れませうか。

或《あ》る人《ひと》はいひます。信仰《しんかう》とは精神上《せいしんじやう》の問題《もんだい》、病氣《びやうき》とは肉體上《にくたいじやう》の問題《もんだい》である。肉體上《にくたいじやう》の問題《もんだい》とが何《なん》の關係《くわんけい》があらう。勿論《もちろん》、信仰《しんかう》は精神修養《せいしんしうやう》には、よいかも知《し》れぬが、精神《せいしん》が修養《しうやう》され、人格《じんかく》が向《かう》上《じやう》されたとしても、結核菌《けつかくきん》に何《なん》の働《はたら》きがあらう。科學的《くわがくてき》に何《なん》の立証《りつしよう》があらうかと徒《いたづ》らに科學萬能《くゎがくばんのう》を信《しん》じてゐる相當有識者間《さうたういうしきしやかん》に往々《わう〳〵》見受《みう》けます。

又或人《またあるひと》は如何《いか》なる難病《なんびやう》も信仰《しんかう》に依《よ》つて治癒《ちゆ》せしめ得《え》ぬわけはない。神《かみ》を信《しん》じ切《き》れぬで色々人工《いろ〳〵じんこう》的手段《てきしゆだん》を弄《らう》するは不信仰《ふしんかう》だからである。こんな不信仰者《ふしんかうしや》が病《やまひ》を治《なほ》すことが出來《でき》る譯《わけ》はないと云《い》ふのであります。之《こ》れも偏《かたよ》つた意見《いけん》で、神《かみ》が此《こ》の大自然《だいしぜん》を與《あた》へ給《たま》ひ、人智《じんち》をお授《さづ》けになつたのは、自然《しぜん》に順應《じゆんおう》せよ自然《しぜん》をよく活用《くわつよう》せよ。との思召《おぼしめ》しであります。徒《いたづ》らに手《て》を拱《こまぬ》いて祈《いの》つてゐると云《い》ふのは確《たし》かに神《かみ》の思召《おぼしめし》に反《はん》すると思《おも》ひます。

病人《びやうにん》でも固《かた》い信仰《しんかう》のあるものは、たとへどんな苦痛《くつう》に責《せ》められても神《かみ》を信《しん》じて疑《うたが》はず安心平和《あんしんへいわ》に暮《く》らし、適當《てきたう》な處置《しよち》をとるから、癒《なほ》る病氣《びやうき》なら必《かなら》ず治《なほ》る。病《やまひ》の治療《ちれう》などは副産物《ふくさんぶつ》で心《こゝろ》の安定《あんてい》が何物《なにもの》にも代《か》へ難《がた》いのです。然《しか》し信仰強《しんかうつよ》くなれば、全精神《ぜんせいしん》を之《こ》れに打込《うちこ》むが爲《た》め、治癒《ちゆ》の効能《こうのう》を顯《けん》著《ちよ》ならしめ、食慾増進《しよくよくぞうしん》し、諸器能活潑《しよきのうくわつぱつ》となり之《こ》れに醫學《いがく》を應用《おうよう》せば、難治《なんぢ》の肺患《はいくわん》も包圍《はうゐ》し攻撃《こうげき》し得《う》るのであります。故《ゆゑ》に吾人《ごじん》は神《かみ》に依《よ》つて癒《いや》す。

(三)　病人を理解せよ

とかく病人《びやうにん》は吾儘者《わがまゝもの》、氣《き》むづかしやとされて居《を》ります。殊《こと》に結核患者《けつかくくわんじや》の如《ごと》きは意識《いしき》大《おほい》に明瞭《めいれう》であつて、隅《すみ》から隅《すみ》まで氣《き》がつき、又非常《またひじやう》に感情的《かんじやうてき》であつて、つまらぬ事《こと》の喜怒《きど》を氣《き》にかけ、健康《けんかう》者《しや》からみると可成《かな》り持《も》て餘《あま》すやうな事《こと》が多《おほ》い。然《しか》し眞《しん》に精神力確立《せいしんりよくかくりつ》し又心理療法《またしんりれうはふ》に就《つ》いて理解《りかい》のある病人《びやうにん》はそれ程無茶《ほどむちや》でない筈《はず》です。何故《なぜ》かと云《い》ふに、つまらぬ事《こと》に頭《あたま》を使《つか》ひ徒《いたづ》らに感情《かんじやう》を浪費《らうひ》することは療病上《れうびやうじやう》非常《ひじやう》に不利益《ふりえき》であることを自覺《じかく》して居《ゐ》るからであります。

そこで、看護人諸君《かんごにんしよくん》よ、病人《びやうにん》を吾儘者扱《わがまゝものあつか》ひにすることをやめて、矢張《やは》り病人《びやうにん》は病人《びやうにん》だけの人格《じんかく》を見《み》とめ相談《さうだん》すべきことは、相談《さうだん》し、餘《あま》り壓制的《あつせいてき》であつたり又《また》は無視《むし》した態度《たいど》はとり度《た》くないと思《おも》ひます。勿論前《もちろんまへ》に述《の》べた樣《やう》に眞《しん》に神《かみ》に頼《たよ》り、祈《いの》りの喜《よろこ》びを得《う》るものは、相和《あいわ》し相喜《あいよろこ》んで行《ゆ》くことについては寧《むし》ろ不思議《ふしぎ》のやうです。

さに角看護人諸氏《かくかんごにんしよし》は、どうか充分病人《じうぶんびやうにん》を理解《りかい》していたゞきたい。そして病人《びやうにん》に對《たい》する呼吸《こきう》を充分《じうぶん》のみこんでいたゞき度《た》いのであります。この看護人《かんごにん》と病人《びやうにん》との調和《てうわ》は非常《ひじやう》に療病上《れうびやうじやう》大《おほ》きな影響《えいきやう》があつて、お互《たがひ》に反目《はんもく》したり不機嫌《ふきげん》であつたりする療病生活《れうびやうせいくわつ》は確《たし》かに大《おほ》きな遅《おく》れを見《み》るやうになります。

(四) 自然療法と信仰

人間《にんげん》は土《つち》より生《うま》れ土《つち》によりて育《そだ》てらるゝのが原則《げんそく》です。陽光《やうくわう》、土《つち》、水《みづ》、空氣《くうき》、の天然《てんねん》の力《ちから》は凡《すべ》て神《かみ》より與《あた》へられた所《ところ》であります。凡《すべ》ての病氣《びやうき》は藥《くすり》に依《よ》らずとも神《かみ》は自然治癒《しぜんちゆ》の力《ちから》を與《あた》へ給《たま》ふて居《を》らるゝのであります。これ吾《わ》が敎會《けうくわい》が宣傳《せんでん》する神理療法《しんりれうはふ》の根本《こんぽん》であります。即《すなは》ち人間《にんげん》が有《いう》する自然治癒良能《しぜんちれうりやうのう》を極度《きよくど》に發揮《はつき》させるやう種々《いろ〳〵》なる手段《しゆだん》を講《かう》ずるのであります。それで此等《これら》の方法《はうはふ》は皆吾々人間《みなわれ〳〵にんげん》の自然《しぜん》に生《い》きる本然《ほんぜん》の方法《はうはふ》なのであります。

この意味《いみ》に於《おい》て病者《びやうしや》は勿論《もろろん》、健康者《けんかうしや》でも充分《じうぶん》に自然生活《しぜんせいくわつ》と云《い》ふことを頭《あたま》に入《い》れて置《お》く必要《ひつえう》があります。

濕布《しつぷ》とか外氣療法《ぐわいきれうはふ》、日光療法《につくわうれうはふ》、とかさま〴〵の手段《しゆだん》を講《こう》ずることは、昔行《むかしおこな》はれた「藥《くすり》を飲《の》まして寢《ね》かせて置《お》くと、云《い》ふ方法《はうはふ》から見《み》れば隨分面倒《ずゐぶんめんだふ》かも知《し》れません、然《しか》し様々《さま〴〵》の手段方法《しゆだんはうはふ》が、凡《すべ》て癒《なほ》しの力《ちから》となると思《おも》へば、そして前途有爲《ぜんというゐ》の人《ひと》を一人《ひとり》昔日《せきじつ》の健康者《けんかうしや》にかへらすことを思《おも》へば決《けつ》して、無意義《むいぎ》ではありません。實《じつ》に看護《かんご》その者《もの》は、單《たん》に表面《へうめん》からみれば、生産的《せいさんてき》でもなく、又花々《またはなぐ〵》しくないかも知《し》れませんが、爛漫《らんまん》たる花《はな》も其《そ》の木《き》の根《ね》が人知《ひとし》れぬ土中《つちなか》の苦闘《くとう》を續《つゞ》けつゝあることを思《おも》つて、出來《でき》るだけ自然療法《しぜんれうはふ》の實行者《じつかうしや》たらんことを望《のぞ》みます。

諸氏《しよし》よ暇《ひま》あらば自分自《じぶんみづか》ら天然《てんねん》の前《まへ》に曝《さら》して下《くだ》さい、病菌《びやうきん》を傳《つた》へられ易《やす》い看護人《かんごにん》は絶《た》えず吾《わ》が全《ぜん》身《しん》を日光《につくわう》に曝《さら》すことを忘《わす》れてはなりません。病者《びやうしや》の衣類寢具《いるゐしんぐ》を、日光《につくわう》に曝《さら》すは勿論《もちろん》、身《み》の廻《まは》りも日光消毒《につくわうせうどく》をしなくてはなりません。又看護人《またかんごにん》は時《とき》に應《おう》じて陽光《ひ》を浴《あ》びつゝ裸足《はだし》になつて洗濯《せんだく》する等《とう》は非常《ひじやう》に良《よ》い天然療法《てんねんれうはふ》であります。病人《びやうにん》を癒《なほ》すには自分自《じぶんみづか》らが非常《ひじやう》に健康《けんかう》でなくてはなりません。

次《つぎ》に食餌《しよくじ》は決《けつ》して高價《かうか》な御馳走《ごちそう》のみを食膳《しよくぜん》に上《の》せて下《くだ》さいとは申《まう》しません。安價《あんか》であつても、滋養《じやう》に富《と》むものを、様々《さま〴〵》な方法《はうはふ》で調理《てうり》していたゞき度《た》い。斯《か》く信仰《しんかう》に進《す》ゝみ自然療法《しぜんれうはふ》を會得《ゑとく》されたならば必《かなら》ず光明《くわうみやう》の彼岸《ひがん》に到達《たふたつ》することを信《しん》じて疑《うたが》ひません。

五、信仰の力は萬病に勝つ

神樣《かみさま》を信仰《しんかう》する人《ひと》は餘計《よけい》な心配《しんぱい》をしない、胸《むね》の中《なか》に本統《ほんとう》の安心《あんしん》がある。そうしてかゝる安心滿《あんしんまん》足《ぞく》は、人《ひと》を幾多《いくた》の病《やまひ》から救《すく》ふものであります。昔支那《むかししな》では何《なに》か心《こゝろ》に不平不滿《ふへいふまん》のある人《ひと》は、往々背《わう〳〵せ》に腫物《はれもの》が出來《でき》て死《し》んだものと見《み》えそんな人《ひと》に限《かぎ》つて「疽《たん》、背《はい》に發《はつ》して死《し》す」といふてゐる。今日《こんにち》と雖《いへど》も不平不滿《ふへいふまん》があつたり、心《こゝろ》に蟠《わだかま》りがあつたりすると、人《ひと》は大概病氣《たいがいびやうき》になる。

或信徒《あるしんと》の一人《ひとり》は「私《わたし》は放埓《はうらつ》な生活《せいくわつ》の收護《しうご》でありませう。眼病《がんびやう》を患《わづら》ひ、神《かみ》に救《すく》はれるまでは、自《じ》分《ぶん》で腹《はら》の立《た》つ程《ほど》、長《なが》い間《あひだ》、あちこちの醫者《いしや》に通《かよ》ふたのが、舊《ふる》い生活《せいくわつ》と共《とも》に、病氣《びやうき》にも告別《こくべつ》して以《い》來《らい》、さつぱり醫者《いしや》を煩《わづら》はしたことがありません。」等《とう》と云《い》ふて來《こ》られました。

一體《たい》、本氣《ほんき》で神樣《かみさま》を信仰《しんかう》する程《ほど》、元氣《げんき》と健康《けんかう》を與《あた》へられることはありません。確《たし》かに信仰《しんかう》の力《ちから》は萬病《まんびやう》に克《か》つものであります。

（一）煩悶は人を殺す

或人《あるひと》の言葉《ことば》に「煩悶人《はんもんひと》を殺《ころ》し、戰爭《せんさう》も人《ひと》を殺《ころ》す。しかし乍《なが》ら煩悶《はんもん》の人《ひと》を殺《ころ》す。ことは戰爭《せんさう》よりも遙《はる》かに多《おほ》い」と、云《い》ふてあります。或時一人《あるときひとり》の患者《くわんじや》が醫者《いしや》に來《き》て診察《しんさつ》を求《もと》めた。舌《した》を出《だ》させたり、額《ひたへ》に觸《さわ》つたりして、細《こま》かに診察《しんさつ》したが、別段取《べつだんと》り立《た》て〻何處《ごこ》が惡《わる》いといふ所《ところ》はない、唯何《たゞなん》だか精神《せいしん》が憂屈《いうくつ》で、餘程閉口《よほどへいこう》して居《を》るものらしい。

「これは藥《くすり》を飮《の》んだのでは役《やく》に立《た》たない。少《すこ》し氣分《きぶん》を快活《くわいくわつ》にもたねばいけません。それには近頃《ちかごろ》評判《ひやうばん》のマシユーの喜劇《きげき》でも見《み》に行《い》かれたら可《い》いかも知《し》れぬ」と、醫者《いしや》が云《い》ふのを聞《き》いて、患者《くわんじや》は「先生《せんせい》、お恥《はづか》しいことですが、其《そ》のマシユーは私《わたし》ですと」云《い》ひました。彼《かれ》は職業《しよくげふ》として面白《おもしろ》さうに喜劇《きげき》を演《えん》じて居《を》つたが、其《そ》の胸《むね》の中《なか》には云《い》ふに言《い》へない煩悶《はんもん》があつて、我《われ》と我身《わがみ》を持《も》て餘《あま》して居《を》つたものと見《み》えます。此《かく》の如《ごと》く世《よ》には商賣上《しやうばいじやう》、境遇上《きやうぐうじやう》、強《し》ひて笑顔《ゑがほ》を作《つく》つて、面白《おもしろ》さうなことを言《い》ふたり。大聲《おほごゑ》に笑《わら》ふたりして居《を》つても、腹《はら》の底《そこ》には、やり切《き》れぬ心配苦勞《しんぱいくらう》を蓄《たくは》へて居《を》る人《ひと》が多《おほ》くあります。

(二)　病に惱む者は信仰に入れ

人《ひと》は淸《きよ》き心《こゝろ》を以《も》つて、神《かみ》の前《まへ》に正《たゞ》しい世渡《よわた》りをするやうになると、自然《しぜん》その健康《けんかう》までも、以前《いぜん》よりは、ずつと丈夫《ちやうぶ》になります。

貝原益軒《かひばらえきけん》は幼《をさな》い時《とき》から病身《びやうしん》でありましたが、養生《やうじやう》によつて八十五歳《さい》の長壽《ちやうじゆ》を保《たも》ち、又多《またおほ》くの書籍《しよせき》を著《あら》はしました。その言葉《ことば》に「心《こゝろ》は和平《わへい》に持《も》ちて敢《あへ》て激情《げきじやう》することなく、常《つね》に樂《たの》しみを失《うしな》はざるを力《つと》むべし」とあります。夢《む》想團師《さうだんし》と云《い》ふ人《ひと》は又《また》、「人《ひと》は長生《ちやうせい》せんと思《おも》はゞ、噓《うそ》をいふ可《べか》らず。噓《うそ》は心《こゝろ》を使《つか》ひて、少《すこ》しの事《こと》にても心氣《しんき》を勞《らう》するものなり。人《ひと》は心氣《しんき》だに勞《らう》せざれば、命長《いのちなが》きこと疑《うたが》ふ可《べか》らず。」といふて居《を》られます。

然《しか》るに神樣《かみさま》を信仰《しんかう》することは、私共《わたしども》を罪《つみ》より救《すく》ふて、尙《なほ》さま〴〵の煩悶《はんもん》、苦痛《くつう》から免《まぬが》れることが出來《でき》ます。それ故人《ゆゑひと》は神《かみ》の救《すく》ひを受《う》けて、一切《さい》の罪《つみ》と禍《わざはひ》との重荷《おもに》を下《お》ろし、心《こゝろ》に滿足《まんぞく》と平和《へいわ》とを宿《やど》すやうになると、自然《しぜん》その健康《けんかう》までが目《め》に見《み》えて、良《よ》くなるものであります。

(三) 神經衰弱と信仰

ソロモンの言《げん》に「心《こゝろ》の穩《おだや》かなるは身《み》の命《いのち》なり、嫉《ねた》みは骨《ほね》の腐《くさ》れなり」又《また》「心《こゝろ》の樂《たのしみ》は身《み》の藥《くすり》なり靈魂《れいこん》の憂《うれひ》は骨《ほね》を枯《か》らす」などゝあり、ロングフエローの言《げん》に「歡喜《くわんき》と、節制《せつせい》と安靜《あんせい》とは醫者《いしや》の來《らい》訪《はう》を謝絶《しやぜつ》する」といふたのも同《おな》じ意味《いみ》をいふたものであります。そんな風《ふう》ですから今迄《いままで》ヒステリー等《とう》やつて居《を》つた人《ひと》が信仰《しんかう》に入《い》り一、二ケ月《げつ》たゝぬうちに、全治《ぜんち》したとか、又《また》は神經衰弱《しんけいすゐじやく》が暫《しばら》くのうちに快《こゝろよ》くなつたとか、その他《た》これと似《に》た樣《やう》な話《はなし》は多樣《たやう》あります。

又《また》は書面《しよめん》で「餘計《よけい》なことを心配《しんぱい》する爲《た》めに、以前《いぜん》は毎日頭痛《まいにちづつう》がしましたが、唯今《たゞいま》では滅多《めつた》に頭《づ》痛等《つうとう》いたしません」又《また》、私《わたし》は大酒其他《たいしゆそのた》の不養生《ふやうじやう》のため、非常《ひじやう》に病身《びやうしん》で、殊《こと》に腦病《のうびやう》のためには醫者《いしや》に見放《みはな》された程《ほど》でありましたが、神樣《かみさま》を信仰《しんかう》してから、自分《じぶん》の不養生《ふやうじやう》であつたことに氣付《きづ》き、又《また》一切惡《いつさいわる》いと思《おも》ふことは、煙草《たばこ》をのむことまでも、皆《みな》やめさせていただき、其《そ》の上《うへ》、一切《いつさい》の苦勞《くらう》を神樣《かみさま》にお任《まか》せ申《まう》し、大船《おほぶね》に乘《の》つた氣《き》で、更《さら》に心配《しんぱい》しなくなりました故《ゆゑ》、當時《たうじ》の體重《たいじう》十三貫目位《くわんめぐらゐ》であつたのが、今日《こんにち》では十量貫目以上《くわんめいじやう》となり、非常《ひじやう》に健康《けんかう》となりました。などゝいふのが幾《いく》つもあります、或人《あるひと》が「神經衰弱《しんけいすゐじやく》は信仰衰弱《しんかうすゐじやく》だ」と云《い》ふたのも大《おほひ》に道理《だうり》のあることてあります。

（四）根本的治療

或金持《あるかねもち》が兎角《とかく》、健康《けんかう》が惡《わる》いため、年中藥壜《ねんぢうくすりびん》と親《したし》んで居《を》つたが、今日《けふ》も今日《けふ》とて、醫者《いしや》が廻《まは》つて來《こ》られたので、先生私《せんせいわたし》もこう年中病氣《ねんぢうびやうき》ばかりしてゐたのでは困《こま》ります。お禮《れい》は幾《いく》らでもしますから、一つ根本的《こんぽんてき》に治療《ちれう》を加《くは》へ、すつかり丈夫《ぢやうぶ》になるやう、分別《ぶんべつ》して下《くだ》さいませんか」といふのを聞《き》いて、醫者《いしや》は暫《しばら》く考《かんが》へて居《を》つたが、稍《やゝ》あつて、「それでは」といひさま、その傍《そば》に、德利《とつくり》や、コツプや其《そ》の他《た》の酒器《しゆき》を盆《ぼん》にのせてあつたのを、手《て》にとると思《おも》ふと、悉《ことごと》く庭《には》の敷石《しきいし》の上《うへ》にたゝきつけて、粉微塵《こなみぢん》にしてしまつた。「これは亂暴《らんばう》な、先生《せんせい》、氣《き》でも狂《くる》つたのではないか」。と患者《くわんじや》が驚《おどろ》くのを、醫者《いしや》は制《せい》して「これです、根本的《こんぽんてき》の治療《ちれう》は、私《わたし》が幾《いく》ら丹精《たんせい》して御世話《おせわ》したとて、貴君《あなた》のやうに、毎日酒《まいにちさけ》をのんで、不眞面目《ふまじめ》な顏《かほ》をして體《からだ》をいため、少《すこ》し快《よ》くなれば、直《すぐ》にうか〳〵とそこらうちを飲《の》み廻《まは》られるのでは、醫者《いしや》も藥《くすり》も何《なん》の役《やく》に立《た》ちませう。あなたの先刻《せんこく》いはれたことが本統《ほんとう》なら、今《いま》から禁酒《きんしゆ》して品行《ひんかう》をお改《あらた》めなさい。と直諫《ちよくかん》せられて、全《まつた》く恐入《おそれい》り「いや全《まつた》く一言《ごん》もありません。私《わたし》の病氣《びやうき》は私自身《わたしじしん》で作《つく》つてゐたのでした。今後《こんご》は必《かなら》ず氣《き》をつけませう」と云《い》ふたといふ話《はなし》があります。信仰《しんかう》に入《い》つた者《もの》は露程《つゆほど》もかゝる不養生《ふやうじやう》をしてはなりません。

六、神に依り一生の導き

「白金《しろがね》も黄金《こがね》も玉《たま》も何《なに》かせん、まされる寶子《たから》にしかめやも」といふ歌《うた》があります。凡《およ》そ人間《にんげん》の世《よ》の中《なか》に、何程貴《なにほどたふと》い寶《たから》があると言《い》ふても、吾《わ》が血《ち》を分《わ》けた子供《こども》ほど貴《たふと》い寶物《たからもの》はありません。昔或金《むかしあるかね》持《もち》が、コルネリヤと云《い》ふ賢《かしこ》い婦人《ふじん》の目《め》の前《まへ》に、さまぐ\の珍《めづ》らしい寶物《たからもの》をならべ、自慢《じまん》した後《あと》、「さてあなたはどんな寶物《たからもの》をお持《も》ちですか」と尋《たづ》ねるとコルネリヤは答《こた》へて「私《わたし》は貧《まづ》しい婦人《ふじん》の事《こと》とて、別《べつ》に何《なん》と云《い》ふ程《ほど》の寶物《たからもの》も持《も》ちませぬが、併《しか》し私《わたし》の家《うち》には自分《じぶん》が血《ち》を別《わ》けた二人《ふたり》の子《こ》があつて、末《すゑ》たのもしいものと思《おも》ひ大事《だいじ》に育《そだ》てゝ居《を》ります、私《わたし》にとつては、此《こ》の二人《ふたり》の子供《こども》より貴《たふと》い寶物《たからもの》はありませぬ」と申《まう》しました。後《のち》には其《そ》の二人《ふたり》の子《こ》が果《はた》して大層《たいそう》えらい人物《じんぶつ》となり世《よ》の爲《た》め人《ひと》の爲《た》めにはたらいたと云《い》ふ話《はなし》があります。此《かく》の如《ごと》く人《ひと》の母《はゝ》となつて血《ち》を分《わ》けた我《わ》が子《こ》を育《そだ》てるといふことは、何《なに》より忝《かたじ》けない果報《くわはう》であります。どうか此《こ》の忝《かたじ》けない果報《くわはつ》を仇《あだ》にせぬやう、氣《き》をつけて母《はゝ》たるの務《つとめ》を盡《つく》したいものであります。

然《しか》らば人《ひと》の母《はゝ》たる婦人《ふじん》は、如何《いか》にして其《そ》の子等《こら》を間違《まちが》なく育《そだ》てることが出來《でき》るかと云《い》ふに、これは仲々込《なか〳〵こ》み入《い》つた問題《もんだい》ですが、茲《こゝ》にどなたにも是非《ぜひ》心得《こゝろえ》て戴《いたゞ》かねばならぬ一つの大事《だいじ》なことがあります。それは他《ほか》でもない。皆様銘々《みなさまめい〳〵》先《ま》づ進《すゝ》んで神様《かみさま》を信仰《しんかう》し、其《そ》の御救《おすくひ》を受《う》けて、神様《かみさま》の前《まへ》に清《きよ》く、正《たゞ》しき、立派《りつぱ》な人《ひと》になられることであります。

人《ひと》の母《はゝ》として立派《りつぱ》に其子《そのこ》を育《そだ》てやうと思《おも》ふ人《ひと》が、何《なに》よりも先《ま》づ第《だい》一に勉《つと》むべきは、自分《じぶん》の罪《つみ》を悔《く》ひ改《あらた》めて、神様《かみさま》を信仰《しんかう》し、その御救《おすくひ》を受《う》けて、生《うま》れ更《かは》つた人間《にんげん》になることであります。古歌《こか》にも「横《よこ》さまに這《は》ふて敎《をし》へし蟹《かに》の子《こ》に、すぐに這《は》へとは無理《むり》な親蟹《おやかに》」と云《い》ふ通《とほ》り、人《ひと》の親《おや》たるものが、どんなに口《くち》でばかり立派《りつぱ》に言《い》ふて聞《き》かせた處《ところ》で、身《み》の行《おこなひ》がともなはぬならば、其子等《そのこら》は皆《みな》親《おや》のいふことよりも、その行《おこな》ふことを見習《みなら》ひ、いつの間《ま》にか、其親《そのおや》と同様《どうやう》、言行不《げんかうふ》一致《ち》の不眞面《ふまじ》目《め》な人間《にんげん》になつてしまふ、即《すなは》ち横《よこ》に這《は》ふ蟹《かに》の子《こ》は、どこまでも横《よこ》に這《は》ふ道理《だうり》で、眞面目《まじめ》に、氣高《けだか》い世渡《よわた》りをせぬ親《おや》には、眞面目《まじめ》な良《よ》い子《こ》は育《そだ》たゝぬと思《おも》ひ、自分《じぶん》が先《ま》づ子供《こども》から眞似《まね》をされても差支《さしつかへ》ない人間《にんげん》となるため、一時《じ》も早《はや》く先《ま》づ自分《じぶん》が信仰《しんかう》に入《い》り、心清《こゝろきよ》く行正《おこなひたゞ》しき人《ひと》にならねばなりません。

自分《じぶん》に信仰《しんかう》がなければ、子《こ》を信仰《しんかう》に導《みちび》くこと出來《でき》ず、子《こ》を信仰《しんかう》に導《みちび》かねば行末《ゆくすゑ》が案《あん》じられる。それ故《ゆゑ》子供《こども》には早《はや》くから人《ひと》の心《こゝろ》の底《そこ》まで御覧《ごらん》になる神様《かみさま》のことを教《をし》へねばなりません。若《も》しそうでなく教育《けういく》と云《い》へば、唯《たゞ》學校《がくかう》にやつて本《ほん》を讀《よ》むことを教《をし》へる丈《だ》けの様《やう》に考《かんが》へて居《を》ると、必《かなら》ずとんだ間違《まちがひ》が出來《でき》ます、昔《むかし》の川柳《せんりう》に「智惠《ちゑ》のある馬鹿《ばか》に親爺《おやぢ》は困《こま》りはて」など云《い》ふこともあり。學校《がくかう》の出來《でき》は惡《わる》くなくとも、神様《かみさま》を敬《うやま》ひ畏《おそ》れることを知《し》らぬ若者程《わかものほど》、末《すゑ》が案《あん》じられるものはありません。日本《にほん》では學校《がくかう》で餘《あま》り信仰《しんかう》の事《こと》は教《をし》へぬ故《ゆゑ》家庭《かてい》で信仰《しんかう》に導《みちび》くやうにせねばなりません。

昔《むかし》リンコルンと云《い》ふ人《ひと》の母《はゝ》は死《し》ぬ間際《まぎは》に一冊《さつ》の聖書《せいしよ》を其子《そのこ》リンコルンに授《さづ》け、母《はゝ》は他《ほか》に何《なに》一つお前《まへ》に殘《のこ》すことは出來《でき》ないけれど、此《こ》の一冊《さつ》の聖書《せいしよ》をお前《まへ》にやることが出來《でき》て何《なに》より嬉《うれ》しい。此《こ》の一冊《さつ》の聖書《せいしよ》をお前《まへ》にやることが出來《でき》るのは、お前《まへ》に百町歩《ちやうぶ》の地面《ぢめん》を讓《ゆづ》るよりも仕合《しあはせ》に覺《おぼ》える」。と云《い》ふて死《し》なれました。リンコルンは其《その》一冊《さつ》の聖書《せいしよ》を何遍《なんべん》となく繰《く》り返して讀《よ》んで眞面目《まじめ》なキリストの信仰《しんかう》に入《い》り、後《のち》には幾《いく》百萬《まん》の黑人《こくじん》を助《たす》ける爲《た》め、命《いのち》を棄《す》てる程立派《ほどりつぱ》な人《ひと》になつたのであります。それですから人《ひと》の親《おや》たる者《もの》に何《なに》より大切《たいせつ》なものは、自分自身《じぶんじしん》から深《ふか》い信仰《しんかう》に入《はひ》ることであります。

（一）病者の修業鍛錬

病氣《びやうき》は神《かみ》を信《しん》ずる者《もの》の人格《じんかく》を鍛《きた》へ、又《また》その精神《せいしん》を磨《みが》くものであります。全《まつた》く信仰《しんかう》のない人《ひと》でも長《なが》い病氣《びやうき》になれば多《おほ》くは信仰心《しんかうしん》が起《おこ》るものであります。況《いはん》や平生《へいぜい》から信仰《しんかう》に心《こゝろ》を寄《よ》せてゐたものは、尚更《なほさら》信仰《しんかう》に奥深《あくふか》く入《はひ》ることが出來《でき》る。ヤコブは他人《たにん》を推《お》しのけて、自分勝手《じぶんかつて》を行《おこな》ふ我儘者《わがまゝもの》であつたが、渡場《わたしば》で、一夜《や》眠《ねむ》らず、神《かみ》に祈禱《きたう》する間《あひだ》に、その腿《もゝ》の樞骨《つがひ》が外《はづ》れてから、忽《たちま》ち剛情《がうじやう》我儘《わがまゝ》が砕《くだ》けて「神《かみ》の王子《みこ》」と稱《とな》へらるゝ聖徒《せいと》となりました。又《また》パウロはその與《あた》へられた多《おほ》くの默示《もくじ》のために、高《たか》ぶることなからしめんとて、肉體《にくたい》に一つの刺《とげ》を與《あた》へられ、それを、取《とり》のけんことを、三度《ど》神《かみ》に祈《いの》つたが、神《かみ》は「我《わ》が恵《めぐみ》汝《なんぢ》に足《た》れり、我《わ》が能力《ちから》は弱《よわ》きうちに全《まつた》うせらるればなり」と、仰《あふ》せられたとあります、卽《すなは》ち病氣《びやうき》により鍛錬《たんれん》せらるべきやう、神《かみ》の御攝理《おんせつり》に置《お》かれたものであります。

(二) 信仰は癇癪がなくなる

久《ひさ》しい以前《いぜん》の事《こと》であつた。或職工《あるしよくこう》に一つの悪《わる》い癖《くせ》があり、何《なん》でもない事《こと》に、ぢき癇癪《かんしやく》を起《おこ》し、腕《うで》をふりまはすのでありました。私《わたし》もそのためには、少《すく》からず、心配《しんぱい》して居《を》ると、そのうち彼《かれ》は病氣《びやうき》に罹《かゝ》り、彼《かれ》の妻《つま》も、またその子供等《こども》も一度《ど》に三四人《にん》續《つゞ》いて病氣《びやうき》になつた、そこで私《わたし》は人《ひと》を遣《や》り、その介抱《かいはう》などさせたのですが、そのうち幸《さいはひ》家族《かぞく》一同《どう》再《ふたゝ》び丈夫《ぢやうぶ》になりました、それから暫《しばら》くしてその男《をとこ》が來《き》た時《とき》の話《はなし》に「今度《こんど》の病氣《びやうき》は、私共《わたしども》にとつて大《おほ》きな修業《しうげふ》でありました。お蔭《かげ》で一同《どう》無事《ぶじ》助《たす》かつて、さて氣《き》がついて見《み》ると、何《なん》だか家庭《かてい》に前《まへ》とは違《ちが》つたことがあるらしい、何《なん》だらうと考《かんが》へて見《み》ましたら、病氣《びやうき》してゐるうち、お互《たがひ》に思《おも》ひやることを學《まな》んだと見《み》えて、いつの間《ま》にか私《わたし》の癇癪《かんしやく》をなくしてゐるのを、見《み》つけました」

これも信仰《しんかう》の賜《たまもの》であります。

(三) 神の學校に入れ

病氣《びやうき》は人《ひと》をして己《おのれ》が弱《よわ》きことを知《し》らしめる。他人《たにん》に對《たい》する思《おもひ》やりを養《やしな》はしめる。神《かみ》に信賴《しんらい》することを學《まな》ばしめます。人生《じんせい》の短《みじか》いことを知《し》つて、永遠《えいゑん》の生命《せいめい》を慕《した》ふやうにさせます。又《また》浮《う》いた世《よ》渡《わた》りの果敢《はか》ないことを悟《さと》つて、意義《いぎ》ある生活《せいくわつ》を營《いとな》みたいといふ考《かんが》へを、起《おこ》させます。

殊《こと》に著《いちじる》しいのは、病氣《びやうき》が人《ひと》をして反省《はんせい》せしめるといふことであります。隨《したが》つてこれ迄《まで》の罪《つみ》を悔《く》い心《こゝろ》を改《あらた》めて神《かみ》に歸《かへ》り、小刀細工《こがたなさいく》することをやめて、神《かみ》の大御心《おほみこゝろ》に身《み》を任《まか》す修業《しうげふ》をさせるものであります。岡山孤兒院《をかやまこじいん》の創立者《さうりつしや》、石井十次《いしゐじふじ》氏《し》は病氣《びやうき》することを「神様《かみさま》の神學校《しんがくかう》に入《はひ》るのだ」といふて居《を》られました。氏《し》は或時《あるとき》コレラに罹《かゝ》つて入院中《にふゐんちう》、いたく自分《じぶん》の不信仰《ふしんかう》を悔《く》い、神《かみ》に對《たい》する不《ふ》忠實《ちうじつ》を悟《さと》つて、神靈上《しんれいじやう》に大《おほい》は覺《おぼえ》る所《ところ》があつた。彼《かれ》は「私《わたし》は最早《もはや》一週間《しうかん》のうちに全快《ぜんくわい》して退院《たいゐん》するであらう」と言《い》つた。其《そ》の時《とき》彼《かれ》の病勢《びやうせい》は非常《ひじやう》に惡《わる》いと思《おも》はれて居《を》りましたが、それにも拘《かゝ》はらず、不思議《ふしぎ》に一週間目《しうかんめ》に退院《たいゐん》する程良《ほどよ》くなりました。そこで彼《かれ》は「すでに早《はや》死《し》にしこの身《み》を救《すく》はれて、のこる月日《つきひ》を誰《た》がためにせん」と歌《うた》つたのでした。彼《かれ》は病癒《やまひい》えて後《のち》の身心《みごゝろ》を今《いま》一度《ごど》改《あらた》めて、神《かみ》と人《ひと》との爲《た》めに捧《さゝ》げ、死《し》を期《き》して盡《つく》さうと決心《けつしん》したのであります。

(四) 眞劍の祈禱

神様《かみさま》は病人《びやうにん》を顧《かへり》みて、これをお助《たす》けになります。私共《わたしども》は病氣《びやうき》にかゝつた時《とき》、唯々《たゞ》癒《なほ》され度《た》いと望《のぞ》んだ丈《だ》けでは其《そ》の理由《りいう》が充分《じうぶん》ではありません。然《しか》し乍《なが》ら幸《さいはひ》に癒《い》えて、壯健《さうけん》になつたならば、殘《のこ》る生涯《しやうがい》は必《かなら》ず全《まつた》く神《かみ》に捧《さゝ》げ、その御旨《おんむね》のまゝに清《きよ》く正《たゞ》しく有用《いうよう》に生《い》き長《なが》らへさせて戴《いたゞ》きたいといふのであれば、遠慮《ゑんりよ》なくその健康《けんかう》の恢復《くわいふく》を神様《かみさま》に祈《いの》るべきの理由《りいう》があります。神《かみ》は私達《わたしたち》一人《ひとり》々々《〱》に何等《なんら》かの使命《しめい》を授《さづ》けてお出《いで》になります。それ故《ゆゑ》私共《わたしども》がその使命《しめい》を完成《くわんせい》するに必要《ひつえう》な健康《けんかう》を與《あた》へられたいと望《のぞ》むのは、無理《むり》のないお願《ねが》ひであります。神《かみ》の御旨《おむね》に叶《かな》ふことであるから隨《したが》つて其《そ》の祈禱《きたう》が神《かみ》に受《う》け入《い》れらるゝことを信仰《しんかう》すべき道《だう》理《り》があります。

アフリカの黑人《こくじん》濟度《さいど》のために身《み》を投出《なげだ》したデビツト、リビングストンは「人《ひと》はその使命《しめい》の遂《と》げらるゝまでは死《し》ぬものではない」と言《い》ひました。彼《かれ》はそうした大確心《だいかくしん》の上《うへ》に、大膽《だいたん》に進《す》んで深《ふか》く蠻地《ばんち》の奥《おく》に入《はひ》り、疫病《えきびやう》や、毒蛇《どくじや》や猛《たけ》き獅子《しし》等《とう》に襲《おそ》はれつゝ屈《くつ》せず、撓《まゆ》まず、道《みち》のために大《おほい》に盡《つく》すことが出來《でき》たのであります。

第十三章　神道難病全治法

第一節　胃癌全治の秘傳

本病《ほんびやう》は突然發《とつぜんはつ》する者《もの》ではない、最初《さいしよ》は必《かなら》ず胃病胃加答兒胃痛《ゐびやうゐかたるゐつう》に始《はじ》まり漸次《ぜんじ》進行《しんかう》して其極點《そのきよくてん》卽《すなは》ち本病《ほんびやう》となるなり故《ゆゑ》に胃病患者《ゐびやうくわんじや》は充分自身《じうぶんじしん》に改良《かいれう》を加《くは》へて本病《ほんびやう》に罹《かゝ》らぬ様注意《やうちうい》すべきなり。本病《ほんびやう》の徵候《ちようこう》を見《み》るに胃部《ゐぶ》に硬《かた》き塊《かたまり》を覺知《かくち》し得《う》るは是《こ》れ胃中《ゐちう》にかたまりの生《しやう》じたる爲《た》めである。硬《かたまり》は胃病《ゐびやう》の心遣《こゝろづかひ》我誠《わがまこと》を受《う》け入《い》れざる。誠《まこと》を突《つ》き返《かへ》す。誠《まこと》を腐敗《ふはい》せしむる萬事《ばんじ》の所置《しよち》に不決斷《ふけつだん》なる等《とう》、の積《つも》り積《つも》りて硬《かた》き塊《かたまり》となつたものである。此《こ》の病者《びやうしや》の前代《ぜんだい》には必《かなら》ず胃病《ゐびやう》あるに見《み》ても明《あきら》かなり。又本患者《またほんくわんじや》の通癖《つうへい》とも云《い》ふべきは例《たと》へば酒《さけ》の害《がい》なるを知《し》りつゝ、のむが如《ごと》く心《こゝろ》は善惡共《ぜんあくとも》に堅《かた》くして一を爲《な》し初《はじ》むれば理《り》が非《ひ》なるも十迄《まで》なすの心《こゝろ》を持《も》つ何《いづ》れにしても本病患者《ほんびやうくわんじや》は前記《ぜんき》の心遣《こゝろづかひ》を捨《す》つるの心懸《こゝろかけ》をなし神《かみ》に懺悔《ざんげ》御詫《おわび》して絕對服從《ぜつたいふくじう》の精神《せいしん》を涵養《やしなふ》すべし。病理腫物種類《びやうりしゆもつしゆるゐ》多《おほ》し就中癌《なかんづくがん》又《また》は癌腫《がんしゆ》と稱《しよう》するものは最《もつと》も悪性《あくせい》にして内《うち》にも胃癌《ゐがん》に於《おい》て最《もつと》も甚《はなはだ》しきものである。本病《ほんびやう》は年齢《ねんれい》四十歳以上《さいいじやう》にあらざれば之《これ》を見《み》ず女子《ぢよし》の子宮及腺乳《しきうおよびち、》に於《お》けるものは比較的若《ひかくてきわか》き人《ひと》に之《これ》を見《み》る。本病《ほんびやう》は遺傳性《ゐでんせい》にして細菌原蟲等《さいきんげんちうとう》の寄生物《きせいぶつ》に因《よつ》て起《おこ》ると云《い》ふ又土地《またとち》により本病《ほんびやう》の多寡《たくわ》あるとも云《い》ふ。本病《ほんびやう》は胃《ゐ》を刺戟《しげき》する物例《ものたと》へば蕃椒《さんしやう》、胡椒《こしやう》の如《ごと》き辛《かち》きものを多量《たれう》に用《もち》ゆる爲《た》め其《それ》が誘因《もと》となり起《おこ》る事《こと》あり又不消化《またふせうくわ》なる硬《かた》き肉類《にくるゐ》を食《しよく》し或《あるひ》はアルコールの強《つよ》き酒類《しゆるゐ》を常用《じやうよう》するは良《よろ》しからず胃《ゐ》に潰瘍《くわいやう》(たゞれ)の生《しやう》せざる前《まへ》に胃《ゐ》を治《なほ》し置《お》くべし。初《はじ》め胃病《ゐびやう》の容體《えうたい》徐々《ぢよ／＼》に來《きた》り遂《つひ》には胃《ゐ》にかたまりあるを感《かん》ず。患者《くわんじや》は胃痛《ゐつう》を感《かん》じ血液《けつえき》を吐《は》く事《こと》あり多《おほ》くは其《そ》の色汁粉《いろしるこ》の如《ごと》し、容貌《えうぼう》良《よろ》しからず。本症《ほんしやう》は初發《しよはつ》より滿《まん》一ケ年《ねん》にして大抵死《たいていし》すと云《い》ふ。今日癌腫血精《こんにちがんしゆけつせい》なるものあれども好奇《かうき》の療法《れうはふ》たるのみ。

第二節　癲癇全治法

癲癇《てんかん》は神經《しんけい》の痙攣《けいれん》より起《おこ》る病《やまひ》で身體神經《しんたいしんけい》の全部《ぜんぶ》又《また》は大部分《だいぶゝん》が癘邪《れいじや》の爲《た》めに其作用《そのさよう》を失《うしな》ふもので又血液《またけつえき》の中《なか》に不淨《ふじやう》の妖汁《えうじう》が混《こん》じて居《ゐ》るそれで妖癘《えうれい》の氣《き》を拂《はら》はねばならぬ禁厭加持法《きんえんかぢはふ》に由《よつ》て神秘力《しんぴりよく》

を活用《くわつよう》する他《ほか》はない今左《いまさ》に其法式《そのはふしき》を示すべし。

唵枳里枳里縛曰羅曳禰吽發吒《おんきりきりばさらえいねうんはうた》　此《こ》は防垢軍荼利明王《ばうこうぐんたりみやうわう》の眞言《しんごん》で一切《いつさい》の垢汚《こうを》を掃《はら》ひ息災發生增福《そくさいはつしやうぞうふく》の意味《いみ》が籠《こも》つて居《ゐ》る。

東《ひがし》の方《はう》と清淨《せいじやう》なる青石《あをいし》を求《もと》めて右《みぎ》の文字《もじ》を其石《そのいし》に書《か》き病者《びやうしや》の名《な》と年《とし》とを書《かい》て常用《じやうよう》の井《ゐ》の中《なか》へ下《おろ》し此《こ》の水《みづ》を呑《の》めば全治《ぜんち》す。

次《つぎ》に祓祠等《はらへのりととう》は信《しん》に任《まか》す。

大巳貴命《おほあなむちのみこと》少彥名命《すくなひこなのみこと》力《ちから》を合《あは》せ一心《いつしん》にして病療法則《やまひいやすのり》を教《をし》へ給《たま》ふ天神璽《あまつかみのしるし》の十種瑞神寶《とくさのみづのかみたからひ》一二三《ふみ》四五六七八九十布留部由良由良由良布留部止白須《よいむなやことふるへゆらゆらゆらふるへとはうす》。

右《みぎ》の文《ぶん》を唱《とな》へて又左《またさ》の秘文《ひぶん》を三遍唱《べんとな》ふ。

病《やま》ひならいづれ外山《とやま》にすむべきにこゝは里《さと》なりいざかへれいいね。

風《かぜ》につり熱《ねつ》けもよふす神息《かみいき》は天《あめ》に凉《すゞ》しき法《のり》にさめけり。

次《つぎ》に祈念《きねん》の祝祠《のりと》加持《かぢ》は意《こゝろ》に任《まか》す。

又別《またべつ》に釘責《くぎぜめ》、秘法《ひはふ》あり其《そ》の法《はふ》は

桑《くわ》の木《き》にて厚《あつ》さ三寸《ずん》五分《ぶ》の板《いた》を作《つく》り夫《それ》に左圖《さづ》の文《もん》字《じ》を書《か》き、五寸釘《すんくぎ》十二本《ほん》を以《もつ》て子《ね》より順《じゆん》に十二支《し》を打《う》ち亥《ゐ》に至《いた》り釘《くぎ》盡《つ》きたる時《とき》は子《ね》の分《ぶん》を抜《ぬ》き天地人及《てんちじんおよび》日月《じつげつ》ご順《じゆん》に打《う》ちて責《せ》むるなり又責《またせ》むる時《とき》は左《さ》の呪文《じゆもん》を唱《とな》ふべし。

チンバタロシヤ、キバの吹《ふ》く息突《いきつ》く息地《いきち》吹風天吹《ふくかぜてんふ》く風《かぜ》に千里《ちり》はえたるつたが一本生《ぽんい》きて根《ね》を斷《た》ち葉《は》を枯《から》す下《した》には不動《ふどう》の火炎《くわえん》あり上《うへ》には五色《しき》の雲《くも》ありて早《はや》吹込《ふきこん》だぞ伊勢《いせ》の神風終《かみかぜをは》りたる後《のち》は板《いた》を川《かは》に流《なが》すべし

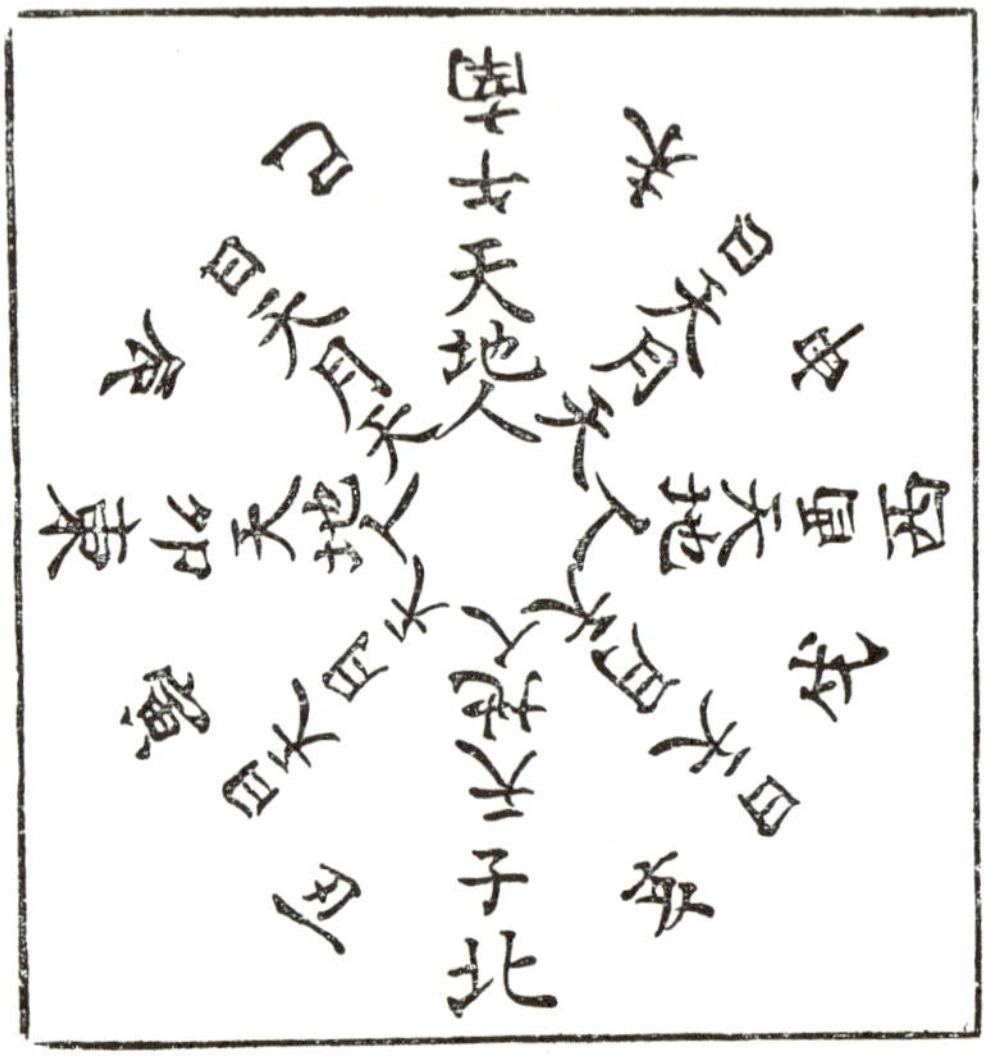

第三節　病魔喝殺の神術

耶蘇基督《やそキリスト》が山《やま》より下《くだ》りたる時《とき》、癩病者《らいびやうしや》に向《むか》ひ、汝《なんぢ》は潔《きよ》くなれりとの一言《げん》にて、不治《ふぢ》の癩病全治《らいびやうぜんち》し、又下僕《またげぼく》の中瘋《ちうふう》を汝《なんぢ》の病快癒《やまひくわいゆ》せりとの傳言《でんごん》にて癒《いや》し、二人《ふたり》の盲目《もうもく》を手《て》にて摩《な》でて眼《め》を開《ひら》かしめ

啞《おし》に對《たい》して鬼出《おにい》でよと言《い》つて啞《おし》もの云《い》ひ、癲癇病《てんかんびやう》、手枯病《てなえびやう》、惡鬼《あくき》に憑《つ》かれし病人等《びやうにんとう》を一言《ごん》にて癒《なほ》せし例《れい》が澤山《たくさん》ある。佛教《ぶつけう》でも高僧碩德《かうそうせきとく》は能《よ》く珠數《じゆづ》で摩《な》でるとか、經《きやう》の文句《もんく》や、眞言等《しんごんとう》で非常《ひじやう》の難《なん》病《びやう》を治《なほ》した事《こと》が數《かぞ》へきれぬ程《ほど》ある。神道《しんどう》で黑住敎々主宗忠《くろすみけうけうしゆむねたゞ》が陽氣《やうき》を吹《ふ》き掛《か》けて不治《ふぢ》の病《やまひ》を治《なほ》したとか、天理敎《てんりけう》でもそう云《い》ふ事《こと》もある殊《こと》に古來神官等《こらいしんくわんなど》が御幣《ごへい》一つて幾多《いくた》の難病《なんびやう》を治《なほ》した事《こと》も澤山《たくさん》ある。此《これ》は一見奇怪《けんきくわい》のようであるけれど、深《ふか》く研究《けんきう》すれば別《べつ》に不思議《ふしぎ》はない。當然《たうぜん》である、今日《こんにち》の催眠術《さいみんじゆつ》でも汝《なんぢ》の病氣《びやうき》は癒《なほ》れりの一言《ごん》で平癒《へいゆ》する事《こと》もある位《くらゐ》である。

元來人間《ぐわんらいにんげん》の精神《せいしん》は産靈《なすひ》の神《かみ》の分靈《ぶんれい》であつて、又身體《まなしんたい》は體化《たいくわ》の神《かみ》たる諾冊兩尊《だくさつりやうぞん》の分身《ぶんしん》である。夫《それ》で人間《にんげん》の心身《しんしん》には本質《はんしつ》に於《おい》て決《けつ》して病氣等《びやうきなど》云《い》ふものはない。然《しか》るに實際《じつさい》は病氣《びやうき》の多《おほ》いのは何故《なぜ》であるかと云《い》ふに、夫《それ》は自分《じぶん》で此《こ》の神聖《しんせい》なる心身《しんしん》を汚《けが》す爲《た》めで、又或《またあるひ》は同業同果《どうげふどうくわ》の理《り》に由《よ》りて他《た》の爲《た》めに汚《けが》され災難《さいなん》を受《う》くるのとある。要《えう》するに病氣《びやうき》は第一《だい》自分《じぶん》を汚《けが》し、又神明《またしんめい》までも汚《けが》し、或《あるひ》は他《た》から怨癘《えんれい》の氣《き》を受《う》けて居《を》つて、單《たん》に身體上《しんたいじやう》精神上《せいしんじやう》の病氣《びやうき》ばかりでなく、天地自然《てんちしぜん》の大法《たいはふ》に背《そむ》き、神氣《しんき》を害《そこな》ひ、精氣《せいき》を傷《きづつ》けて居《ゐ》るから、毒障害菌《どくしやうがいきん》が眞隙《しんげき》に乘《じやう》じて跋扈《ばつこ》するより起《おこ》り、又《また》は長引《ながび》くものである。

　左《さす》れば病者《びやうしや》に對《たい》しては、第《だい》一に此《こ》の汚《けがれ》を祓《はら》ひ、次《つぎ》に神氣《しんき》を回復《くわいふく》し、精氣《せいき》を振興《しんこう》して、陽氣《やうき》を吹《ふ》き込《こ》まねばならぬ。そうすれば毒菌《どくきん》や邪氣《じやき》が閉塞《へいそく》して、退散又《たいさんまた》は枯死《こし》してしまう。夫《それ》で祈禱者《きとうしや》の方《はう》の法術《はふじゆつ》が熟達《じゆくたつ》して居《を》り、所謂神通力《いはゆるしんつうりき》を得《え》て居《を》れば、たつた一言《ごん》で病魔《びやうま》は忽《たちま》ち退散《たいさん》して如何《いか》なる難病長病《なんびやうちやうびやう》不治《ふぢ》の病《やまひ》も、頓《とみ》に全快《ぜんくわい》するのが當然《たうぜん》である。

　病源《びやうげん》が既《すで》に神氣《しんき》を傷《そこな》ひ、自然《しぜん》の大法《たいはふ》に背《そむい》て居《ゐ》ると云《い》ふ事《こと》になれば、どうしても神明《しんめい》に祈請《きせい》せねばならぬ。その祈禱《きとう》や法式《はふしき》の如《ごと》きは、世間《せけん》に澤山《たくさん》あるが利益《りえき》の尤《もつと》も顯著《けんちよ》なるは、五社稲荷《しやいなり》特《とく》に大《おほ》已貴命少彦名命《あなむちのみことすくなきなのみこと》を主神《しゆしん》として奉齋《はうさい》し、神法《しんぱふ》の加持《かぢ》を爲《な》す事《こと》である。其法式《そのはふしき》の詳細《しやうさい》は別册《べつさつ》卑著《ひちよ》加《か》持《ぢ》祈禱神傳中《きとうしんでんちう》の諸病封祈禱秘法《しよびやうふうぢきとうひはふ》、諸病間接祈禱法《しよびやうかんせつきとうはふ》、神符法等《しんぷはふとう》に委《くは》しく述《の》ぶれば就《つい》て見《み》るべし。

　此《こ》の祈禱法段々熟達《きとうはふだん〳〵じゆくたつ》する時《とき》は、最早特別《もはやとくべつ》の法式《はふしき》を用《もち》ひず、又祈禱《またきとう》と云《い》ふ程《ほど》の事《こと》も爲《な》さず、單《たん》に病人《びやうにん》に對《たい》し、一寸瞑目《ちよつとめいもく》して主神《しゆしん》を默念《もくねん》し、口《くち》に神呪《しんじゆ》を唱《とな》へ、手《て》を金剛合掌又《こんかうがつしやうまた》は外禊印《ぐわいけいいん》に結《むす》び、夫《それ》より活《くわつ》と目《め》を見開《みひら》き、病人《びやうにん》を見詰《みつ》めエイと一喝《かつ》すれば、大抵《たいてい》の病氣《びやうき》は直《たゞ》ちに平治《へいぢ》するのである。氣合《きあひ》で空飛《そらと》ぶ鳥《とり》を落《おと》し、人《ひと》をも氣絶《きぜつ》せしむ位《くらゐ》であるから、神秘力《しんぴりよく》の喝破《かつぱ》は如何《いな》なる病魔《びやうま》も忽《たちま》ち枯死《こし》してしまう。

第四節　瘧病落の法

瘧病《おこり》は間歇熱《かんけつねつ》にて、一種《しゆ》の黴菌《ばいきん》が體中《たいない》に入《い》り、定時《ていじ》毎《ごと》に分裂蕃殖《ぶんれつはんしよく》する爲《た》め、神經《しんけい》を刺戟《しげき》し血液《けつえき》を沸騰《ふつとう》せしめて、發熱《はつねつ》し、遂《つひ》に人事不省《じんじふせい》に至《いた》らしむるものである。此《これ》は醫師《いし》も如何《いかん》ともする事《こと》は出來《でき》ぬ。藥《くすり》としてキナエンの他《ほか》此《こ》の黴菌《ばいきん》を殺《ころ》す力《ちから》のものはない。夫《それ》でどうしても精神《せいしん》の活力《くわつりよく》と神靈《れい》の威力《ゐりよく》とで殺菌《さつきん》するの他《ほか》はない。今左《いまさ》に瘧病落《おこりおち》の秘法《ひはふ》を示《しめ》すべし。

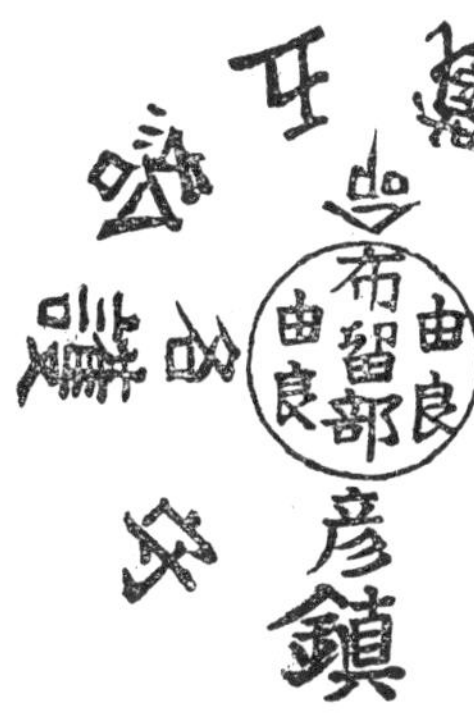

先《まづ》神拜如常諸神祈念祝詞《しんぱいつねのごとくしよじんきねんのりと》　神符《しんぷ》を病者《びやうしや》の五體《たい》に書《か》く左《さ》の如《ごと》し。

額《ひたひ》に日枝神社身體堅固《ひえじんじやしんたいけんご》　胴《どう》に大山祇命當病平癒《おほやますみのみことやまひへいゆ》　左右肩《さいうかた》は藥力《やくりよく》二柱大神《ちうだいじん》　左右《さいう》の手《て》に天照皇大神《あまてらすおほみかみ》　左右《さいう》の足《あし》に五行《ぎやう》の大神《おほかみ》

次《つぎ》に咒文《じゆもん》。

天地萬物《てんちばんぶつ》一體同根無上靈寶神道加持《たいどうこんむじやうれいはうじんだうかち》

此文《このぶん》を唱《とな》へて吹祓《ふきはら》ふべきものなり。

都由於知天麻津能葉加留伎阿之多我那《つゆおちてまつのはかるきあしたかな》

久《く》毛《も》乃《の》於《お》古《こ》利《り》乎《を》波《は》良《ら》布《ふ》阿《あ》喜《き》加《か》世《ぜ》
阿《あ》利《り》阿《あ》計《け》乃《の》比《ひ》末《ま》天《で》爾《に》奈《な》禮《れ》婆《ば》加《か》計《け》毛《も》奈《な》志《し》

此神歌《このしんか》を上《うへ》の丸札《まるふだ》の中《なか》に書《か》き中小丸《なかせうまる》の中《なか》へ布留部言本反五字《ふるべごんほんぺんじ》を書《か》き祈念《きねん》して病者《びやうしや》の脊中《せなか》の大骨《だいこつ》に押《お》すべし。

天地《あめつち》のうごくまでこそかたからめ露《つゆ》のおこりを落《おと》せことの葉《は》

右《みぎ》の神歌《しんか》を紙《かみ》に書《か》いて祈念《きねん》し神水《かみみづ》に浮《うか》して水《みづ》を病者《びやうしや》に呑《の》ますべし。

又《また》一の禁厭《きんえん》として左《さ》の如《ごと》き法《はふ》あり。

瘧《ぎやく》を落《おと》すには梨《なし》を厚《あつ》く切《き》りて一片《ぺん》を持《も》ち南方《なんぱう》の氣《き》を一口吸《くちす》ひ梨《なし》に向《むか》つて咒《じゆ》して曰《いは》く 南方有レ池《なんぱうにいけあり》池《ち》中有レ水水中有レ魚《ちうみづありてすゐちうにうるあり》三頭《とう》九尾不食ニ人間《ひきにんげん》一五穀唯食《くはづこくたゞ》ニ瘧鬼《ぎやくきくらふ》一と三遍唱《べんとな》へ利《り》の上《うへ》に吹《ふ》き掛《か》け又勅殺鬼《またごうさつき》

此《こ》の三字《じ》を梨《なし》の上《うへ》に書《か》き瘧《おこり》の日《ひ》の未《ま》だ起《おこ》らざる前《まへ》に之《これ》を食《くら》はしむ可《べ》し瘧落《おこりお》つること妙《みやう》なり。

又法《またはふ》

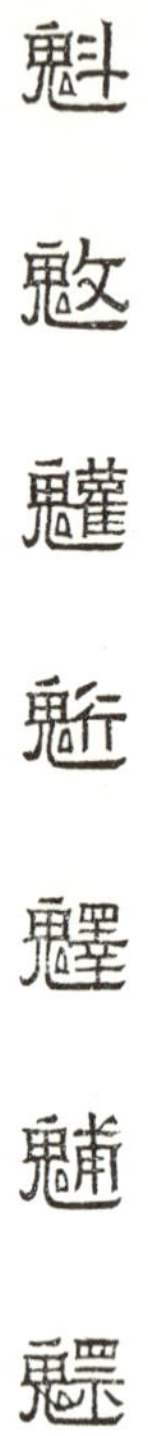

右《みぎ》の七文字《もじ》を橘《たちばな》の葉《は》七枚《まい》に朱《しゆ》にて一葉毎《はごと》に一字《じ》づゝを乾《かは》かし細末《さいまつ》にして早朝汲立《さうてうくみたて》の水《みづ》にて北《きた》に向《むか》つて清水《しみづ》にて之《これ》を服《ふく》すべし大《おほい》に効《かう》あり。

但《たゞ》し七週間《しうかん》五辛《しん》を食《しよく》すべからず。

又法《またはふ》

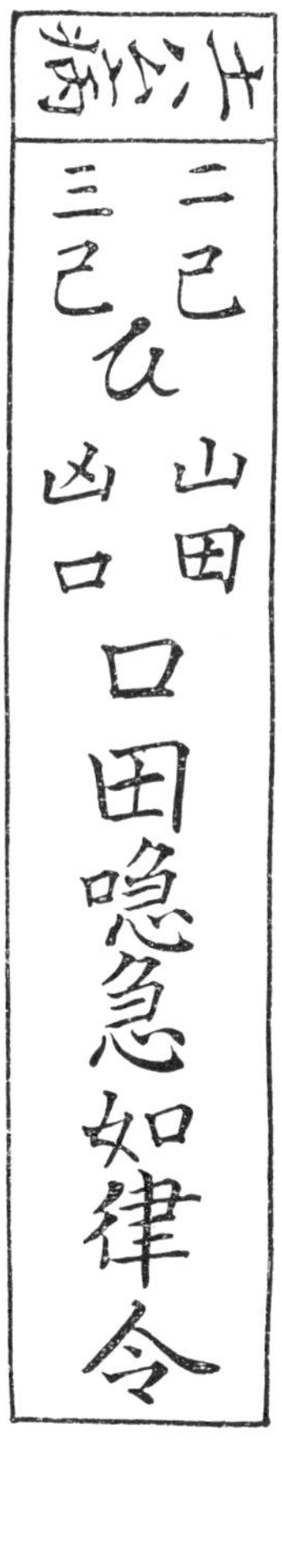

右《みぎ》の符《ふ》を白紙《はくし》に清《きよ》き硯水《すゞりみづ》にて認《したゝ》め汲立《くみたて》の清水《しみづ》にて瘧《おこり》の日《ひ》の早天《さうてん》に飲《の》ますべし不思議《ふしぎ》にも直《たゞ》ちに落《お》ちて治《ぢ》するものなり。

又夜《またよる》の瘧《おこり》には

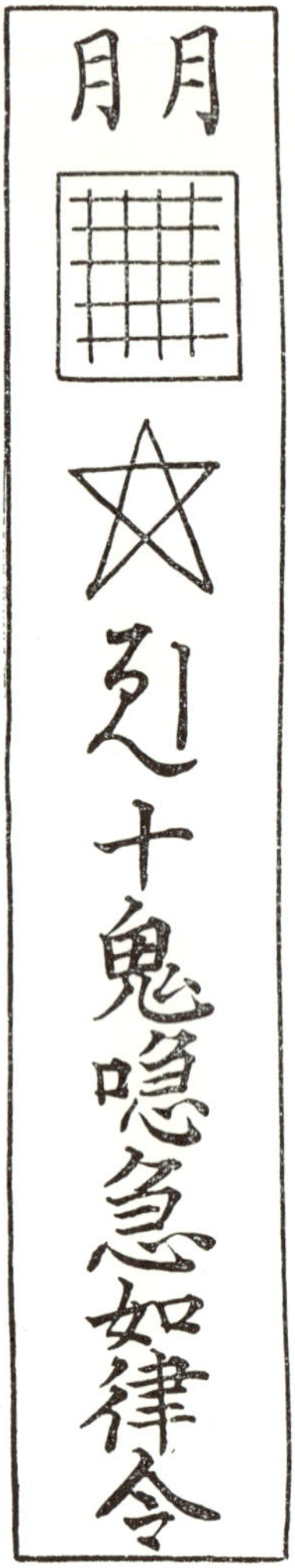

右《みぎ》の符《ふ》を紙《かみ》に書《しよ》して神水《かみみづ》に浮《うか》べて飲《の》ますべし。

第五節　癩病全治秘傳

この病《やまひ》は癩病《らいびやう》桿状菌《かんじやうきん》と云《い》ふ黴菌《ばいきん》の侵入《しんにふ》に因《よ》り起《おこ》る故《ゆえ》に粕《かす》の心遣《こゝろづかひ》の結果《けつくわ》なるは明《あきらか》である。然《しか》して下《した》に掲《かゝ》ぐる病理《びやうり》の徴候《しるし》より斑紋癩《はんもんらい》に於《おい》て顏面《がんめん》、臀部《をしり》、四肢《しし》に赤色斑《せきしよくぶち》を呈《てい》するは、顏面《がんめん》は人《じん》身中大切《しんちうたいせつ》の場所《ばしよ》にして人《ひと》に對《たい》する所又人《ところまたひと》に見《み》らるゝ所《ところ》なるに其《そ》の場所《ばしよ》に赤色《せきしよく》の斑《ぶち》を呈《てい》するは人《ひと》に對《たい》し人生《じんせい》として最《もつと》も必要《ひつえう》なる赤色《せきしよく》を缺《か》いたのを現《あら》はし、臀部《をしり》は色情《しきじやう》を現《あら》はす故《ゆえ》に色事《いろごと》に就《つ》き親《おや》に對《たい》し誠不足《まことふそく》の理《り》を現《あら》はし四股《しし》に於《おい》ては手《て》を取《と》る理又事《りまたこと》を爲《な》す理《り》となり。足《あし》は歩《あゆ》む又行《またおこな》ふ理《り》となる故《ゆゑ》する事《こと》、なす事《こと》に誠《まこと》の不足《ふそく》なる汚《きたな》き粕《かす》の心《こゝろ》を示《しめ》されたるなり。結節癩《けっせつらい》にありて斑紋癩《はんもんらい》に伴《ともな》ふに斑點《ぶち》が固《かた》まつたり消《き》へたりするは常《つね》に粕《かす》の心《こゝろ》のみして誠心《せいしん》の定《さだ》まらないのを示《しめ》し其《そ》の崩潰《くづれ》したるは積世《せきせい》の粕《かす》の心遣《こゝろづかひ》の爲《ため》に我《われ》と我《わ》が身《み》を切《き》り崩《くづ》したるを現《あら》はすのである。又覺《またおぼ》えの無《な》くなるものは尙更心遣《なほさらこゝろづかひ》の激《はげ》しいのを示《しめ》されたのである。神經癩《しんけいらい》は前《まへ》の二種《しゅ》の心遣《こゝろづかひ》より更《さら》に粕《かす》の心遣《こゝろづかひ》のみ多《おほ》くして誠《まこと》の心《こゝろ》の欽《か》け遂《つひ》に神様《かみさま》の御守護《ごしゅご》迄《まで》も無視《むし》した結果覺《けつくわおぼ》へがなくなつたり又何程滋養物《またなにほどじやうぶつ》を取《と》るも身體《からだ》は瘠《やせ》る一方《ぱう》となつたり或《あるひ》は顏《かほ》が痳《しび》れたりするのである。元來本病《ぐわんらいほんびやう》は八族《やつのほこり》の心遣《こゝろづかひ》が數代《だい〳〵》積《つも》り〳〵て發《はつ》する業病《ごふびやう》であるから如何《いか》に自身《じしん》の心遣《こゝろづかひ》のみ善良《ぜんれう》なるにもせよ其《そ》の上充分改良改心《うへじうぶんかいりやうかいしん》し又患者《またくわんじや》たる者《もの》は勿論《もちろん》其《そ》の近親《きんしん》の者《もの》も同《おな》じ因緣《いんえん》を知《し》り神《かみ》の御守護《ごしゅご》を謝《しや》し又大御心《またおほみこゝろ》に添《そ》ふ樣《やう》にし治療《ちれう》をなすべしさすれば日《ひ》を追《お》ふて全快《ぜんくわい》すべし。

第六節　子宮病全治秘傳

子宮內膜炎《しきうないまくえん》此《こ》の病《やまひ》は子宮《しきう》の壁《わき》のたゞれる病《やまひ》で一般《ぱん》に色情《しきじやう》に就《つ》き慾《よく》の心遣《こゝろづかひ》及子宮《およびしきう》の胎兒誠《たいじまこと》を宿《やど》す所《ところ》なる故《ゆゑ》に誠《まこと》の所置《しょち》に就《つい》てさへ慾心《よくしん》あるに起《おこ》るのである。尙《な》ほ痳毒《りんどく》の感染色情《かんせんしきじやう》の粕《かす》の心遣《こゝろづかひ》月《げつ》經時《けいじ》の不攝生《ふせつせい》勝手氣隨《かつてきずゐ》の手淫《しゆいん》を爲《な》すに當《あた》り色情慾《しきじやうよく》の強《つよ》きより起《おこ》り、其《そ》の徴候《ちようこう》として急性《きふせい》のものは惡寒《さむけ》發熱《はつねつ》陰部《いんぶ》の深所《おく》に壓痛《あつつう》を感《かん》じ白液《しろいみづ》を漏《もら》すは誠心《せいしん》のなきを示《しめ》し一寸《ちよつと》にても物《もの》を挿入《さうにう》すれば非常《ひじやう》に痛《いた》むは色情《しきじやう》に就《つい》て烈《はげ》しきを現《あらは》し又誠《またまこと》のなき故何事《ゆゑなにごと》も受《う》け入《い》れ能《あた》はざるを示《しめ》し慢性《まんせい》のものは急性《きふせい》に加《くは》はるに頭痛《づつう》し、食慾欲乏《たべるきがしない》は天徳《てんとく》の取越《とりこ》しを現《あらは》し。ヒステリー等《とう》を併發《へいはつ》するも當然《たうせん》である故《ゆゑ》に色情《しきじやう》及《およびよく》慾の心《こゝろ》を改善《かいぜん》し神《かみ》に御詫《おわび》すべし又原因《またげんいん》としては痳毒《りんどく》の感染《かんせん》、月經時《げつけいじ》の不攝生《ふせつせい》、姙娠《にんしん》、子《し》宮辨位《きうべんゐ》、手淫《しゆいん》、交接過度《こうせつくわど》、感冒《かんぼう》、窒扶斯《ちぶす》、コレラ、痘瘡等《とうさうとう》とす又急性《またきふせい》と慢性《まんせい》あり慢性症《まんせいしやう》は多《おほ》く急《きふ》性《せい》より移《うつ》る者《もの》にして月經《げつけい》の量《れう》增《ま》し薄《うす》き白液混《はくえきまじ》り下腹部《かふくぶ》痛《いた》み其他《そのた》頭痛食慾缺乏《づつうしよくよくけつぼう》、消化不良《せうくわふれう》、胃痛等《ゐつうとう》を起《おこ》しヒステリー等《とう》を併發《へいはつ》す。故《ゆゑ》に安靜《あんせい》にし房事《いろごと》を禁《きん》じ時々《ときどき》「イルリカートル」ブルキ製花《せいはな》いけの如《ごと》きものにゴム管《くわん》の附《ふ》せしものにて陰部《いんぶ》を洗《あら》ふべし。又食物《またしよくもつ》は淡泊《あつさり》として油《あぶら》けなき滋養物《じやうもの》を用《もち》ゆべし。

子宮癌《しきうがん》は子宮内《しきうない》に惡性《あくせい》なる癌腫《がんしゆ》の生《しやう》ずる病《やまひ》にして一般《ぱん》に色情《しきじやう》及《および》誠《まこと》をなすに就《つ》き不足《ふそく》の心《こゝろ》の積《つも》り重《かさな》りて起《おこ》るものと諭《さと》され、其《そ》の原因《げんいん》は房事過度《ばうじくわど》色情心《しきじやうしん》の過又遺傳《くわまたゐでん》の子《こ》に現《あらは》れたる等《とう》を見《み》ても明《あきら》かである。徴候《ちようこう》として不潔《ふけつ》なる物《もの》の出《で》るは汚《きたな》き粕《かす》の心遣《こゝろづかひ》出血《ちのでる》は誠《まこと》を下《くだ》す心疼痛《こゝろいたみ》は人《ひと》を痛《いた》めたる心《こゝろ》、下痢《げり》は理《り》を下《くだ》す心《こゝろ》嘔吐誠《おうどまこと》を突《つ》き返《かへ》す心《こゝろ》遣《づかひ》である。故《ゆゑ》に大《おほい》に懺悔《ざんげ》改良《かいりやう》して親子《おやこ》共《とも》に積年《せきねん》の心《こゝろ》遣《づかひ》を改《あらた》むる様《やう》心懸《こころがく》べし子宮癌《しきうがん》とは子宮《しきう》の内《うち》に悪性癌腫《あくせいがんしゆ》の生《しやう》ずる者《もの》にして其原因《そのげんいん》は眼《め》に見《み》えざる程《ほど》小《ちひ》さき蟲《なし》なりと云《い》ふも未《ま》だ決定《けつてい》せず。陰部《いんぶ》を手《て》又他《またた》の物《もの》を以《もつ》て觸《さは》るゝは本症《ほんしやう》を起《おこ》し易《やす》し殊《こと》に指《ゆび》の爪《つめ》に黒《くろ》く垢《あか》のつきたるは危險《きけん》である。

○衰弱《すいじやく》、尿毒症《ねうどくしやう》、腹膜炎《ふくまくえん》を發《はつ》さぬやう注意《ちうい》すべし。

第七節　中風全治の秘傳

腦病の豫防法

身體《からだ》常《つね》に爽快《さうくわい》なりと雖《いへど》も少《すこ》しく思慮《しりよ》すれば精神混亂《せいしんこんらん》し爲《た》めに何《なん》の得《う》る所《ところ》なくして唯人《たゞひと》の配下《はいか》に立《た》つて勞働《らうどう》し終《つひ》に一生《しやう》を過《すご》すもの此世《このよ》に少《すくな》からず之《こ》れ如何《いか》なる理由《りゆう》なるかを穿鑿《せんさく》するときは必竟《ひつきやう》腦《のう》の發達遲鈍《はつたつちどん》なるに外《ほか》ならず之《これ》を以《もつ》て之《これ》を觀《み》れば腦《のう》の衛生《えいせい》決《けつ》して輕忽《けいこつ》に附《ふ》すべからざるを知《し》るべし即《すなは》ち之《こ》れが豫防法《よぼうはふ》として最《もつと》も簡易《かんい》にして行《おこな》ひ易《やす》きもの丶二三を掲《かゝ》ぐべし。

一、腦《のう》を適當《てきたう》に使《つか》ひ又適當《またてきたう》に休《やす》ましむることに注意《ちうい》すべし。

二、腦《のう》を養《やしな》ふに最《もつと》も効《かう》あるものは睡眠《すゐみん》とす然《しか》れども睡眠《すゐみん》も適度《てきど》を失《しつ》するときは却《かへつ》て害《がい》を釀《かも》すの恐《おそれ》ありとす而《しか》して睡眠《すゐみん》の時間《じかん》は年齢大《ねんれいだい》なれば少《すくな》く年齢小《ねんれいせう》なれば大《だい》と云《い》ふ割合《わりあひ》にて卽《すなは》ち逆比《ぎやくひ》例《れい》とす但《たゞ》し青年時代《せいねんじだい》は大凡《おほよそ》七時《じ》間位《かんくらゐ》を最《もつと》も適度《てきど》とす。

三、腦《のう》の組織《そしき》を肥大《ひだい》ならしめざれば完全《くわんぜん》なる腦《のう》を造《つく》ること能《あた》はず之《これ》を肥《こや》すには善良《ぜんりやう》なる血液《けつえき》を要《えう》す善良《ぜんりやう》なる血液《けつえき》を造《つく》るには善良《ぜんりやう》なる食物《しよくもつ》と善良《ぜんりやう》なる空氣《くうき》とを用《もち》ひねばならぬ、故《ゆゑ》に空氣《くうき》と食物《しよくもつ》は腦《のう》に於《おい》て父母《ふぼ》と心得《こゝろえ》能く注意《ちうい》して攝生《せつせい》すべし。

四、腦頭蓋《のうづがい》は破《やぶ》れ易《やす》きを以《もつ》て打撲《だぼく》せざる様注意《やうちうい》すべし殊《こと》に小兒《せうに》を戒《いまし》めん爲《た》めに頭《あたま》を打《う》つ等《など》は最《もつと》も愼《つゝし》むべき事《こと》に屬《ぞく》す。

五、凡《すべ》て事《こと》を急《きふ》に成《な》し遂《と》げんと思《おも》ふべからず若《も》し之《これ》に反《はん》するときは腦《のう》の疲勞《ひらう》を來《きた》すの恐《おそ》れあり

六、硬《かた》き枕《まくら》をするは頭蓋《づがい》を壓迫《あつぱく》し從《したが》つて腦《のう》に大害《たいがい》を與《あた》ふるものなれば空氣《くうき》を含《ふく》むことの多《おほ》き柔《やは》かな枕《まくら》を用《もち》ゆるを宜《よし》しす。

此《こ》の外《ほか》尚《なほ》豫《よ》防法《ばうはふ》は種々《いろ〳〵》ありと雖《いへど》も枚擧《まいきよ》に遑《いとま》あらず玆《こゝ》に其《そ》の重《おも》なる事項《じこう》を記《しる》したるを以《もつ》て此餘《このよ》は

讀者《どくしや》の注意《ちうい》に任《まか》せんのみ幸《さひはひ》に之《これ》を諒《りやう》して攝生《せつせい》を怠《おこた》らざる様注意《やうちうい》せられんことを望《のぞ》む。

腦病の養生法

腦病《のうびやう》にも種々《しゆ〴〵》あるを以《もつ》て之《こ》れが攝生法《せつせいはふ》にも各々《おの〳〵》其《そ》の原因《げんいん》する所《ところ》即《すなは》ち胃病《ゐびやう》より來《きた》るもの子宮《しきう》より來《きた》るもの又充血貧血《またじうけつひんけつ》より來《きた》るもの等《とう》に依《よ》りて各其攝生法《かくそのせつせいはふ》に付《つ》き多少《たせう》の差違《さゐ》ありと雖《いへど》も俗《ぞく》に腦病《のうびやう》と云《い》ふ頭痛《づつう》に就《つい》て養生法《やうじやうはふ》の一般《ぱん》を說《と》き示《しめ》すべし概《がい》して腦病《のうびやう》なるものは常《つね》に攝生《せつせい》に注意《ちうい》し暴飯暴食《ばういんばうしよく》熱浴劇動《ねつよくげきどう》を禁《きん》し便通《べんつう》を利《り》し精神《せいしん》を安靜《あんせい》にし夜《よ》は早《はや》く寢《しん》に就《つ》き就業《しふげふ》と休憩《きうけい》とは適度《てきど》に交換《こうくわん》し過勞《くわらう》を避《さ》け一定《てい》の時間《じかん》に於《お》て戸外運動《こぐわいうんどう》を爲《な》すべし唯廣潤《たゞくわうじゆん》なる場所《ばしよ》を逍遙《せうよう》するを最《もつと》も良法《りやうはふ》とす。

腦病一般に就て

腦髓《のうずゐ》は人體中最《じんたいちうもつと》も大切《たいせつ》な所《ところ》で之《こ》れに故障《こしやう》あるは强《つよ》き我《か》、精神過勞《せいしんくわらう》、身體過勞《しんたいくわらう》の積《つも》り〳〵て來《く》る病《やまひ》である。一般病《はんやまひ》の具合《ぐあい》として頭痛《づつう》、眩暈《めまひ》、疲勞《ひらう》、嘔吐《おうど》、見過等《けんくわとう》より起《おこ》るのである。故《ゆゑ》に神恩《しんおん》に謝《しや》し。身體《しんたい》を健全愉快《けんぜんゆくわい》にし。新鮮《しんせん》なる空氣《くうき》を吸《す》ひ適度《てきど》の運動《うんどう》をし滋養《じやう》ある消化《せうくわ》よき飲食物《いんしよくぶつ》を攝取《せつしゆ》すべし。

○脳振蘯《のうしんたう》　この病《やまひ》は原因《げんいん》よりして身勝手身《みがつてみ》びいきの強《つよ》き我《が》の結果脳《けつくわのう》に異状《ゐじやう》を來《きた》したるもので即《すなは》ち脳《かう》の振蕩《しんとう》（振《ふ》るへ動《うご》く意《い》にしてしびれるなり）即《すなは》ち我《が》の極《きよく》に達《たつ》してしびれた心《こゝろ》遣《づかひ》で（天《てん》の殘念《ざんねん》）を示《しめ》されたるなれば周圍《しうゐ》の人々《ひと〴〵》の改良《かいりよう》を以《もつ》て患者《くわんじや》を救《すく》ふべきである。徴候《ちようこう》としては人事《じんじ》不省《ふせい》、我《が》の強《つよ》き爲《た》め人《ひと》を省《かへ》り見《み》ざりし心《こゝろ》）顔面蒼白《がんめんさうはく》は「人《ひと》に慈悲《じひ》なき心《こゝろ》」皮膚厥冷《ひふのつめたさ》は「温情《おんじやう》なき心《こゝろ》」呼吸《こきふ》遲徐《ちつぢよ》は「言語《げんご》の荒《あら》き心《こゝろ》」と知《し》らされたのである懺悔《ざんげ》すべし。

原因《げんゐん》は轉倒《てんたふ》、墜落《つひらく》、落馬《らくば》、外傷《ぐわいしやう》（頭蓋《づがい》の）、鐵道衝突等《てつだうしやうとつとう》の爲《た》めの振動《ふるへ》を起《おこ》す徴候《ちようこう》としては人事《じんじ》不《ふ》省《せい》、脈搏細少遲徐《みやくはくさいせうちつぢよ》、呼吸遲徐《こきうちつぢよ》、體温下降《たいおんかかう》（稀《まれ》に昇騰《しようとう》）皮膚《ひふ》蒼白《さうはく》血冷《けつれい》、顔面蒼白《がんめんさうはく》、瞳孔縮小《ひとみがちいちく》、嘔吐《はきけ》、尿閉等《ねうへいとう》とす療法《れうはふ》は安静《あんせい》に臥床《ぐわしやう》せしめ、顔面蒼白色復舊《がんめんさうはくしよくふくきう》せざれば、むしろ頭部《とうぶ》を少《すこ》しく低《ひく》くし下腹《かふく》に温布《おんぷ》を貼《はる》べし。人事《じんじ》不《ふ》省中《ぜいちう》は一切《さい》の服藥《ふくやく》を禁《きん》ず。

△脳水腫《のうすゐしゆ》　此《こ》の病《やまひ》は先天後天《せんてんこうてん》の兩性《りやうせい》ありその内《うち》にも、脳室水頭症《のうしつすゐとうしやう》と云《い》ひ單《たん》に脳室《のうしつ》のみに水《みづ》の溜《たま》るものと、脳膜水頭症《のうまくすゐとうしやう》と云《い》ひて、脳膜《のうまく》と脳髓《のうずゐ》との間《あひだ》に水《みづ》の溜《たま》るものと、親《おや》の梅毒《ばいどく》、暴酒《ぼうしゆ》から來《く》るものとがあるが、どちらも脳《のう》に水《みづ》の溜《たま》る病《やまひ》で主《おも》に小兒《せうに》に來《く》る病《やまひ》であるから、是《これ》は親《おや》の心遣《こゝろづかひ》から來《き》た

ものである。水《みづ》の溜《たま》るは「我《が》を知《し》らされ」幼兒《えうじ》又《また》は胎兒《たいじ》なるを以《もつ》て、「親《おや》の心遣《こゝろづかひ》」を示《しめ》されたのである。故《ゆゑ》に「親《おや》の我《が》の強《つよ》き不足《ふそく》の非常《ひじやう》に多《おほ》き心遣《こゝろづかひ》」を示《しめ》されたのであるから兩親《れうしん》たる者《もの》の大《だい》改良《かいれう》を要《えう》す。尚《な》ほ本病《ほんびやう》の胎兒《たいじ》に來《く》るは兩親《れうしん》の色情《しきじやう》の強《つよ》きを知《し》らされ幼兒《えうじ》に來《く》るは前々代《ぜんぜんだい》よりの、「不潔《ふけつ》なる色情《しきじやう》」を知《し》らされたのであるから充分《じうぶん》の懺悔《ざんげ》改心《かいしん》をせねばならぬ。

腦室内《のうしつない》にのみ水《みづ》の蓄積《ちくせき》する者《もの》あり、（腦室水頭症《のうしつすゐとうしやう》）又硬腦膜《またかうのうまく》と腦髓《のうずゐ》との間《あひだ》に水液《すゐえき》を含《ふく》むあり腦膜《のうまく》水頭症又梅毒《すゐとうしやうまたばいどく》の遺傳《ゐでん》。父母《ふぼ》の暴酒等《ぼうしゆとう》に原因《げんゐん》するあり。後天性《こつてんせい》の者《もの》は多《おほ》く當歳《たうさい》の頃發《ころはつ》す腦膜及腦室《のうまくおよびのうしつ》内膜《ないまく》の炎症《えんしやう》である。

胎兒《たいじ》にして本病發《ほんびやうはつ》する時《とき》は難産《なんざん》の原因《げんいん》となる。故《ゆゑ》に療法氷置法《れうはふひやうちはふ》を施《ほどこ》し、滋養《じやう》を取《と》り、新鮮《しんせん》なる空氣《くうき》を呼吸《こきふ》すべし。

○腦膜炎《のうまくえん》（驚風《きやうふう》）本症《ほんしやう》には結核性《けつかくせい》と單純性《たんじゆんせい》とあり、小兒《せうに》に來《く》る病《やまひ》で、結核性《けつかくせい》のものは親《おや》の色慾《しきよく》から來《きた》り、單純性《たんじゆんせい》のものは我慾《がよく》より來《きた》りたるものと思《おも》ふべし、處《ところ》で、本病《ほんびやう》は腦膜《のうまく》「我《が》を包《つゝ》む膜《まく》」に炎症《えんしやう》を起《おこ》した者《もの》で、「天《てん》の殘念及《ざんねんおよ》び天徳《てんとく》の取越《とりこ》し」から來《きた》る病《やまひ》である。一言《げん》にて云《い》へば我強《がつよ》きを示《しめ》されたる者故本人及《ものゆゑほんにんおよ》び兩親《れうしん》の懺悔《ざんげ》改良《かいれつ》を要《えう》す。從《したがつ》て徵候《ちようこう》として頭痛《づつう》、倦怠《けんたい》、勝手《かつて》、食慾不振《しよくよくふしん》、

「天徳《てんとく》の取越《とりこ》し」發熱《はつねつ》「揺《す》れる」斜視《やぶにらみ》「目《め》の付《つ》け所《どころ》の誤《あやま》れる」痙攣《けいれん》「つゝぱり強《つよ》き心《こゝろ》」等《とう》を知《し》らぬ故《ゆゑ》である。

病氣原因《びやうきげんいん》　結核性《けつかくせい》と單純性《たんじゆんせい》とあり、昔《むかし》の驚風《きやうふう》なり。

結核性《けつかくせい》は結核《けつかく》「バチルス」に因《よ》りて發《はつ》す二歳乃至《さいないし》七歳位《さいぐらゐ》の腺病性小兒《せんびやうせいせうに》に多《おほ》し、單純性《たんじゆんせい》は頭部《とうぶ》の外傷《けが》、丹毒《たんどく》、肺炎《はいえん》、流行性感冒《りうかうせいかんばう》、急性發疹諸病《きふせいはしかしよびやう》、窒扶斯《ちぶす》、膿毒症《のうどくしやう》、日射病等《につしやびやうとう》に來《きた》る。可及的《なるべく》周圍《まはり》を靜肅《しづか》にし病室《びやうしつ》を暗《くら》くし、速《すみや》かに醫治《いち》を受《う》くべし、頭部《とうぶ》に氷罨法《ひやうあんはふ》を施《ほどこ》すべし。

○中風《ちうふう》　此《こ》の病《やまひ》は主《おも》に、「我慾《がよく》」の爲《た》めに、腦《のう》の血管《けつくわん》の一部《ぶ》破裂《はれつ》する爲《た》めに起《おこ》るもので、卽《すなは》ち我慾《がよく》の爲《た》めに大切《たいせつ》な誠《まこと》のつなぎを折斷《せつだん》したるの現《あらは》れと悟《さと》るなり、處《ところ》で腦《のう》は「天及我《てんおよびわれ》」血《ち》「慈悲《じひ》」である腦出血《のうしゆつけつ》は「我《が》の強《つよ》き烈《はげ》しき爲《た》め天《てん》の慈悲《じひ》を無視《むし》したるなり、天徳《てんとく》の取越《とりこ》し」を示《しめ》すのである、急《きふ》に半身《はんしん》の運動及知覺麻痺《うんどうおよびちはくまひ》（卽《すなは》ち半身不髓《はんしんふずゐ》）は右《みぎ》は色情《しきじやう》、左《ひだり》は親《おや》に對《たい》する慾又天《よくまたてん》に對《たい》する我慾《がよく》なり（女子《ぢよし》に在《あ》りては此《こ》の反對《はんたい》なり）大改心《だいかいしん》して神《かみ》の御思召《おんおぼしめし》に逆《そむ》かざる樣御詫《やうおんわび》なすべし。身體《しんたい》の劇《げき》動《どう》、興奮《こうふん》、便通時努力《べんつうじどりよく》、暴飲《ばういん》、咳嗽《せき》等《とう》の誘因《ため》に因《よ》りて腦動脈瘤《のうどうみやくりう》、血管《けつくわん》の一部分《ぶぶん》。破裂《はれつ》するにより起《おこ》る又《また》チブス、白血病《はくけつびやう》、壞血《くわいけつ》及頭部《およびとうぶ》、頸部《くび》の打撲《うちみ》の爲《た》め本病《ほんびやう》を起《おこ》すは概《おほむ》ね梅毒《ばいどく》による。

療法《れうはふ》としては患者《くわんじや》の衣帶《きもの》を解《と》き新鮮《しんせん》なる空氣《くうき》に曝露《さら》し頭部《とうぶ》を高《たか》くし氷罨法《ひやうあんぽふ》を施《ほどこ》し安靜《あんせい》に臥《ぐわ》せしめて醫治《いち》を待《ま》つべし。

第八節　脊髓病全治秘傳

○脊髓炎《せきずゐえん》　この病《やまひ》は脊髓《せきずゐ》の炎症《えんしやう》で腦《のう》との連繋《つながり》を絶《た》つものである。「天《てん》の則《のり》に逆《さから》ひ、神意《しんい》を無視《むし》して神《かみ》及《およ》び目上《めうへ》にも見放《みはな》されたるか、又《また》は大事《だいじ》なことを爲《な》すにあたり、不良《ふれう》の考《かんがへ》を起《おこ》し大切《たいせつ》な間柄《あひだがら》を絶《た》つた心《こゝろ》」の報《むく》ひと悟《さと》り患者《くわんじや》は勿論《もちろん》、家族《かぞく》の人《ひと》と雖《いへど》も懺悔《ざんげ》改心《かいしん》して、「人樣《ひとさま》助《たす》かれば吾身《わがみ》は如何《ごう》なるとも」と云《い》ふ慈悲《じひ》寛大《くわんだい》の心《こゝろ》を養《やしな》ひ一心《しん》に神《かみ》に縋《すが》り付《つ》くべし。梅毒《ばいどく》＝(色情《しきじやう》についての心《こゝろ》)。怪《け》我《が》＝(我《が》の心《こゝろ》)。勞役過度《らうえきくわど》、冷地《れいち》に睡《ねむ》りたる＝(勝手《かつて》、氣儘《きまゝ》)より來《きた》るのである。劇《はげ》しき腰痛《えうつう》、發熱《はつねつ》歩行困難《ほかうこんなん》、大小便《だいせうべん》の不取締《ふとりしまり》、胸《むね》又《また》は腹《はら》の締《し》めらるゝ如《ごと》き、腰部《えうぶ》、下肢《したあし》のシビレ、等《とう》の徴候《ちようこう》あり、何《なん》にも天然《てんねん》に背《そむ》かざるやうにして、安臥《あんぐわ》し脊柱《せきちう》に氷袋《こほりぶくろ》をあつべし。そうして神樣《かみさま》にお詫《わび》すべし。

○脊髓癆《せきずゐらう》　この病《やまひ》も凡《すべ》て脊髓炎《せきずゐえん》と同《どう》一なれど「心情《しんじやう》に就《つい》ての迷《まよ》ひ心《こゝろ》」より來《く》るもので、炎《えん》に變《かは》るに癆字《らうじ》をつけただけその理《り》も重《おも》く、眼《め》を閉《と》ぢ足《あし》を揃《そろ》へ立《た》つことが出來《でき》ぬのは＝(先道《せんだう》のたゝぬ)、又明暗《まためいあん》によりて瞳孔《ひとみ》の大小《だいせう》なきは＝（物《もの》に見境《みさかひ》のない心《こゝろ》）を示《しめ》されたのである。

次《つぎ》に此《こ》の病《やまひ》は俗《ぞく》によい〳〵と事《い》ふ如《ごと》く心遣《こゝろつかひ》に於《おい》ても、凡《すべ》て、よい〳〵即《すなは》ち善《よ》しよしと云《い》ふ圓《ゑん》滿陽氣《まんやうき》な心《こゝろ》となれぬを示《しめ》されたもの故《ゆゑ》その心《こゝろ》を改良《かいりやう》し神《かみ》に悔改《くひあらた》めて、信心《しんじん》すべし。

○脊髓《せきずゐ》カリエス　脊骨《せきずゐ》が三十三箇《こ》、頭《あたま》から腰《こし》まで煉瓦《れんぐわ》を積《つ》んだやうに重《かさな》りあつてゐる。これを脊《せき》髓《ずゐ》と云《い》ふその骨《ほね》の中《なか》に指《ゆび》の通《とほ》る程《ほど》の管《くだ》が通《とほ》つてゐて、鉛筆《えんぴつ》の軸《じゆく》位《ぐらゐ》の尻尾《しつぽ》のやうな延長物《えんちやうぶつ》が腦髓《のうずゐ》から下《さが》つて腰骨《こしほね》の所《ところ》まで來《き》てゐる。これが脊髓神經《せきずゐしんけい》の中樞《ちうす》である。この脊髓中《せきずゐちう》の脊《せ》骨《ほね》が一箇《こ》か二箇《こ》腐《くさ》つて其《そ》の煉瓦《れんぐわ》のやうなものが崩《くづ》れかゝると、上下《うへした》の積合《つみあは》せの部《ぶ》分《ん》の壓迫《あつぱく》で、ずれて曲《まが》つたり、中《だか》の管《くだ》が狹《せば》まつたりする。それがために管《くだ》の中《なか》の脊髓《せきずゐ》が押《お》されて其處《そこ》より以下《いか》の體《からだ》が痛《いた》んだり、動《うご》かぬやうになつたりする。それが脊髓《せきずゐ》カリエスと云《い》ふ病氣《びやうき》で原《げん》因《いん》は結核性《けつかくせい》が一番多《ばんおほ》い。營養《えいやう》に注意《ちうい》して、日光浴《につくわうよく》やお灸《きう》をなし神《かみ》を信仰《しんかう》するが良《よ》い。

第十四章　天眞坤元靈符の秘傳

一、天眞坤元靈符の由來

天眞坤元靈符《てんしんこんげんれいふ》は、我朝人皇《わがてうじんくわう》十六代《だい》、應神天皇《おうじんてんのう》の御代《みよ》、支那《しな》西晉《せいしん》の許眞君《きよしんくん》と云《い》ふ仙人《せんにん》が始《はじ》めたのであつた。

この仙人《せんにん》は博《ひろ》く經史《きやうし》に通《つう》じ天文《てんもん》、地理《ちり》、音律《おんりつ》、五行《ごぎやう》にくわしく、神仙修錬《しんせんしうれん》を怠《おこた》らず、或時神授《あるときしんじゆ》によりてこの靈符《れいふ》を得《え》たりと云《い》ふ。この靈符《れいふ》を懷中《くわいちう》し、行住座臥《ぎやうぢうざぐわ》、常《つね》にこれを熟視《じゆくし》するときは、不測《ふそく》の感應《かんおう》ありて、諸病全治《しよびやうぜんち》の靈驗《れいけん》あり、尙《な》ほ富貴《ふき》、壽命《じゆみやう》、自《みづか》ら來《きた》り一切《いつさい》の所願滿足《しよぐわんまんぞく》せずと云《い》ふことなし。故《ゆゑ》に許眞君《きよしんくん》の住《す》める百餘里《より》の間《あひだ》には盜賊《とうぞく》入《はい》らず、疫病《えきびやう》なく、亂世《らんせい》と雖《いへど》も此地《このち》は戰爭《せんさう》なく、五穀豊穰《ごくはうじやう》にして、民《たみ》の喜《よろこ》びいはんかたなし。此《こ》の如《ごと》く靈符《れいふ》の靈驗感應《れいけんかんおう》は筆《ふで》に盡《つく》しがたし。

許眞君仙人の靈像

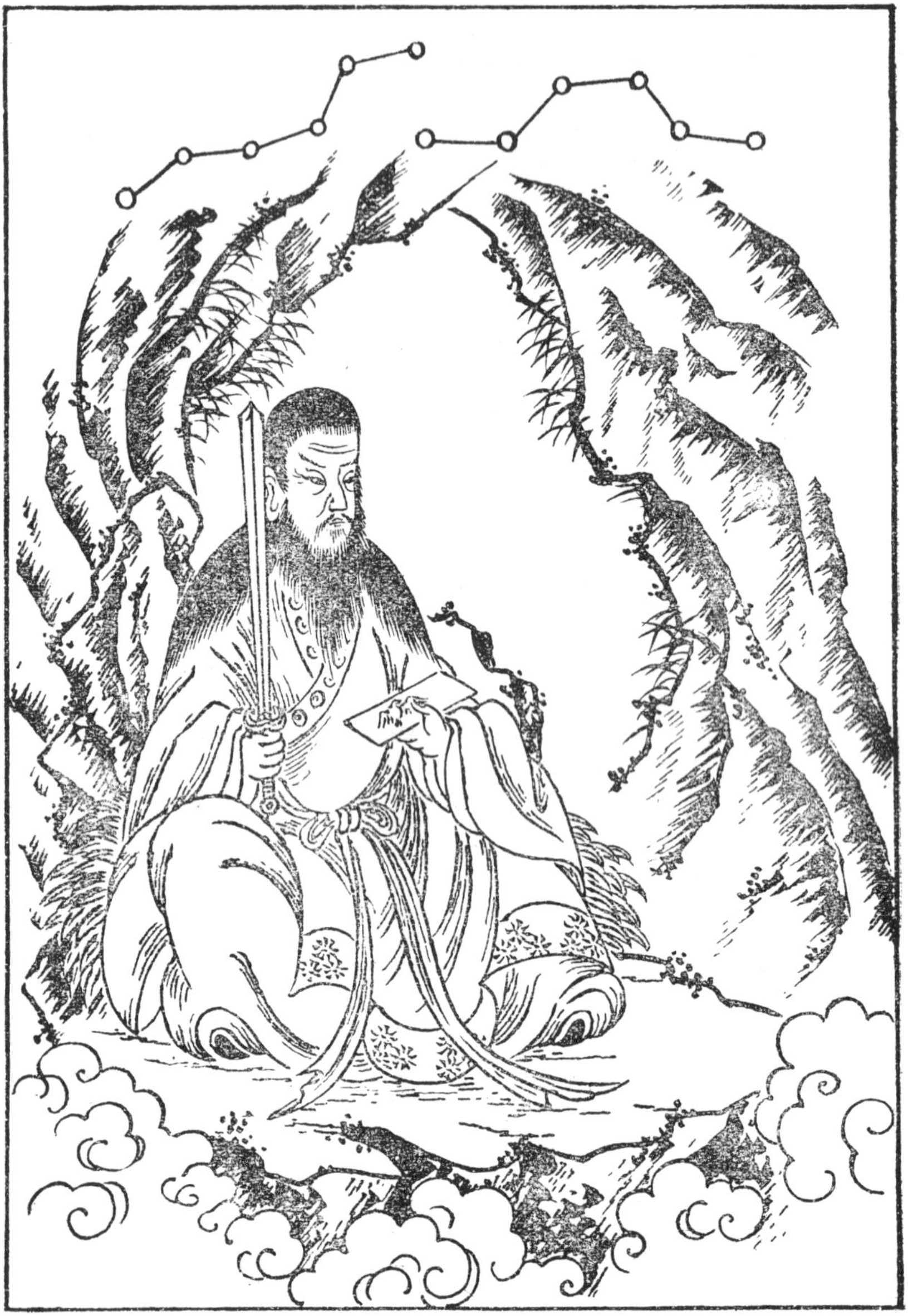

二、靈符の靈驗實例

支那《しな》の大清康煕帝《たいしんこうきてい》の幼少《えうせう》の名《な》を玄曄《げんくわ》と云《い》つた、玄曄《げんくわ》北京《ペキン》の順天府《じゆんてんふ》の禪寺《ぜんでら》に入《い》り出家《しゆつけ》となり苦行《くぎやう》をつとめて居《ゐ》た。或時《あるとき》一人《ひとり》の仙人《せんにん》來《きた》り玄曄《げんくわ》の姿《すがた》をつくゞくと見《み》て言《い》ふには「あなたには誠《まこと》に珍《めづ》らしい聖相《せいさう》がある。成長《せいちやう》にしたがふて福貴《ふくき》此《こ》の上《うへ》なく、一天下《てんか》を掌握《しやうあく》し給《たま》ふ相《さう》あり、然《しか》れどもおしむらくは運《うん》つたなく、殊《こと》に吉事《きつじ》をおほふ陰翳《いんえい》の氣《き》あり、我《われ》これをしりぞけ申《まを》さん」とて懷中《くわいちう》より一つの靈符《れいふ》を取《と》り出《だ》しこれは「天眞坤元靈符《てんしんこんげんれいふ》といふ壁間《へきかん》に貼《は》り置《お》いて朝夕見《あさゆうみ》給《たま》へ。君運《きみうん》を開《ひら》く事《こと》必然《ひつぜん》なり。」と言《い》ふ。

玄曄《げんくわ》の生支《えご》を問《と》ひ、指《ゆび》を折《を》りて數《かぞ》へ一紙《し》の靈符《れいふ》を與《あた》へた。玄曄《げんくわ》その袂《たもと》を引《ひ》き名《な》を問《と》へば「吾《われ》は西晋《せいしん》の許眞仙人《きよしんせんにん》なり」と答《こた》へて忽《たちま》ち姿《すがた》を消《け》してしまつた。

玄曄《げんくわ》その靈符《れいふ》を壁《かべ》に貼《は》り視《み》ること數年《すうねん》、時《とき》に大清世祖《たいしんせいそ》、崩御《はうぎよ》す。諸臣《しよしん》玄曄《げんくわ》を禪寺《ぜんでら》より迎《むか》へて帝《てい》位《ゐ》に卽《つ》く。これ卽《すなは》ち康煕帝《こうきてい》である。玄曄沙彌《げんくわしやみ》より遂《つひ》に運《うん》を開《ひら》き、國王《こくわう》となり富貴《ふうき》此《こ》の上《うへ》なく。壽《じゆ》命長《みやうなが》く。康煕《かうき》の年號《ねんがう》さへ六十三年續《ねんつゞ》き、ためしなき治世《ちせい》に萬民喜《げんみんよろこ》ばざるものはなかつた。

即位後《そくゐご》、許眞君仙人《きよしんくんせんにん》を祭《まつ》り、開國守護正化靈陽神廉眞人《かいこくしゆごせいくわれいやうしんれんしんじん》と勅號《ちよくがう》を與《あた》へ天神坤元靈符《てんしんこんげんれいふ》の靈驗《れいけん》を稱《たゝ》へたのであつた。又《また》、杭州府《こうしうふ》の商人《しやうにん》、商船《しやうせん》をしたてゝ普陀山《ふださん》と云《い》ふ觀音《くわんおん》の靈場《れいぢやう》に詣《まゐ》りそれより海《かい》上《じやう》に乘出《のりいだ》さんとする時《とき》一仙人忽然《せんにんこつねん》と現《あら》はれ彼《か》の商人陳元璃《しやうにんちんげんり》にむかひ一つの靈符《れいふ》を授《さづ》けて曰《いは》く「海《かい》上《じやう》の風波《ふうは》をしのぐべし。これは天眞坤元靈符《てんしんこんげんれいふ》とて、諸人《しよにん》の運《うん》を開《ひら》き、災害《さいがい》を除《のぞ》くこと神《かみ》の如《ごと》し」とこゝに於《おい》て船中《せんちう》の人々《ひと〴〵》皆《みな》この靈符《れいふ》を授《さづ》かり懷中《くわいちう》したものであつた。かくて陳元璃《ちんげんり》の船海上《ふねかいじやう》はるかに漕《こ》ぎ出《いだ》せし所《ところ》、忽《たちま》ち惡風起《あくふうおこ》り逆浪天《ぎやくらうてん》に漲《みなぎ》り、多數《たすう》の商船悉《しやうせんこと〴〵》く海中《かいちう》に沈《しづ》みしが、陳元璃《ちんげんり》の船《ふね》ばかりは難《なん》を逃《のが》れて、我《わが》九州《しう》の平戸《ひらど》に着《つ》いたと云《い》ふことである。

吾《わ》が國《くに》に於《おい》ても公家《くげ》、武家等《ぶけとう》にて此《こ》の靈符《れいふ》の信仰《しんかう》により立身出世《りつしんしゆつせ》せしもの非常《ひじやう》に多《おほ》くあると云《い》ふことである。京都《きやうと》に桔梗屋《ききやうや》といふ大商人《だいしやうにん》があつた。主人《しゆじん》噉汜《どんし》は出入《でい》りする者《もの》に敎《をし》へて言《い》ふには「汝等《なんぢら》、富貴《ふうき》、繁昌《はんじやう》、壽命長久《じゆみやうちやうきう》を望《のぞ》まば、自分《じぶん》の生《うま》れ年《どし》より七つ目《め》の支《えと》を書《か》き、朝夕《あさゆう》これを視《み》るべし」と。或時正吉《あるときしやうきち》といふ者《もの》にこれを敎《をし》へ正吉未年《しやうきちひつじどし》なりとて庫《くら》より狩野探幽法眼《かのふたんゆうはふがん》の書《か》きし牛《うし》の掛物《かけもの》を與《あた》へた。正吉《しやうきち》これより信《しん》じて朝夕怠《あさゆうおこた》らず遂《つひ》には富豪《ふがう》となりしと云《い》ふ。

三、靈符二十八種の靈驗

第一　無病長壽
第二　增ㇾ位增ㇾ官
第三　福德長榮
第四　子孫連綿
第五　出陣勝利
第六　賣買利潤
第七　疫病不ㇾ犯
第八　諸難不ㇾ起
第九　牛馬除病
第十　養蠶倍盛
第十一　旅行無ㇾ難
第十二　船中安穩
第十三　山中無ㇾ害
第十四　毒虫不ㇾ螫
第十五　惡犬退去
第十六　怪異消滅
第十七　食中除毒
第十八　災害不ㇾ到
第十九　盜賊退散
第二十　五穀成熟
第廿二　男女和合
第廿二　居家安鎮

第廿三　金銀積藏　　第廿四　惡夢辟除
第廿五　男女愛敬　　第廿六　諸藝得妙
第廿七　諸運長久　　第廿八　所願皆達

右《みぎ》二十八ケ條《じやう》の外《ほか》その所願滿足《しよぐわんまんぞく》せずと云《い》ふことなし。

四、天眞坤元靈符書寫の法式

この靈符《れいふ》を別《べつ》に書《か》きうつし或《あるひ》は掛物《かけもの》あるひは守《まもり》などにしたい時《とき》の法式《はふしき》を述《の》べん。尤《もつと》も別《べつ》に清淨《せいじやう》なる唐紙《とうし》　絹地《きぬぢ》等《とう》に右《みぎ》の如《ごと》き法式《はふしき》で寫《うつ》し念《ねん》ずるが本式《ほんしき》である。

先《ま》づこの靈符《れいふ》を書寫《かきうつ》せんと思《おも》はゞ、早朝《さうてう》に起《お》きて水浴《すゐよく》し口《くち》をすゝぎ、新《あたら》しき衣服《いふく》を着《き》、春《はる》なれば東《ひがし》に向《なか》ひ、夏《なつ》なれば南《みなみ》に向《なか》ひ、秋《あき》なれば西《にし》に向《むか》ひ、冬《ふゆ》なれば北《きた》に向《なか》ひ、土用《どよう》は四季《き》ともに中央《ちうわう》に向《なか》ふ心《こゝろ》にてなすべし。さて其身《そのみ》五玉《ぎよく》となると思《おも》ふべし。五玉《ぎよく》とは四季《き》の色《いろ》にしたがふのである

先《ま》づ春《はる》なれば其身全體青《そのみぜんたいあを》くなつた心《こゝろ》で目《め》を閉《と》ぢ暫時《しばらく》の間青《あひだあを》くなりし心《こゝろ》で居《ゐ》る。夏《なつ》なれば赤《あか》くなりし心持《こゝろもち》、秋《あき》なれば白《しろ》くなりし心《こゝろ》もち、土用《どよう》なれば四季《き》ともに黄色《きいろ》になりし心持《こゝろもち》、冬《ふゆ》なれは黒《くろ》くな

りし心持《こゝろもち》、四季《き》五色《しき》ともに閉目《へいもく》し神《しん》を閉《ど》ぢて息《いき》を存《そん》すべし。尙心《なほこゝろ》を靜《しつ》めて、虛空《こくう》より金光炎《きんくわうほのほ》の如《ごと》く舞下《まひさが》ると心《こゝろ》で思《おも》ひ、其《そ》の意氣《いき》を以《もつ》てグット一と吞《の》みに吸《す》ひ取《と》る心《こゝろ》にて、新《あたら》しき筆《ふで》に墨《すみ》をふくませ、右《みぎ》の意氣《いき》を筆《ふで》に吹《ふ》き入《い》れて、靈符《れいふ》を能々《よくよく》みて、一字《じ》一點違《てんちが》はぬやうに書《か》くべし。下《した》の十二支《し》の禽《いきもの》の畵《ゑ》は自身畵《じしんぐわ》をかくことの出來《でき》ぬ者《もの》は、繪師《ゑし》に書《か》かすべし。葛稚川眞人《かつちせんしんじん》の曰《いはく》『靈符《れいふ》を書《か》くは字《じ》を書《か》くが如《ごと》し」誤《あやま》り書《か》く時《とき》は、益《えき》なきのみならず、よく禍《わざはひ》を招《まね》く」と云《い》へり。充分心《じうぶんこゝろ》をとめて書《か》くべし。

今《いま》この終《をは》りにある靈符《れいふ》は一字《じ》一點相違《てんさうゐ》なきものである。これを所持《しよぢ》せんとするものは、書寫《しよしや》の法式《はふしき》をよく學《まな》び、扨《さ》て降臨《かうりん》の祭文《さいぶん》をとなへ諸神仙人《しよしんせんにん》を勸請《くわんじやう》して、所持《しよぢ》せねば利益《りえき》すくなし。

五、靈符諸神勸請の式

右書寫《みぎしよしや》の靈符《れいふ》にても、版行《はんかう》の靈符《れいふ》にても、机《つくえ》の上《うへ》に新《あた》らしき半紙《はんし》をしき、靈符《れいふ》をその上《うへ》に置《お》き新《あた》らしき土器《かはらけ》二つに燈明《とうみやう》をともす。一つの土器《かはらけ》に火《ひ》を六口《くち》、又《また》一つの土器《かはらけ》にも火《ひ》を六口《くち》、兩方《りやうはう》で十二口《くち》は十二支《し》の神《かみ》に奉《たてまつ》る心《こゝろ》である。これを左右《さいう》に分《わ》けて置《お》き、前《まへ》の眞中《まんなか》に香爐《かうろ》一つ何《なん》にても匂《にほ》ひよき線香《せんかう》の沈香《ちんかう》などを焚《た》き心《こゝろ》を清淨《せいじやう》にして、その日《ひ》は酒肉《しゆにく》、五辛《しん》、房事《ばうじ》をいむ。其靈符《そのれいふ》を所持《しよぢ》する人《ひと》の生《うま》れ年《とし》のゑとの日《ひ》、ゑとの方《はう》を用《もち》ひてむかふときは猶良《なほよ》し、いそぐ時《とき》はいつの日《ひ》にても何方《どちら》に向《む》ひても差支《さしつか》へなし。扨《さ》て机《つくえ》の前《まへ》で三拝《はい》し左《ひだり》の膝《ひざ》を立《た》てながら座《ざ》して香《かう》を焚《た》き祭文《さいもん》をとなふべし。

六、靈符勸請の祭文

夫《ふ》清陽爲天《せいやういてん》、顯五行立十干《けんごぎやうりつじつかん》、濁陰爲地《だくいんゐち》八方定分十二支《はつぱうていぶんじうにし》、陰陽上昇下降而《いんやうじやうしやうかかうじ》、物々爲變化《ぶつ／＼ゐへんくわ》、十干十二支配合而共臻妙用《じつかんじうにしはいがふじぐしんみやうよう》 某《それがし》伏《ふして》願《ねがはく》於《は》正對化神變中加護哀愍止多摩兄《しやうたいくわじんぺんちうかごあいみんしたまへ》

謹請《きんじやう》し奉《たてまつ》る　十二辰仙正對化靈天眞坤元尊神《じうにしんせんしやうたいくわれいてんしんこんげんそんじん》

謹請《きんじやう》し奉《たてまつ》る　九州都仙太史高明太使許眞君眞人《きうしうとせんたいしかうめいたいしきよしんくんしんじん》

謹請《きんじやう》し奉《たてまつ》る　精行眞人烈和靖眞人水府仙伯許家列仙《せいかうしんじんれつくわせいしんじんすゐふせんはくきよかれつせん》

謹請《きんじやう》し奉《たてまつ》る　秘授傳來靈符列仙眞人守護諸神《ひじゆでんらいれいふれつせんしんじんしゆごしよじん》

謹請《きんじやう》し奉《たてまつ》る　降臨諸神諸眞人不離吾身守護急々如律令《かうりんしよじんしよしんじんふりごしんしゆごきふ／＼によりつれう》

斯《かく》の如《ごと》く誦《とな》へ終《をは》つて又香《またかう》を焚《た》き立《た》つて三拜《はい》し柏手《かしはて》二つ打《う》つ。扨《さて》かの靈符《れいふ》を兩手《りやうて》にささげ齒《は》をたくこと三度《ど》、（齒をたゝくとは齒をカチ〳〵とかみ合す事）口《くち》にて燈明《とうみやう》を一度《ご》に吹《ふ》き消《け》して後《のち》その靈符《れいふ》を吾所持《わがしよぢ》ならば壁《かべ》に貼《は》るか、掛物《かけもの》にするか、守《まもり》に入《いれ》るかする。人《ひと》にやるにはそのまゝ渡《わた》すべし。若他所《もしよそ》へ持《も》ち行《ゆ》く時《とき》は、敷《し》きたる紙《かみ》にてすぐに包《つゝ》み置《お》きて持《も》ち行《ゆ》くべし。

七、靈符祭り方口傳

いづれの支《えと》にても靈符《れいふ》を清淨《せいじやう》なる机《つくえ》の上《うへ》にかざり十二の燈明《とうみやう》をともし十二色《しよく》の菓子《くわし》を土器《かはらけ》にもり四季《き》おり〳〵の草花《くさばな》を供《そな》へ、香《かう》を焚《た》き勸請《くわんじやう》の祭文《さいぶん》をとなふる事《こと》十二遍《へん》。祭《まつ》る日《ひ》は其《そ》の人《ひと》の支《えと》の日《ひ》を用《もち》ゆ、五辛《しん》、房事《ぼうじ》をいむ。尤《もつと》も祭《まつ》る日《ひ》は大勢客《おほぜいきやく》を招《まね》いてずいぶん賑《にぎ》やかに酒宴《しゆえん》をなすべし其《そ》の支《えと》の月《つき》、支《えと》の日《ひ》を以《も》つて大祭《たいさい》の日《ひ》となすべし。

八　天眞坤元靈符十二の眞圖

鼠形の靈符

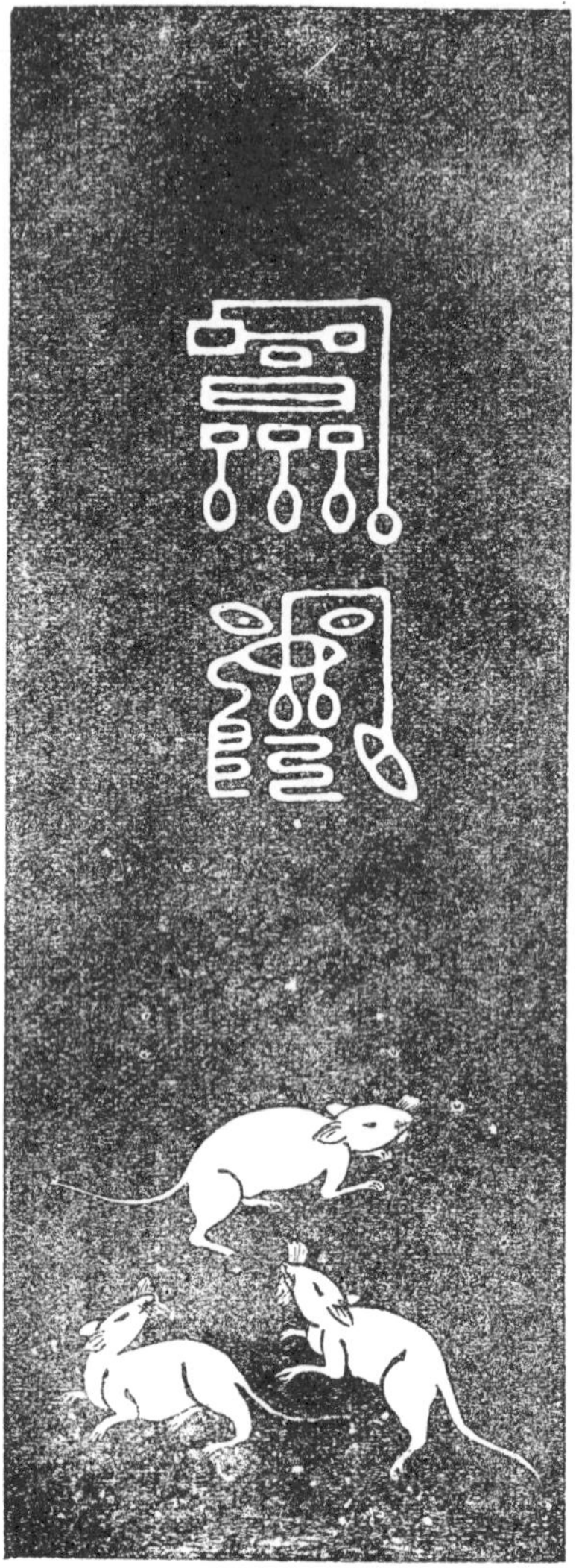

この靈符は午の年の生れの人是を持つべし

牛形の靈符

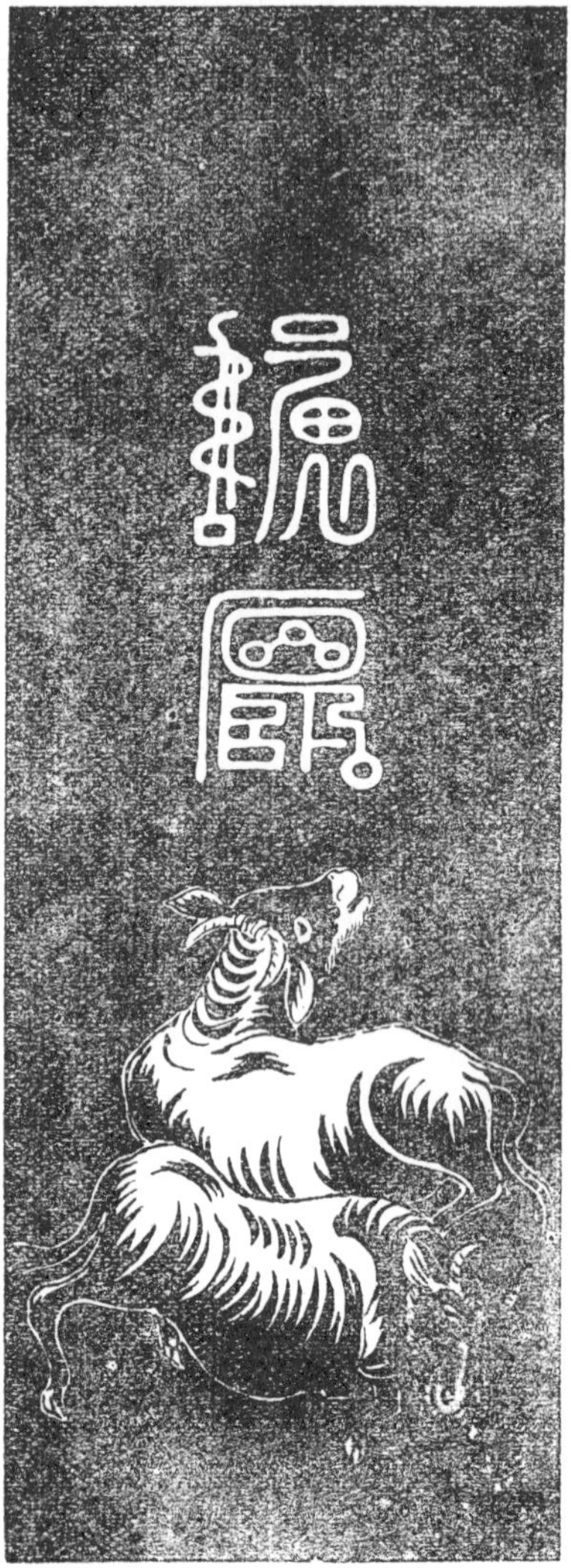

この靈符は未の年の生れの人是を持つべし

虎形の霊符

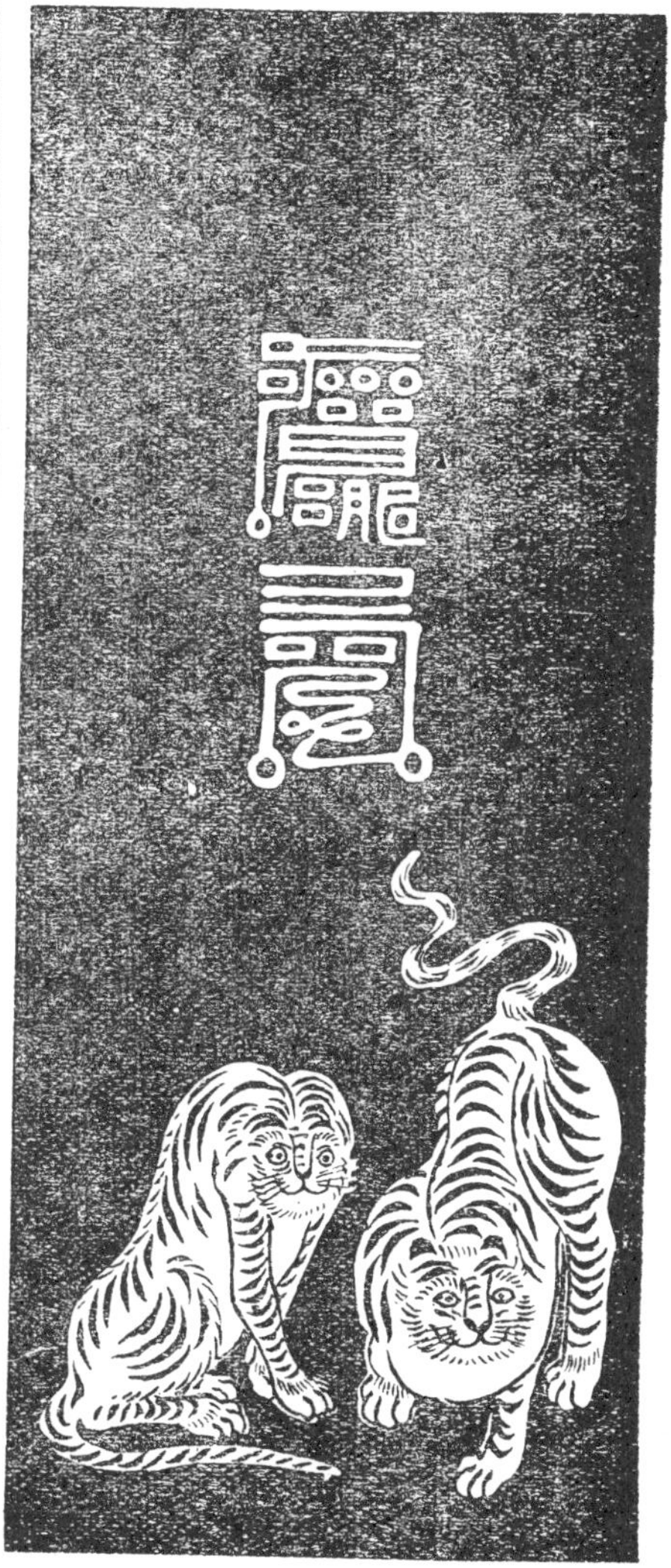

この霊符は申の年の生れの人是を持つべし

兎形の霊符

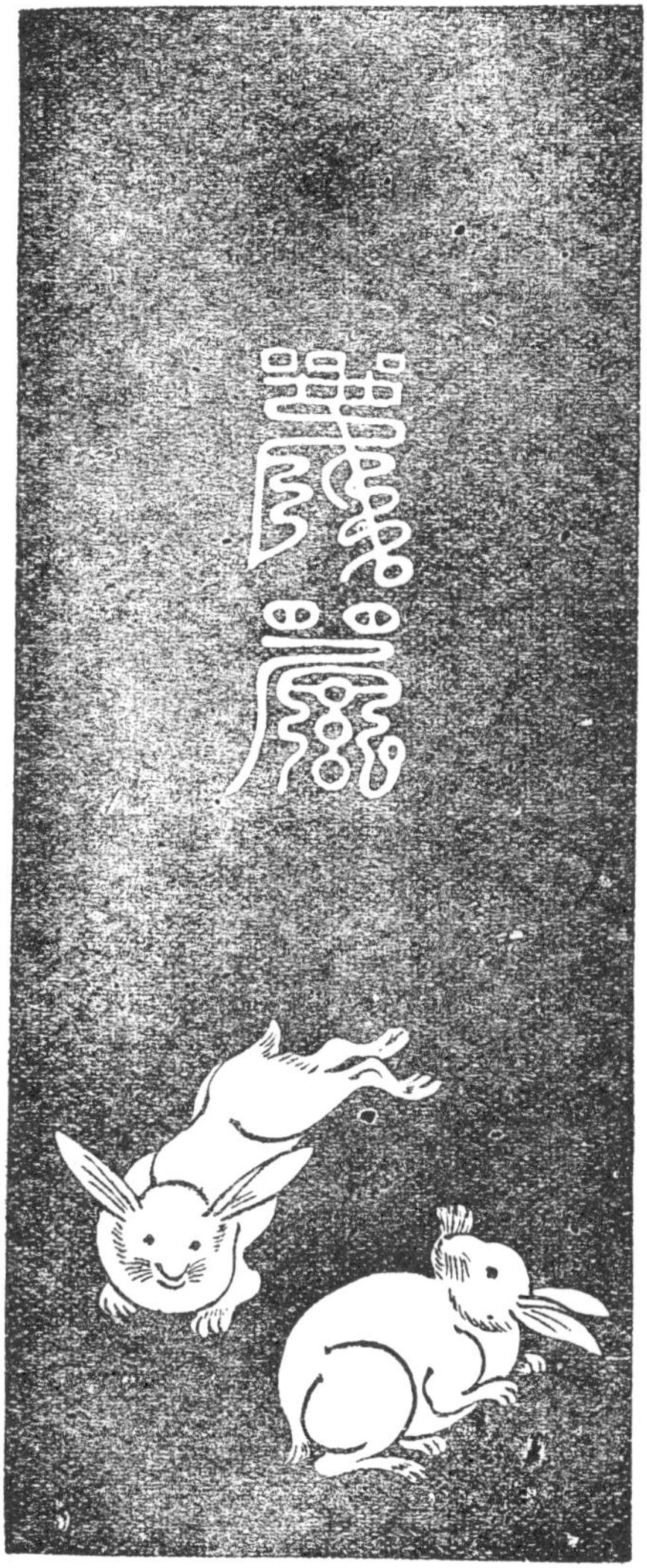

この霊符は酉の年の生れの人是を持つべし

龍形の靈符

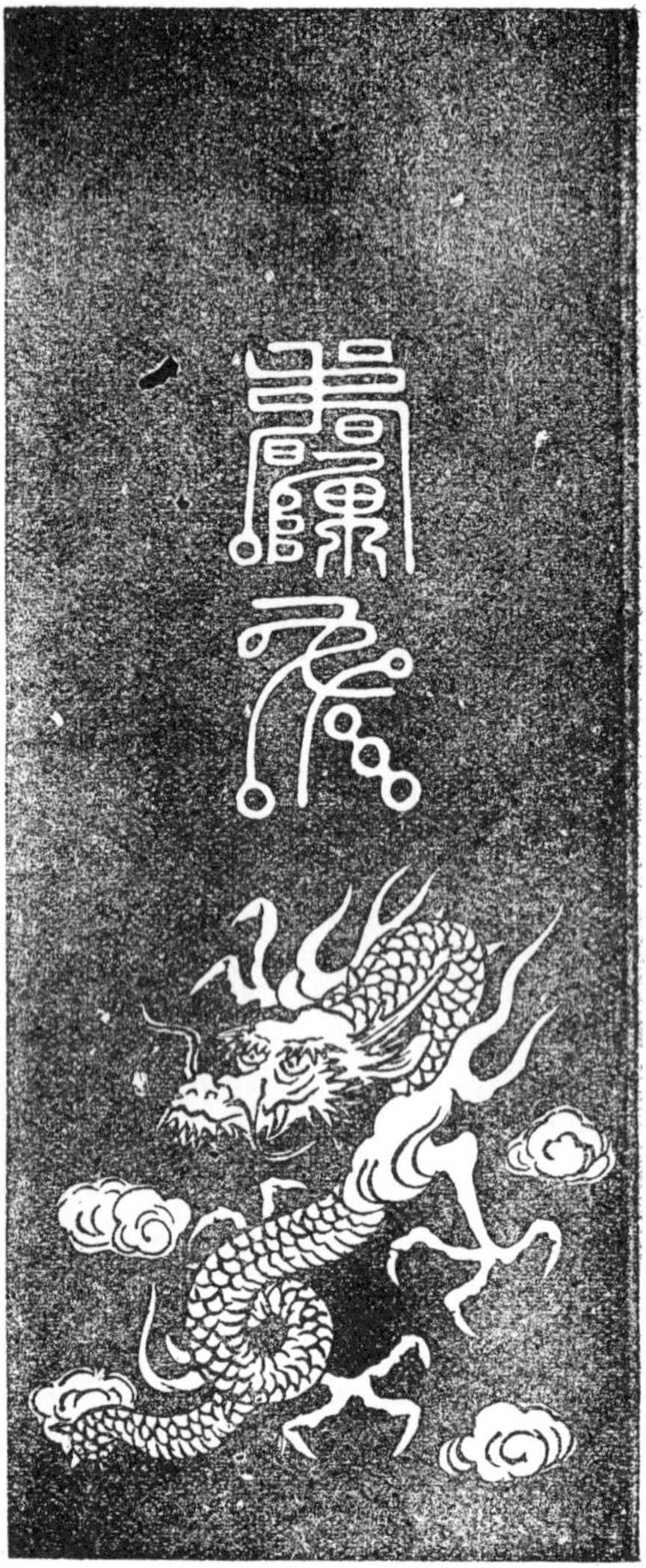

この靈符は戌の年の生れの人是を持つべし

蛇形の靈符

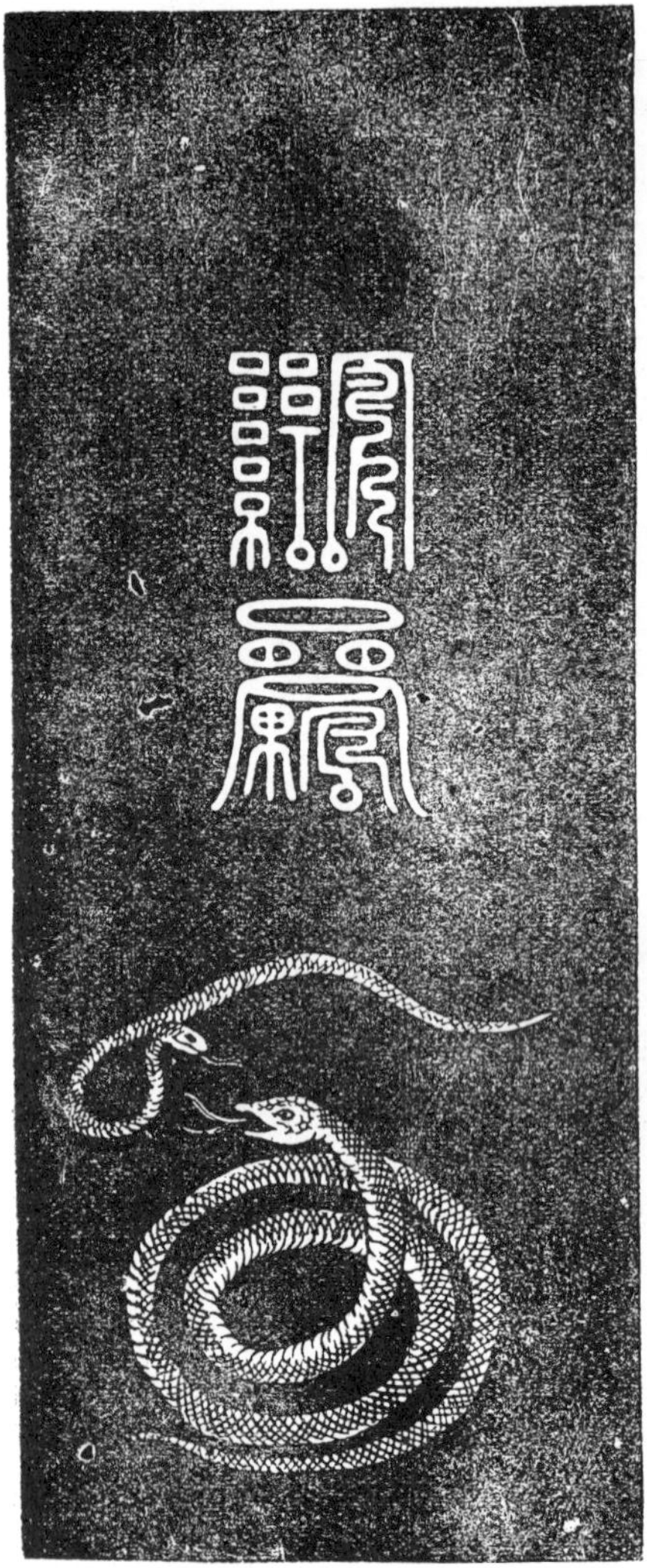

この靈符は亥の年の生れの人是を持つべし

馬形の靈符

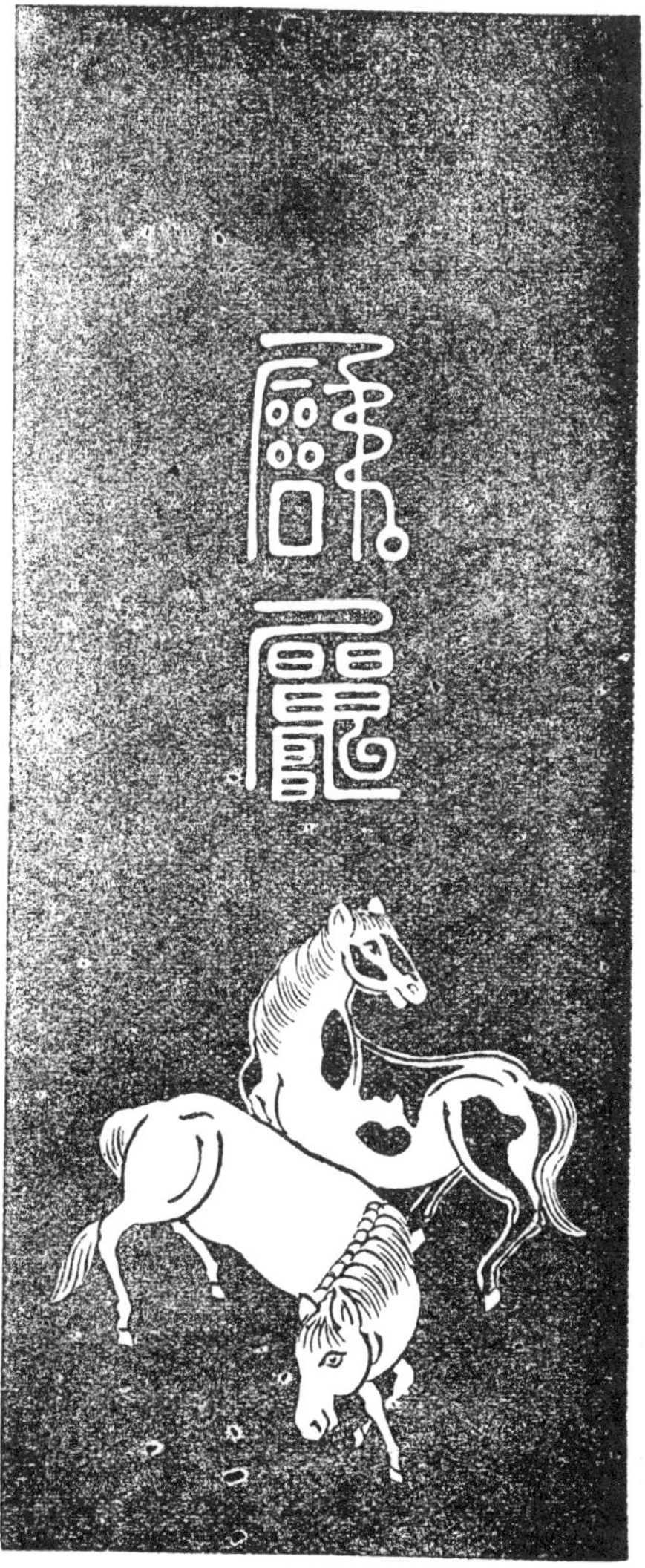

この靈符は子の年の生れの人是を持つべし

羊形の靈符

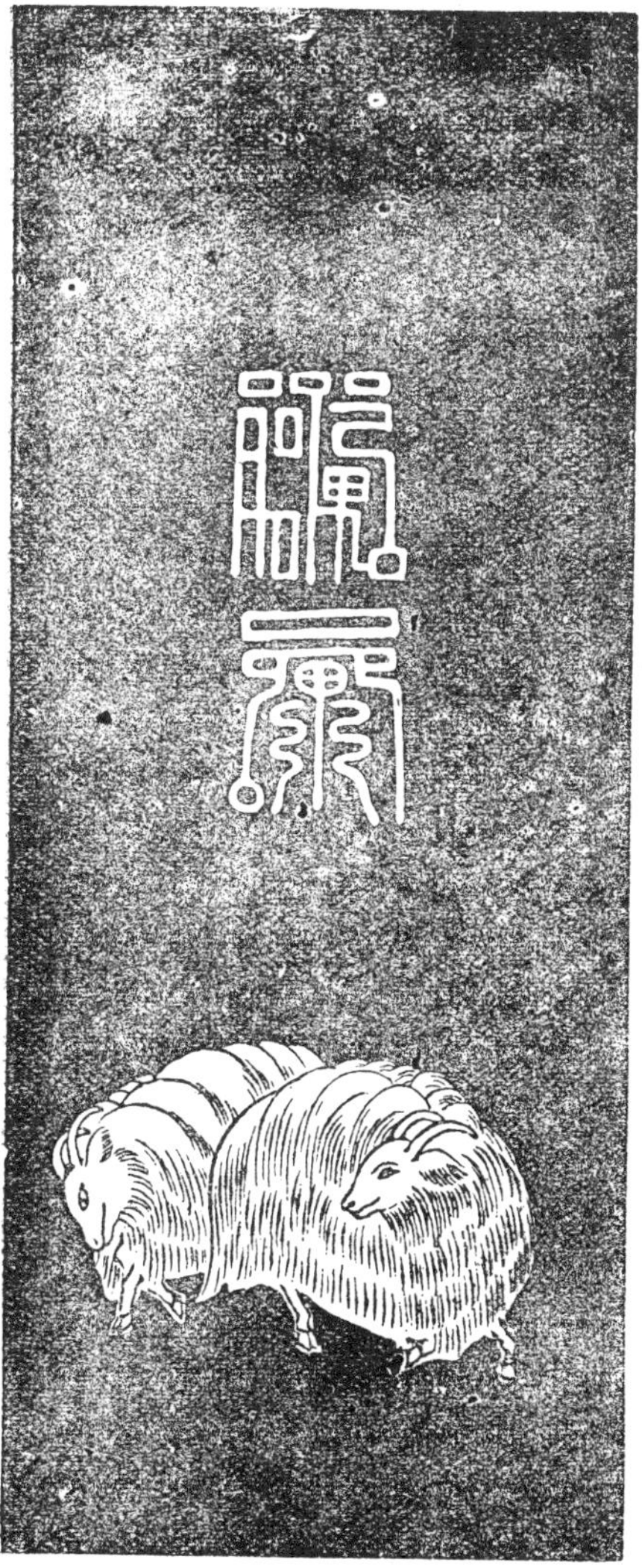

この靈符は牛の年の生れの人是を持つべし

猿形の靈符

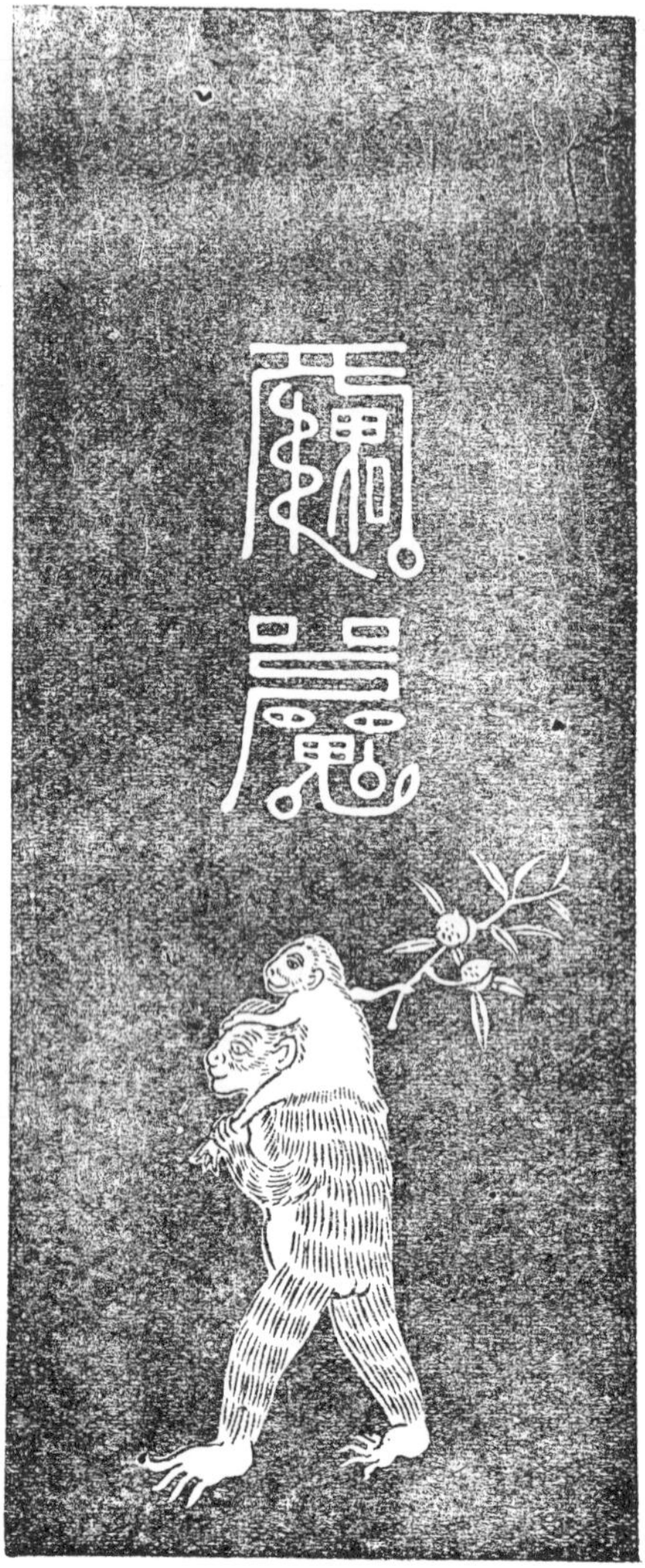

この靈符は寅の年の生れの人是を持つべし

鷄形の靈符

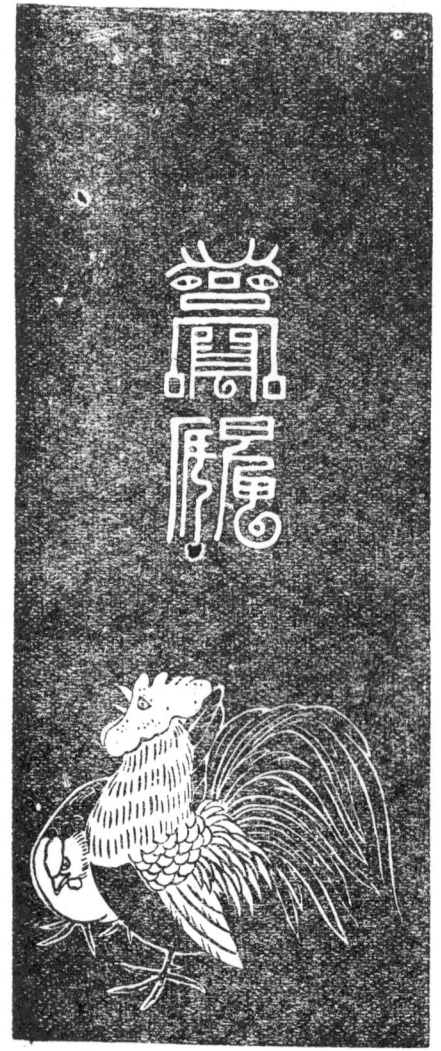

この靈符は卯の年の生れの人是を持つべし

犬形の霊符

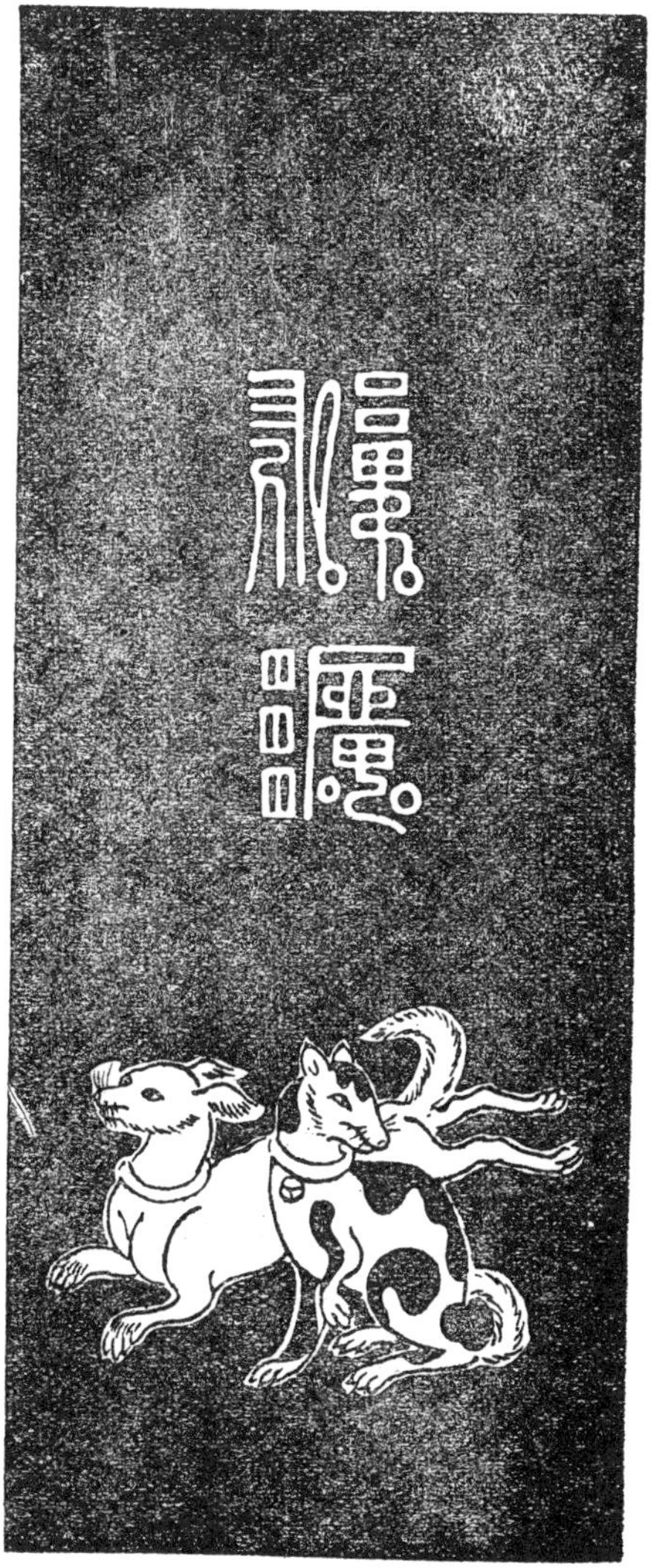

この霊符は辰の年の生れの人是を持つべし

猪形の霊符

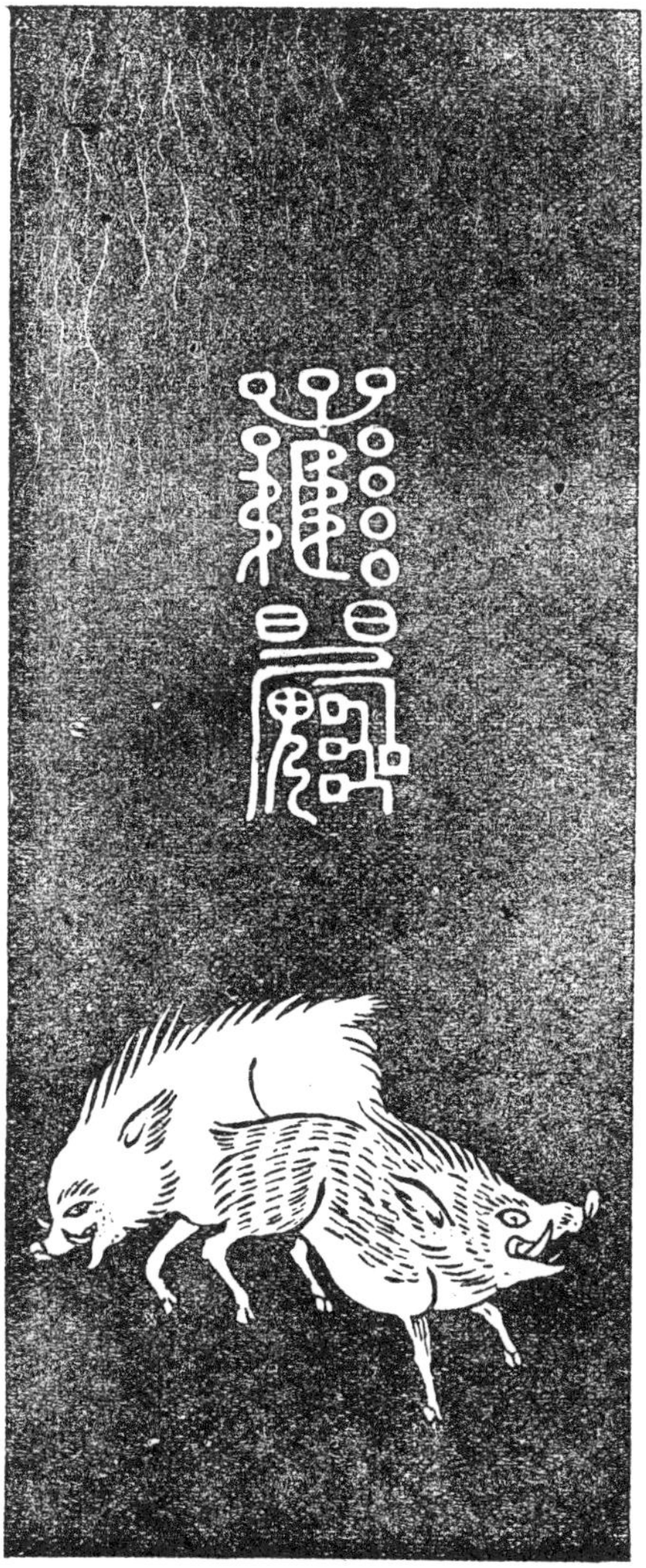

この霊符は巳の年の生れの人是を持つべし

九、日本十二支和訓の傳

清《すめ》る陽《ひ》は天《てん》と爲《な》り、五行《かう》彰《あらは》れて十干《かん》立《た》つ、濁《にご》るの陰《かげ》は地《ち》となり、八方《はう》定《さだめ》て十二支《し》分《わか》る十干《かん》は天《てん》の五行《かう》にして、十二支《し》は地《ち》の六氣《き》なり、是《これ》を十二禽《し》に配當《はいたう》す卽《すなは》ち、子《ね》は鼠《ねづみ》、丑《うし》は牛《うし》、寅《とら》は虎《とら》、卯《う》は兎《うさぎ》、辰《たつ》は龍《たつ》、巳《み》は蛇《へび》、午《うま》は馬《うま》、未《ひつじ》は羊《ひつじ》、申《さる》は猿《さる》、酉《とり》は鷄《とり》、戌《いぬ》は犬《いぬ》、亥《い》は猪《いのしゝ》なり。

干《かん》は乾支《かんし》は枝《えだ》にて木《き》は五行《かう》の母《はゝ》なれば和訓《わくん》悉《ことごと》く木《き》の生長收藏《せいちやうしうぞう》によつて名《な》づく。

○子《ね》は根《ね》にて果《このみ》、根《ね》を地《ち》中《ちう》に下《おろ》すの義《ぎ》。○丑《うし》は濕《うるほ》しの中略《ちうりやく》にて果《このみ》、水《みづ》のうるほひを含《ふく》み孚《ふ》甲《かう》をぬかんとする理《り》なり。○寅《とら》は戸《と》開《かい》にて果《このみ》の甲《かう》をぬぎ茅《め》を出《だ》すこと戸《と》を開《ひら》くが如《ごと》き義《ぎ》、○卯《う》は生《うま》るの下略《げりやく》、果《このみ》、芽《め》を出《だ》す生《うま》るゝ如《ごと》き義《ぎ》、○辰《たつ》は生立《なひたつ》の理《り》、○巳《み》は實《み》にて花咲《はなさ》き實《み》をむすぶの義《ぎ》、○午《うま》は旨味《むまし》にて實《じつ》に旨味《うまみ》を含《ふく》むの理《り》。○未《ひつじ》は干《ひ》熱《ねつ》しの中略《ちうりやく》、陽氣《やうき》の干《ひ》に化《くわ》せられ熟《じゆく》するの義《ぎ》。○申《さる》は實熟《みじゆく》し枝《えだ》を去《さ》るの義《ぎ》。○酉《とり》は取也《とりなり》實《み》枝《えだ》を去《さ》るを取《と》るの理《り》。○戌《いぬ》は納《いれ》ぬにて實《み》を納《い》れ藏《をさ》むの義《ぎ》。○亥《い》は居《ゐ》るにて果《このみ》を納《なさめ》たるを又《また》地《ち》中《ちう》へ植《う》えおるの義《ぎ》なり。

神理療養強健術

定価　三二〇〇円+税

昭和　二　年八月　五　日　初版発行（神誠教会本院）
平成十二年八月二十日　復刻版発行

著者　柄澤照覚

発行　八幡書店
東京都品川区上大崎二―十三―三十五
ニューフジビル二階
電話　〇三（三四四二）八一二九
振替　〇〇一八〇―一―九五一七四